Carl-Auer

Steve de Shazer, meinem Mann und Kollegen
Insoo Kim Berg

Meinen Eltern, Paul und Darlene Miller
Scott D. Miller

Kurzzeittherapie bei Alkoholproblemen

Insoo Kim Berg/Scott D. Miller

Ein lösungsorientierter Ansatz

Aus dem Amerikanischen übersetzt von
Sally und Bernd Hofmeister
Achte Auflage, 2018

Mitglieder des wissenschaftlichen Beirats des Carl-Auer Verlags:

Prof. Dr. Rolf Arnold (Kaiserslautern)
Prof. Dr. Dirk Baecker (Witten/Herdecke)
Prof. Dr. Ulrich Clement (Heidelberg)
Prof. Dr. Jörg Fengler (Köln)
Dr. Barbara Heitger (Wien)
Prof. Dr. Johannes Herwig-Lempp (Merseburg)
Prof. Dr. Bruno Hildenbrand (Jena)
Prof. Dr. Karl L. Holtz (Heidelberg)
Prof. Dr. Heiko Kleve (Witten/Herdecke)
Dr. Roswita Königswieser (Wien)
Prof. Dr. Jürgen Kriz (Osnabrück)
Prof. Dr. Friedebert Kröger (Heidelberg)
Tom Levold (Köln)
Dr. Kurt Ludewig (Münster)
Dr. Burkhard Peter (München)
Prof. Dr. Bernhard Pörksen (Tübingen)
Prof. Dr. Kersten Reich (Köln)

Prof. Dr. Wolf Ritscher (Esslingen)
Dr. Wilhelm Rotthaus (Bergheim bei Köln)
Prof. Dr. Arist von Schlippe (Witten/Herdecke)
Dr. Gunther Schmidt (Heidelberg)
Prof. Dr. Siegfried J. Schmidt (Münster)
Jakob R. Schneider (München)
Prof. Dr. Fritz B. Simon (Berlin)
Dr. Therese Steiner (Embrach)
Prof. Dr. Dr. Helm Stierlin (Heidelberg)
Karsten Trebesch (Berlin)
Bernhard Trenkle (Rottweil)
Prof. Dr. Sigrid Tschöpe-Scheffler (Köln)
Prof. Dr. Reinhard Voß (Koblenz)
Dr. Gunthard Weber (Wiesloch)
Prof. Dr. Rudolf Wimmer (Wien)
Prof. Dr. Michael Wirsching (Freiburg)

Reihengestaltung: Uwe Göbel
Satz: Beate Ch. Ulrich
Printed in Germany
Druck und Bindung: CPI books GmbH, Leck

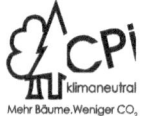

Achte Auflage, 2018
ISBN 978-3-8497-0235-9
© 1993, 2018 Carl-Auer-Systeme Verlag und
Verlagsbuchhandlung GmbH, Heidelberg
Alle Rechte vorbehalten

Titel der amerikanischen Originalausgabe:
Working with the Problem Drinker
1992 by Insoo Kim Berg and Scott D. Miller
© W. W. Norton & Company, New York
© W. W. Norton & Company, London

Bibliografische Information der Deutschen Nationalbibliothek:
Die Deutsche Nationalbibliothek verzeichnet diese Publikation
in der Deutschen Nationalbibliografie; detaillierte bibliografische
Daten sind im Internet über http://dnb.d-nb.de abrufbar.

Informationen zu unserem gesamten Programm, unseren Autoren
und zum Verlag finden Sie unter: **www.carl-auer.de**.

Wenn Sie Interesse an unseren monatlichen Nachrichten aus der Vangerowstraße haben,
abonnieren Sie den Newsletter unter http://www.carl-auer.de/newsletter.

Carl-Auer Verlag GmbH
Vangerowstraße 14 • 69115 Heidelberg
Tel. +49 6221 6438-0 • Fax +49 6221 6438-22
info@carl-auer.de

Inhalt

Vorwort ... 7
Danksagung ... 9

1. **Einführung ... 11**
   1. Betonung geistig-seelischer Gesundheit ... 14
   2. Utilisation ... 16
   3. Eine atheoretische, nichtnormative, klientenbestimmte Sichtweise ... 19
   4. Sparsamkeit ... 21
   5. Veränderung ist unvermeidlich ... 25
   6. Gegenwarts- und zukunftsorientierung ... 27
   7. Kooperation ... 29
   8. Die zentrale Philosophie ... 32

2. **Die Entwicklung kooperativer Klient-Therapeut-Beziehungen ... 33**
   Konzeptualisierung der Klient-Therapeut-Beziehung ... 34
   Der schwierige, widerständige oder „verleugnende" Klient ... 46

3. **„Wohlgestaltete" Behandlungsziele ... 51**
   Die sieben Eigenschaften wohlgestalteter Ziele ... 53

4. **Aushandeln und Kooperieren: Ziele und Klient-Therapeut-Beziehung ... 68**
   Ziele setzen mit einem unfreiwilligen Klienten ... 68
   Ziele setzen in einer Beziehung vom Besucher Typ ... 69

5. **Die Lösungsorientierung: Wie man Interviews führt, um Veränderungen zu erreichen ... 81**
   Das zweckgerichtete Interview ... 83
   Fünf nützliche Fragen ... 84

6. **Bestandteile, Typen und Anwendung der therapeutischen Intervention ... 114**
   Beratung während der Sitzung und der Teamansatz ... 116
   Individualisierung als Aufgabe ... 119

Komplimente: Die Macht der Bestätigung ... 124
Stimme mit den Zielen des Klienten überein! ... 125
Mache etwas anderes, wenn sonst nichts funktioniert! ... 141
Was tun, wenn anscheinend nichts funktioniert? ... 155

7. Strategien, um Fortschritte aufrechtzuerhalten und zu fördern ... 157
Die Aufrechterhaltung des Ziels –
Die zweite Sitzung und danach ... 160

8. Der Wundertag des Herrn Meeks ... 183
Erste Sitzung ... 184
Zweite Sitzung ... 204
Die dritte, vierte und fünfte Sitzung ... 215
Sechste Sitzung ... 216
Nachuntersuchung ... 227

9. Die Quadratur des Kreises ... 228

Epilog ... 245
Literatur ... 247
Über die Autoren ... 254

Ein persönliches Vorwort

Wenn ich mir die Ideen vergegenwärtige, die in diesem Buch vorgestellt werden, kommt mir der Gedanke, daß ich seit mehreren Jahrzehnten an diesem Buch geschrieben habe. Es ist tatsächlich das Produkt einer persönlichen Entwicklung, die höchst wahrscheinlich begann, als ich in Korea während des Krieges aufwuchs. Die persönliche Erfahrung, Zerstörung und Verwüstung dieses Krieges zu überleben, führte dazu, daß ich mich in den späten 70er Jahren freiwillig meldete, um mit zurückkehrenden Vietnam-Veteranen zu arbeiten. Aus der Rückschau liegen dort die Wurzeln dieses Buches und der hier dargestellten Art zu arbeiten.

Die Veteranen, mit denen ich arbeitete, litten an dem, was jetzt als post-traumatische Streßkrankheit (post-traumatic stress disorder, PTSD) bekannt ist. Damals jedoch, zur Zeit meiner Arbeit, hatte man diese Bezeichnung noch nicht erfunden. Diese jungen Soldaten werden eher durch andere, zur damaligen Zeit gebräuchliche, diagnostische Kategorien erfaßt: Die häufigsten waren „Alkoholiker" oder „Drogenabhängiger". Zugegebenermaßen war eine der vielen Arten, wie diese jungen Männer die Nachwirkungen ihrer „Höllenfahrt" zu bewältigen suchten, der Alkohol- und/oder Drogenmißbrauch. Es gab aber noch viele andere Wege dieser Soldaten, damit fertig zu werden. Trotz Nächten voller Qual durch die Bilder von Kameraden mit zerschmetterten Gliedmaßen und Körpern und von verletzten und verstümmelten vietnamesischen Frauen und Kindern gingen diese jungen Männer oft weiterhin zur Schule, harrten in ihren Berufen aus und arbeiteten an ihren Beziehungen. Ich staunte oft über ihre Geistesstärke angesichts überwältigender Probleme und fragte mich, was es war, was sie weitermachen ließ.

Die Bilder von vielen der jungen Männer sind mir im Gedächtnis geblieben, obwohl inzwischen viele Jahre vergangen sind. Insbesondere ihr unaufhörlicher Drang, sich selbst zu heilen und ihre umsichtigen Bemühungen, die Bruchstücke ihres Lebens zu einem Ganzen zusammenzufügen. Mehr als irgendeiner meiner Ausbildungskurse oder -abschlüsse erinnern mich diese eindrücklichen Bilder daran, was im therapeutischen Kontext am wichtigsten und wesentlichsten ist: der menschliche Geist.

Auf einer meiner vielen Reisen, bei denen ich Workshops leitete, begegnete ich zufällig meinem Mitautor, Scott Miller. Er hatte Kurztherapieansätze bei Problemtrinkern in ambulanter und stationärer Behandlung angewandt und hatte seine Ideen bei einer internationalen Konferenz vorgestellt. Wir entdeckten bald, daß wir ähnliche klinische und theoretische Ansichten bezüglich der Arbeit mit dieser schwierigen Population hatten. Gleichzeitig hatten wir auch einen ähnlichen Traum, diese Ansichten in einem Buch über die Behandlung von Alkoholproblemen darzulegen. Nach einigen Jahren der Korrespondenz und des Austauschs von Ideen bot sich uns die Gelegenheit, am *Brief Family Therapy Center* zusammenzuarbeiten. Dieses Buch ist ein Ergebnis unserer Zusammenarbeit.

Das Buch beschreibt im Detail den lösungsbezogenen Ansatz für die Arbeit mit dem Klienten/der Klientin, der/die aufgrund seiner/ihrer Probleme trinkt. Der lösungsbezogene Ansatz steht in der Tradition der Kurztherapie, die ihrerseits der breiten Kategorie der im allgemeinen an Problemlösung orientierten Psychotherapie-Richtungen zuzuordnen ist. Unserer Ansicht nach ist es für unsere Klienten am besten, wenn sie ihr Leben in der wirklichen Welt leben und nicht in einem Therapiezimmer. Und wir sind fest davon überzeugt, daß der Klient/die Klientin lieber früher als später mit der Aufgabe zu leben vorankommen sollte.

Wie noch offensichtlich werden wird, beruht das Buch auf unserem Glauben, daß alle Klienten über die Ressourcen und Stärken verfügen, die sie brauchen, um ihre eigenen Probleme zu lösen, und daß sie wissen und wollen, was für sie gut ist, und ihr Bestes dazu tun.

Meine Hoffnung ist, daß dieses Buch Lesern mit ähnlichen Ansichten einige Anleitung geben wird, was sie tun können und wie sie Dinge sagen können, damit das Vertrauen, das sie in ihre Klienten setzen, in ihrer täglichen therapeutischen Arbeit zum Ausdruck kommt.

Insoo Kim Berg, 1992
Brief Family Therapy Center, Milwaukee, Wisconsin

Danksagung

Dieses Buch hat viele Jahre gebraucht, um Gestalt anzunehmen. Für jeden von uns beiden war es eine lange Reise, die manchmal schmerzlich und manchmal herrlich war. Rückblickend ist es schwierig, sicher einzuschätzen, wie verpflichtet wir jenen sind, die uns angeleitet und gefördert haben, bis wir an diesem Punkt persönlicher und professioneller Reife und klinischer Erfahrung angekommen waren. Nichtsdestoweniger können wir aufrichtig sagen, daß wir uns tief in ihrer Schuld fühlen.

An erster Stelle sind wir den Klienten, mit denen wir gearbeitet haben, zu großer Dankbarkeit verpflichtet. Die Stärke, der Ressourcenreichtum, der Mut und die Kreativität, mit denen unsere Klienten oftmals unüberwindlichen Hindernissen die Stirn boten, lehrten uns, an den menschlichen Geist zu glauben, und bildeten die Grundlage für das lösungsorientierte Modell.

Wir sind auch unseren Kollegen in aller Welt verpflichtet, die uns zuhörten, unser Denken herausforderten, uns korrigierten und uns treu blieben, als unser Denken sich entwickelte. Wir müssen auch allen jenen danken, die an unseren Workshops, Trainingsseminaren und Supervisionsstunden teilnahmen. Ihnen allen persönlich zu danken ist nicht möglich. Aber Teile aus unseren Interaktionen mit allen diesen Fachleuten sind in das Buch und in das Therapiemodell eingegangen.

Wir müssen sicherlich unseren gegenwärtigen Teammitgliedern am Brief Family Therapy Center danken: Steve de Shazer, Larry Hopwood und Jane Kashnig. Ohne ihre grenzenlose Geduld, großzügige Unterstützung, Kreativität und Klarheit des Denkens wäre dieses Buch nicht möglich gewesen. Außerdem möchten wir noch ehemaligen Teammitgliedern des *BFTC* danken, Mitarbeitern und Kollegen, die unsere klinische Arbeit als Ratgeber betreut und den

Horizont unseres Berufslebens erweitert haben: Wallace Gingerich, Eve Lipchik, James Derks, Elam Nunnaly, Lynn D. Johnson, William Hudson O'Hanlon, Ron Kral und Gale Miller.

Schließlich möchten wir unserer Lektorin, Margaret Farley, danken, die uns mit Geduld und sanften Rippenstößen dazu verhalf, diesem Buch die Gestalt eines lesbaren kohärenten Textes zu geben. Ein Dankeschön auch an Sarah Berg und Doreen Munson, die uns bis zur letzten Minute unschätzbare Hilfe und Unterstützung in technischen Belangen gaben. Dank Ihnen allen.

1. Einführung: Prinzipien und Annahmen

> Der Mensch hat eine solche Vorliebe für Systeme und abstrakte Deduktionen, daß er bereit ist, absichtlich die Wahrheit zu verdrehen, und bereit, die Klarheit seiner Sinne zu leugnen, nur um seine Logik zu rechtfertigen.
> Dostojewskij, *Zen to Go* (Winnokur1989)

> Ton wird zu einem Gefäß geformt, aber die Nützlichkeit des Gefäßes liegt im leeren Raum, den das Gefäß umschließt ... Wenn wir also das, was ist, zu unserem Vorteil zu gebrauchen wissen, erkennen wir die Nützlichkeit dessen, was nicht ist.
> Lao-tse, *Tao-te-king* (1963)

In den 20 Jahren, seitdem das Brief Family Therapy Center besteht, ist es zur Tradition geworden, Diskussionen über Theorie und Prinzipien des lösungsbezogenen Ansatzes eher zu vermeiden und statt dessen durch Beschreibungen der Praxis Schritt für Schritt zu zeigen, „wie man es macht". In dieses Buch eine theoretische Diskussion über Prinzipien und Annahmen aufzunehmen, stellte eine wesentliche Abweichung von unserem üblichen pragmatischen Schwerpunkt dar.

Wir hatten Bedenken, daß dieses Kapitel dem Leser den falschen Eindruck vermitteln könnte, man müßte nämlich zuerst diese Prinzipien und Annahmen verstehen, um den in diesem Buch beschriebenen Ansatz erfolgreich praktizieren zu können. Wir haben immer das Gegenteil erlebt: Jene Studenten, die am wenigsten mit abstrakten theoretischen Begriffen belastet sind, sind am ehesten in der Lage, die lösungsbezogene Therapie und therapeutische Fertigkeiten zu lernen.

Die Betonung des Praktischen gegenüber dem Theoretischen steht in eklatantem Widerspruch zur Ausbildungserfahrung der meisten Fachleute auf dem Gebiet der Therapie. Das Graduierten-Studium ist weitgehend dem Erlernen verschiedener Theorien des menschlichen Verhaltens, der Entwicklung von Problemen und der Psychotherapie gewidmet. Wenig Zeit nur ist für die Beschreibungen der Praxis vorgesehen, die Schritt für Schritt zeigt, was man in der Therapie eigentlich tun sollte. Dafür wird unglücklicherweise entweder auf klinische Praktika verwiesen, oder, was noch häufiger der Fall ist, es fällt völlig unter den Tisch (Efran, Lukens u. Lukens 1990). Häufig kommt es erst bei der Arbeit zum eigentlichen Training, wie man Therapie macht, besonders dann, wenn man nur mühsam vorankommt.

Es ist kein Wunder, daß dieses gleiche Muster des Schwergewichtes auf abstrakte theoretische Diskussionen auch oft bei Fallbeschreibungen Kollegen gegenüber wiederholt wird. Diese Tendenz ist so ausgeprägt, daß Efran, Lukens und Lukens (1990) bemerkten:

> ... Es ist aufschlußreich, sich zurückzulehnen und zu beobachten, wie Fachleute bei klinischen Fallbesprechungen miteinander interagieren. Typischerweise wird unverhältnismäßig viel Zeit und Energie darauf verwendet, den Klienten zu beschreiben – seine oder ihre Schwächen, Geschichte, Beschwerden und Eigenheiten –, im Gegensatz zu der Zeit und Aufmerksamkeit, die man aufwendet, um einen speziellen Behandlungsplan zu entwickeln oder die Aktivitäten des Therapeuten zu evaluieren. Das Klientenverhalten wird mit größtem Behagen erforscht, aber das Therapeutenverhalten und der Behandlungsplan werden oft in ein paar kurzen Bemerkungen abgehandelt (a. a. O., S. 2).

Getreu unserer professionellen Sozialisation waren wir selbst einmal Experten im Aufspüren und Beschreiben von Problemen. Wir waren so sehr Experten, daß wir psychische Probleme schon von weitem feststellen konnten. Wenn wir während der Hauptverkehrszeit die Interstate-Straße entlangschlichen, waren wir in der Lage, die Fahrer zu diagnostizieren, die ein „geringes Selbstbewußtsein" hatten, allein aufgrund ihrer zusammengesackten Haltung und ihrer herabhängenden Schultern. Der Supermarkt bot eine noch bessere Gelegenheit, komplexe und ganz unterschiedliche menschliche Probleme wahrzunehmen, Eltern mit mangelnder Erziehungsfähigkeit und Leute mit schweren Eßstörungen, die ihre Einkäufe machten. Leider, so schien es, waren wir Therapeuten auf der Suche nach Problemen, und es überrascht nicht, daß wir sie überall, wohin wir schauten, auch fanden.

Im Laufe der Jahre ist es uns gelungen, die Lautstärke, in der wir alles wahrnahmen, herunterzudrehen und unsere „Problemometer" schließlich sogar zu entfernen. Folglich verwandten wir nur noch selten Zeit darauf, die psychischen Probleme unserer Klienten, oder in diesem Fall der Leute, die wie wir einkaufen gingen, oder unserer Mitmenschen in der Rush-hour aufzudecken, zu beschreiben und dann zu katalogisieren. Wir widmen unsere Zeit jetzt hauptsächlich der Beschreibung und Katalogisierung jener Therapeutenaktivitäten, die Klienten zu Lösungen führen.

Wir glauben nicht, daß die folgenden Prinzipien oder Annahmen in irgendeinem empirischen oder objektiven Sinn des Wortes „wahr" sind. Das hier dargebotene Material ist nur eine Beschreibung der allgemeinen Werte und philosophischen Grundlagen, die unsere therapeutische Arbeit leiten. Die Ideen, die wir hier präsentieren, stammen aus den Überzeugungen, die wir nach und nach über unsere Klienten und das Wesen der Veränderung gewonnen haben. Das Modell wird sich in dem Maße wandeln und entwickeln, in dem wir weiterhin von unseren Klienten lernen und uns ihnen anpassen.

Gebrochene Versprechungen – Ein Fallbeispiel zur Veranschaulichung

Eine Frau und ihr Ehemann, der „Alkoholiker" war, kamen ins BFTC zur Behandlung (de Shazer 1988). Am Anfang der ersten Sitzung berichtete Frau Z., daß ihr Mann ein schweres, chronisches Alkoholproblem habe. Sie erzählte im einzelnen, wie oft ihr Mann schon versprochen hatte, mit dem Trinken aufzuhören, um dann jedesmal das Versprechen durch weitere Trinkepisoden zu brechen. Herr Z. behauptete, kein Problem mit Alkohol zu haben und auch nicht mit Trinken aufhören zu wollen. Als er danach gefragt wurde, gab er zu, daß er viele Versprechungen, mit dem Trinken aufzuhören, gemacht hatte, die er dann nicht gehalten habe. Herr Z. wollte eigentlich solche Versprechungen nie wirklich machen. Er berichtete, daß er nach solchen Versprechungen meist seine Eltern besuchte, die am Ort eine Kneipe besaßen. Während er dort war, beschloß er immer, „nur ein Glas zu trinken". Dann fühlte er sich jedoch schuldig, weil er sein Versprechen gebrochen hatte, und blieb deswegen in der Kneipe und trank mehr.

Nachdem der Therapeut den kurzen Beschreibungen der Beschwerde zugehört hatte, begann er zu sondieren, was zu den Zeiten anders war, wo Herr Z. nicht trank. Vielleicht zum ersten Mal in der Sitzung waren Herr und Frau Z. sich einig, daß es Zeiten gab, wo das Trinken kein Problem war, und daß solche Zeiten sich auf jeden von ihnen und auf beide als Paar günstig auswirkten.

Die Nutzbarmachung dieser Phasen, in denen Trinken kein Problem war, der „gesunden" Perioden, die es bereits gab, die das Paar aber nicht als solche erkannt hatte, wurden in diesem Fall zum Leitthema für eine erfolgreiche Therapie. Das ist das erste von acht Prinzipien oder Annahmen des lösungsbezogenen Ansatzes – eine Betonung geistig-seelischer Gesundheit gegenüber geistig-seelischer Krankheit.

1. Betonung geistig-seelischer Gesundheit

Dieses erste Prinzip bedeutet, auf Therapiesitzungen übertragen, daß in erster Linie die Erfolge der Klienten im Umgang mit ihren Problemen im Mittelpunkt des Interesses stehen. Stärken, Ressourcen und Fähigkeiten der Klienten werden hervorgehoben, nicht ihre Defizite und Unfähigkeiten. Wir suchen mit einem lösungsorientierten Ansatz eher nach dem, was in Ordnung ist, und wie wir es nutzbar machen können, als nach dem, was nicht gelingt oder falsch ist, und wie wir das wieder in Ordnung bringen könnten.

Im Beispiel mit den „gebrochenen Versprechungen" lenkte der Therapeut das Gespräch auf jene Zeiten, in denen das gesunde Verhaltensmuster – keinen Alkohol zu trinken – vorkam, und er half dann lediglich, die Häufigkeit des Musters zu vermehren. Wenn es auch genügend Belege gab, die auf eine Pathologie hinwiesen (wie z. B. chronischen Alkoholgenuß, unkontrolliertes Trinken, Eheprobleme, die mit dem Alkohol zusammenhingen, usw.), so lenkte der Therapeut doch geschickt die Aufmerksamkeit weg von dieser Pathologie und hin zur Gesundheit.

Akzeptiert man die Prämisse, daß Muster gesunden Verhaltens schon vorhanden waren, aber bisher einfach nicht erkannt wurden, dann sollte es zu Lösungen führen, wenn man aus solchen Mustern Nutzen zieht, ohne den herkömmlichen Prozeß durchlaufen zu müssen, in dem man zuerst das Problem entdeckt und dann eine

Lösung entwickelt. Wie de Shazer (1988) gezeigt hat, bedeutet die erfolgreiche Lösung der Probleme, die Klienten in die Therapie mitbringen, „weder, daß es vonnöten wäre, das Problem des Klienten detailliert zu untersuchen oder genau zu definieren, noch sehr ausführlich darüber zu sprechen" (a. a. O., S. 52; dt. 1992, S. 69). In der Tat, „Lösungen müssen sich nicht direkt auf die Probleme beziehen, die sie lösen sollen" (de Shazer 1988, S. 51; dt. 1992, S. 69). Ohne Übertreibung – ein schockierender Gedanke!

Ein weiterer, weniger offensichtlicher Nutzen dieses Prinzips liegt darin, daß Behandlungssitzungen dazu da sind, daß der Klient die Lösung für sein Problem entdecken kann. Wenn wir gesunde Verhaltensmuster in den Mittelpunkt stellen, dann führt uns das zu der Überzeugung, daß die Klienten die Lösungen für ihre Probleme selbst finden und nicht in erster Linie die Therapeuten. Für den lösungsorientierten Ansatz ist diese Idee weit mehr als ein beliebtes Psychologieklischee. Sie ist vielmehr gerade das Fundament, auf dem das Modell aufbaut, und sie führt uns zu einem Konzept und zu einem Stil der Interaktion mit Klienten, die sich von jenen unterscheidet, die man bei traditionellen Ansätzen beobachten kann. Wir haben selten „schwierige" oder „widerständige" Klienten, weil wir glauben, daß sie die Fähigkeiten und Ressourcen besitzen, die nötig sind, um eine Lösung zustande zu bringen, und so vermeiden wir es, ihnen unsere Antwort auf ihr Problem „verkaufen" zu müssen.

Es gab eine Zeit, wo im Bereich des psychosozialen Gesundheitswesens die Erforschung der Gesundheit und nicht der Krankheit der Schlüssel war, um anderen zu helfen (Maslow 1976; Super 1980; Whiteley 1980). Charles Beers veröffentlichte 1908 seinen autobiographischen Bericht *A Mind That Found Itself*, der die Behandlung Geistesgestörter ins Bewußtsein der Öffentlichkeit hob und die „Psychohygiene"-Bewegung initiierte – eine Bewegung, die sich der Förderung psychischer Gesundheit anstatt der Behandlung von Geisteskrankheit widmete. Diese Bewegung war so mächtig, daß sie in der Folge die Entwicklung der Beratungspsychologie als einer eigenen Disziplin der Psychologie beeinflußt hat.

Dieses Spezialfach und mit ihm das gesamte psychosoziale Gesundheitswesen sind jedoch leider Schritt für Schritt dazu zurückgekehrt, wie früher Krankheit und Pathologie in den Mittelpunkt zu stellen. Erst in jüngster Zeit hat man sich, parallel zu Entwicklungen in der Kurztherapie, wieder der geistigen Gesundheit zugewandt (de

Shazer 1982, 1985, 1988, 1991; de Shazer et al. 1986; Fisch, Weakland u. Segal 1982; Miller, im Druck; Watzlawick, Weakland u. Fisch 1974).

2. Utilisation

Richard Rabkin, ein konsequenter Vertreter strategischer Therapie, zieht eine Parallele zwischen der alten russischen Geschichte von dem Koch, der eine Steinsuppe zubereitet, und der therapeutischen Interaktion. Er gibt folgende Anweisungen:

> Zur Herstellung dieser ungewöhnlich nahrhaften und sättigenden Kost bringen Sie (der Therapeut) den Stein in einem Wassertopf zum Kochen. Dann suggerieren Sie Ihren Gästen (den Klienten), daß das Essen zwar schon so, wie es ist, gut schmeckt, daß es aber noch besser würde, wenn sie zufällig eine Zwiebel hätten, die sie dazugeben könnten, und auch etwas Petersilie, Tomaten, Fleisch usw. (Rabkin 1983, S. 15).

Gemeint ist hier, daß es zu einer guten Behandlung gehört, dem Klienten jene Stärken, Ressourcen und gesunden Eigenschaften zu entlocken, die zur Lösung des dargebotenen Problems nötig sind. Dies ist auch als Utilisation bekannt. Sie ist das zweite Prinzip des lösungsorientierten Ansatzes.

Die Kurztherapeuten O'Hanlon und Wilk (1987) fassen das Prinzip der Utilisation prägnant zusammen:

> Es ist das Prinzip, nutzbar zu machen, was bei den Klienten schon vorhanden ist: Ressourcen, Fertigkeiten, Wissen, Überzeugungen, Motivation, Verhalten, Symptome, soziales Netzwerk, Umstände und persönliche Idiosynkrasien, um sie an ihre gewünschten Ziele zu führen (a. a. O., S. 132).

Das Handeln des Therapeuten zielt lediglich darauf, dem Klienten jene Charakteristika zu entlocken, die der Lösung eine einzigartige persönliche Note geben.

Fallbeispiel: Zen der Anonymen Alkoholiker
Beth hatte eine große Menge der von den Anonymen Alkoholikern veröffentlichten Literatur gelesen und war eine regelmäßige Besu-

cherin von deren Zusammenkünften. Von Anfang an brachte sie den starken Wunsch zum Ausdruck, die *zwölf Schritte* in ihr persönliches Nüchternheitsprogramm zu integrieren. Beth glaubte, daß es für sie keinen anderen Weg zur Nüchternheit gebe als den, der Philosophie der „zwölf Schritte" zu folgen. Doch trotz ihrer starken Überzeugung war es ihr bis dahin nicht gelungen, auch nur den ersten Schritt mit ihrem buddhistischen Weltbild in Einklang zu bringen.

Das Problem ließ sich lösen, als die religiösen Überzeugungen der Klientin nutzbar gemacht wurden, indem man die zwölf Schritte in zen-buddhistische Koane übersetzte – geistige Rätsel und Paradoxien, die praktizierende Buddhisten benutzen, um zur Erleuchtung zu kommen. Der erste der zwölf Schritte zum Beispiel, in dem Klienten eingestehen, daß sie dem Alkohol gegenüber machtlos sind, wurde in einen Koan übersetzt, der lautete: „Nachgeben ist die höchste Art von Kontrolle", und den man dann der Klientin mit dem Hinweis gab, während ihrer Meditationen darüber nachzudenken. Das Problem wurde in dieser einzigen Sitzung behoben, und danach konnte Beth mit ihrem eigenen, auf sie abgestimmten Abstinenzprogramm weitermachen!

Milton H. Erickson war der erste, der den Begriff der Utilisation benutzte (Erickson 1959; Erickson u. Rossi 1979), um seine Methode zu beschreiben, mit der er „(...) sorgfältig die Individualität eines Patienten (exploriert), um festzustellen, welche Lebenserfahrung, welches Wissen und welche geistig-psychischen Fähigkeiten ihm zur Verfügung stehen, um mit seinem Problem fertigzuwerden ... (und) dann seine ganz persönlichen inneren Reaktionen dazu benutzen zu können, seine therapeutischen Ziele zu erreichen" (Erickson u. Rossi 1979, S. 1; dt. Erickson u. Rossi, 1981, S. 13). Ein besonders wichtiges Beispiel ist der Fall eines aus medizinischen Gründen vorzeitig aus dem Dienst ausgeschiedenen Polizeibeamten (Gordon u. Myers-Anderson 1991; Rosen 1982), der sich wegen seines exzessiven Konsums von Alkohol, Tabak und Nahrungsmitteln in Therapie begab. Der Mann litt an einem Emphysem, an hohem Blutdruck und hatte 70 Pfund Übergewicht. Er joggte zwar gerne, doch er wies darauf hin, daß er wegen seines schlechten körperlichen Gesundheitszustandes höchstens spazierengehen könne. Erickson begann rasch, den Ex-Polizeibeamten ausführlich nach der Routine seines Tagesablaufs zu befragen. Er erfuhr, daß der Mann sein Essen immer selber kochte und die Lebensmittel dazu in einem „kleinen Laden um die Ecke" kaufte. Seine Zigaretten kaufte er im selben Laden, drei Packungen auf einmal, und seinen Alkohol in einem Spirituosen-Geschäft in der Nähe.

Am Ende seiner Exploration sagte Erickson zu dem pensionierten Polizeibeamten, daß es „nicht sehr viel bräuchte", um seine Probleme wieder in Ordnung zu bringen (Gordon u. Myers-Anderson 1981, S. 111). Er fuhr dann fort:

> Sie können so viel rauchen, wie sie wollen ... aber kaufen Sie Ihre Zigaretten immer nur päckchenweise und gehen Sie bis zur anderen Seite der Stadt, um das Päckchen zu kaufen. Und was das Essen betrifft, das Sie für sich kochen – da Sie nicht viel zu tun haben, kaufen Sie drei Mal am Tag ein. Kaufen Sie immer nur gerade genug für eine Mahlzeit, nichts darüber hinaus ... Und was Ihr Trinken betrifft ... gegen Ihr Trinken habe ich nichts einzuwenden. Eine Meile von hier gibt es einige ausgezeichnete Bars. Trinken Sie Ihr erstes Glas in der einen Bar und das zweite Glas in einer Bar eine Meile weiter. Und Sie werden in Kürze in bester Form sein (a. a. O., S. 112).

Der Mann fluchte über Erickson, als er die Praxis verließ. Einen Monat später jedoch kam ein neuer Patient zu Erickson, den der pensionierte Polizeibeamte dorthin geschickt hatte. Laut diesem Patienten hatte der Mann seither seine ungesunden Gewohnheiten geändert und hielt Erickson für „den einzigen Psychiater, der weiß, wovon er redet" (Gordon u. Myers-Anderson 1981, S. 112; O'Hanlon u. Hexum 1990).

In diesem Fall wandte Erickson das Prinzip der Utilisation an, indem er die einzige gesunde Handlung, die der Klient seinem eigenen Hinweis entsprechend ausführen konnte – spazierengehen – in die Gesamtlösung integrierte. Zusätzlich akzeptierte er das Essen, Trinken und Rauchen und machte es dann nutzbar als Anreiz, die gesündere körperliche Aktivität des Spazierengehens zu fördern. Ebenso wichtig war, daß Erickson den Hintergrund des Mannes als Polizeibeamten nutzte, um sicherzugehen, daß dieser den Behandlungsempfehlungen Folge leistet. Erickson erklärt:

> Weshalb nun behandelte ich ihn auf diese Weise? Er war ein pensionierter Polizist ... er wußte, was Disziplin war, und es war voll und ganz eine Sache der Disziplin. Und er hätte keine Möglichkeit gehabt, sich dagegen aufzulehnen.

Aus dem Prinzip der Utilisation ergibt sich, daß der Therapeut den Bezugsrahmen des Klienten akzeptieren und innerhalb dieses Rahmens arbeiten sollte. Im Beispiel von der buddhistischen Frau beruhte die Schwierigkeit weitgehend auf der Unfähigkeit oder mangelnden Bereitschaft der behandelnden Therapeuten, sich an ihr einzigartiges Weltbild anzupassen und es zu nutzen. Sobald ihre religiöse Orientierung in der Behandlung nutzbar gemacht wurde, konnte das Problem sehr schnell gelöst werden.

Diese Sichtweise steht in deutlichem Widerspruch zur Sichtweise herkömmlicher Ansätze der Alkoholbehandlung, die meist darauf bauen, daß der Klient den Bezugsrahmen des Therapeuten und/oder des Behandlungsmodells akzeptiert und dann innerhalb dieses Bezugsrahmens mitarbeitet. Herkömmliche Modelle erwarten von Klienten, daß sie sich den Bezugsrahmen des Behandlungsmodells zu eigen machen und sich an ihn anpassen, sonst gelten sie als schwierig, widerständig oder „verleugnend"; bis in die allerjüngste Zeit gab es dazu keine tragfähigen Alternativen (Miller, im Druck; Zweben et al. 1988).

Wir sollten darauf hinweisen, daß lösungsbezogene Therapeuten nicht gefeit sind gegen das Problem, den Bezugsrahmen des Klienten nicht zu akzeptieren und mit ihm nicht zu arbeiten. Wir haben viele lösungsbezogene Therapeuten beraten und supervidiert, die in ihrer Arbeit mit Problemtrinkern Schwierigkeiten erlebten, die in erster Linie auf die mangelnde Bereitschaft der Therapeuten zurückzuführen waren, innerhalb des Bezugsrahmens ihrer Klienten zu arbeiten, die an die „zwölf Schritte" und die anonymen Alkoholiker glauben. Hier ist zu betonen, daß traditionelle Ansätze bei vielen Klienten funktionieren, jedoch nicht bei allen.

3. Eine atheoretische, nichtnormative, klientenbestimmte Sichtweise

Der lösungsbezogene Ansatz macht keine Annahmen über das „wahre" Wesen der Probleme, die Klienten infolge des Alkohols erleben. Statt dessen kümmert er sich um die konkrete Klage des einzelnen über seinen eigenen Alkoholkonsum oder den von anderen und versucht, für diesen einzelnen eine Lösung zu finden. In dieser Hinsicht hat Milton Erickson einmal gesagt, er habe „eine neue Behandlung in Übereinstimmung mit dem Individuum" (Zeig

1980) erfunden. Anstatt den einen Alkoholismus zu behandeln, behandelt der lösungsbezogene Therapeut viele verschiedene Alkoholismen – einen je anderen Typ für jeden einzelnen Klienten, der gerade behandelt wird.

Eine atheoretische, nichtnormative, klientenbestimmte Haltung Alkoholproblemen gegenüber einzunehmen, erlaubt dem Experten im psychologischen oder psychiatrischen Bereich, die Rolle des Experten zugunsten der Rolle des Studierenden oder des Lehrlings aufzugeben. Als solcher dient der Therapeut dem Klienten damit, daß er lernt, auf welch einzigartige Weise der Klient die Beschwerde auffaßt, die ihn in die Behandlung bringt. Erst nachdem der Therapeut sich die Zeit genommen hat, vom Klienten zu lernen, kann er erwarten, diesem irgendwie behilflich zu sein. Noch einmal mit den Worten Milton Ericksons (Zeig 1985):

> Jede Person ist ein einzigartiges Individuum. Psychotherapie sollte daher so verfaßt sein, daß sie eher der Einzigartigkeit der Bedürfnisse des Individuums begegnet als daß sie die Person so zurechtstutzt, daß sie in das Prokrustesbett einer hypothetischen Theorie menschlichen Verhaltens paßt (a. a. O.: VIII).

Diese philosophische Einstellung der Behandlung gegenüber ist für die zwei sehr unterschiedlichen Lösungen verantwortlich, die in den beiden bisher vorgestellten Fällen entwickelt worden sind. Wahrscheinlich wäre keine der beiden Lösungen möglich gewesen, wenn der Therapeut irgendeiner bestimmten theoretischen, normativen oder modellgeleiteten Sicht des Alkoholproblems verpflichtet gewesen wäre. Das war das Problem bei der Behandlung der buddhistischen Klientin. Die Loyalität der behandelnden Fachleute gegenüber dem theoretischen Dogma ihres Behandlungsmodells hinderte sie daran, flexibel genug zu sein, um sich den Bedürfnissen der Klientin anzupassen – eine Klientin übrigens, die verzweifelt Hilfe suchte. Die atheoretische, nichtnormative, klientenbestimmte Sicht von Alkoholproblemen fördert demnach die Flexibilität auf seiten von Therapiefachleuten.

Weil der lösungsbezogene Ansatz atheoretisch und klientenbestimmt ist, wird bei ihm sowohl in Behandlungssitzungen als auch in Diskussionen mit Kollegen wenig Zeit und Kraft darauf verwendet zu erklären, weshalb Probleme vorhanden sind. Die Sichtweise des

Klienten wird einfach akzeptiert, so wie sie sich darbietet! Aus diesem Grund muß man keine Zeit für den Versuch aufwenden, Klienten davon zu überzeugen, daß sie eine bestimmte theoretische Richtung akzeptieren müßten, um Hilfe zu erhalten oder darauf, sich mit ihrem Widerstand oder ihrer Verleugnung zu befassen, wenn sie anderer Meinung sind. Die lösungsbezogene Therapie übernimmt, wie der Name schon sagt, sofort die Aufgabe, Lösungen zu entwickeln. Der Kommunikationstheoretiker Robert Norton (1982) kommt zu dem Schluß:

> Psychiatrie und Psychologie bringen ihre Zeit damit zu, die korrekte, klare Ursache des Problems zu entwirren ... wohingegen der Kurztherapeut sich mit jeder schmutzigen kleinen Lösung begnügt, die funktioniert (a. a. O., S. 307).

Mit den Worten von de Shazer (1986):

> Traditionsgemäß konzentrierte sich die Therapie auf Probleme und das Lösen von Problemen ... Ein lösungsorientierter Therapeut spricht eher über Veränderungen, über Unterschiede, die einen Unterschied machen und über Lösungen als über Schwierigkeiten, Beschwerden und Probleme (a. a. O., S. 48 f.).

4. Sparsamkeit

Eine in ihrer Echtheit nicht verbürgte Geschichte über Steve de Shazer veranschaulicht das Prinzip der Sparsamkeit: Ein Besucher beschenkte de Shazer einmal mit dem Zitat von Henry David Thoreau „Vereinfachen, vereinfachen, vereinfachen", im Glauben, daß das Zitat beispielhaft die sparsame Art von de Shazers Arbeit erläuterte. Während de Shazer Thoreaus Ausspruch las, nahm er einen Bleistift und kritzelte schnell direkt unter das Thoreau-Zitat „vereinfachen". Nachdem er einige Augenblicke lang seine eigene, von ihm bearbeitete Version des Zitats betrachtet hatte, sagte er schließlich: „Ah, viel besser!"

Wie die Geschichte erkennen läßt, bevorzugt de Shazer das einfachste und direkteste Mittel zu einem Zweck, und diese Sicht der Dinge durchdringt den lösungsbezogenen Ansatz, den er entwickelt hat. Und in der Tat zitiert er immer wieder William von Ockham, den

Philosophen aus dem 14. Jahrhundert: „Was mit weniger Aufwand getan werden kann, wird mit viel Aufwand vergeblich getan." (de Shazer 1985). Das lösungsorientierte Modell strebt nach Ökonomie in den therapeutischen Mitteln, die eingesetzt werden, um erwünschte therapeutische Ergebnisse zu erzielen. Das wird erreicht, wenn die Behandlung eher von unten nach oben als von oben nach unten durchgeführt wird. Die Therapie wird mit den direktesten Annahmen und Strategien durchgeführt und wird erst dann komplexer, wenn es sich als nötig erweist. Die gleiche Idee kann man oft aus vielen Slogans heraushören, die regelmäßige Besucher der Anonymen Alkoholiker benutzen, wie zum Beispiel: „Sorge für Einfachheit, sorge für Schlichtheit!"

Von unten nach oben zu arbeiten weicht stark von traditionellen Ansätzen sowohl der Alkoholberatung als auch der Beratung im Bereich der geistig-seelischen Gesundheit ab, die so oft von oben nach unten arbeiten. Das heißt, diese Ansätze beginnen oft mit den komplexesten und schwierigsten Annahmen und Behandlungsstrategien; wenn überhaupt, dann kommt Einfachheit nur als ein nachträglicher Einfall hinzu. Efran, Lukens u. Lukens (1988) verweisen auf diese Tendenz als „Obskuritätskomplex" und bemerken dazu, daß viele Therapeuten, wenn sie mit den gewöhnlichen Problemen, mit denen Klienten kommen, konfrontiert werden, oft „gewundene Formulierungen und elaborierte Interventionen entwickeln ... (welche) die Arbeit des Praktikers eher komplizierter machen als daß sie sie klären" (a. a. O., S. 17).

Ein gutes Beispiel hierfür ist die verbreitete Annahme, daß die Beschwerden, die Klienten in die Behandlung bringen, nur die „Spitze des Eisbergs" seien, oberflächliche Äußerungen tiefer pathologischer Probleme, die ihnen zugrundeliegen und die mit Notwendigkeit eine entsprechend tiefe und langdauernde Behandlung verlangen, soll es irgendeine Hoffnung auf Erfolg geben. Geht man von dieser Auffassung aus, dann ist es nicht schwierig zu sehen, wie Problemtrinken oft zu etwas Pathologischem umgewandelt wird. Solches Trinken wird schnell zu einem chronischen und fortschreitenden Krankheitsprozeß oder zum Symptom ungelöster intergenerationaler Themen, die eine intensive Langzeitbehandlung nötig machen.

In diesem Bereich kann man jede komplexe Formulierung des Problems und jede elaborierte Interventionsstrategie aus der Arbeit von oben nach unten durch den sparsameren Ansatz ersetzen, der die Beschwerde des Klienten, so wie er sie vorbringt, akzeptiert und die einfachste, am wenigsten eingreifende Behandlungsoption wählt.

Eine Geschichte, die O'Hanlon und Hudson (persönliche Mitteilung, 1989) über einen Fall berichten, der von R. Lofton Hudson, dem Pionier im Bereich der Ehe- und Familientherapie, behandelt wurde, ist ein erstklassiges Beispiel für den Nutzen, den es bringt, wenn man von unten nach oben arbeitet. Als Hudson einen Trainingsworkshop für Paar- und Familientherapie hielt, bat man ihn, sich privat mit einem jungen Mann zu treffen, der eine Ausbildung zum Geistlichen machte. Hudson erfuhr, daß der junge Mann ein Problem hatte: die Neigung, Frauenkleider zu tragen. Ein gravierendes Problem für jemanden, der für den Kirchendienst ausgebildet wird. Er hatte sich bisher gegenüber jeder Behandlung als resistent erwiesen. Hudson erklärte sich bereit, den jungen Mann zu treffen und führte mit ihm eine einzige „Therapie"-Sitzung durch.

Nach dem Workshop hörte Hudson nichts über das Ergebnis dieser einen Sitzung, bis er viele Jahre später zufällig anläßlich der Einladung zu einem weiteren Workshop wieder dorthin kam. Bei seiner Rückkehr begegnete man ihm mit vielen Fragen bezüglich der „Technik", die er im Fall des jungen Transvestiten angewandt habe. Hudson erfuhr bald, daß der junge Mann nach der Sitzung das Tragen von Frauenkleidern ganz aufgegeben hatte. Etwas verlegen wollte Hudson zunächst die Technik nicht verraten, die zu dem Wunder geführt hatte. Als die Fragen jedoch nicht aufhörten, bekannte Hudson schließlich, daß er den jungen Mann einfach gefragt hatte: „Junge, warum hörst du nicht mit dem Unsinn auf, dir Frauenkleider anzuziehen?", worauf dieser geantwortet habe: „Na gut!"

Man kann über die verschiedenen Behandlungsstrategien, die in diesem Fall erfolglos angewandt wurden, nur spekulieren, ebenso über die mannigfaltigen theoretischen Annahmen, welche für die Wahl solcher Strategien wahrscheinlich leitend waren. Sie schlossen jedoch offensichtlich nicht die Idee ein, daß der junge Mann sein Verhalten kontrollieren könnte, und es ist wahrscheinlich, daß nie jemand daran gedacht hatte, ihn einfach aufzufordern, mit dem Problemverhalten aufzuhören. Bei all dem aktuellen Interesse an den sogenannten „suchtartigen sexuellen Neigungen" fragt man sich, ob die geschilderte Situation heutzutage in irgendeiner Weise anders behandelt würde.

Außer dem, daß Dinge sich wie im Fall des jungen Transvestiten enorm vereinfachen, bietet das sparsame Arbeiten den weiteren Vorteil, daß Therapie oft, wie Erickson einmal gesagt hat, nur zu einem „Antippen des ersten Dominosteins" wird (Rossi 1973 , S. 14). Mit anderen Worten, eine geringe Veränderung in einem Bereich kann letztlich tiefgreifende Unterschiede in vielen anderen Bereichen zur Folge haben.

Spiegel und Linn (1969) bezeichnen dies als den „Welleneffekt", wie wenn ein Stein ins Wasser fällt und dort weite Kreise zieht, und sie bemerken, daß es oft nur minimaler Veränderungen bedarf, um das Lösen von Beschwerden in Gang zu bringen. Sobald die Veränderung angestoßen ist, bringt der Klient weitere Veränderungen hervor. Aus diesem Grund finden wir selten die Notwendigkeit für die elaborierten und/oder eingreifenden Behandlungsansätze, die oft zur Behandlung von Problemtrinkern angewandt werden. Alles, was in der überwiegenden Zahl der Fälle nötig ist, um dramatische Veränderungen zu bewirken, sind minimale Interventionen, die in erster Linie dazu dienen, den Patienten zu veranlassen, in Richtung der gewünschten Veränderung zu gehen.

Fallbeispiel: Die Hölle aus dem Weg räumen
Ein 54jähriger Mann, der sich selbst als „Alkoholiker" bezeichnete, begab sich wenige Tage nach einem zweimonatigen „Rückfall" in Therapie (Miller, im Druck). Der Mann schilderte eine lebenslange Geschichte mit Alkoholproblemen und mehrfachen Behandlungsmißerfolgen. Er war von seinem Rückfall entmutigt und dachte, er müßte 28 Tage lang zur stationären Behandlung in der Einrichtung bleiben, in der man ihn untergebracht hatte.

Bei einer Nachfrage nach den Zeiten, in denen er seine Probleme mit dem Alkohol unter Kontrolle hatte, wies er auf längere Phasen (z. B. Monate, Jahre) hin. Als er genauer befragt wurde, konnte er spezifizieren, was er während diesen Zeiten anders gemacht und was zu seinem Erfolg beigetragen hatte. Unter einer Menge anderer Dinge gab er an, daß er mindestens einige Versammlungen der A. A. pro Woche besuchte. Danach wurde dem Mann die Frage gestellt, was es bräuchte, damit er anfinge, mehr von dem zu tun, was früher funktioniert hatte. Er äußerte seine feste Zuversicht, daß er anfangen könnte, zumindest einiges davon wieder zu tun (z. B. an Versammlungen der A. A. teilnehmen).

Der Mann wurde am Tag nach der ersten Zusammenkunft aus dem Krankenhaus entlassen. Während des Verlaufs von zwei sich anschließenden Behandlungssitzungen wurde diese einfache Strategie angewandt, um die Gelegenheit zur Entwicklung einer Lösung zu schaffen. Erst vor kurzem hat der Mann dem Therapeuten eine Kopie seiner Anerkennungsurkunde der Anonymen Alkoholiker für ein Jahr Abstinenz geschickt. Als sein Therapeut ihn anrief, um ihm zu gratulieren, und ihn fragte, was ihm an seiner Behandlung geholfen habe, antwortete er: „Sie brachten mich dazu anzufangen, und dann haben Sie mir die Hölle aus dem Weg geräumt!"

5. Veränderung ist unvermeidlich

Das vorausgegangene Beispiel veranschaulicht nicht nur den „Welleneffekt", sondern es zeigt auch, daß Veränderung unvermeidlich ist. Der Mann hatte schon angefangen etwas zu ändern, indem er den Rückfall „ein paar Tage" bevor er zu seinem ersten Termin kam, stoppte. Diese Veränderungen führten zwangsläufig zu einem Jahr, in dem er nüchtern blieb. Der lösungsorientierte Ansatz beruht auf der Annahme, daß Veränderung so sehr ein Teil des Lebens ist, daß Klienten gar nicht anders können als sich zu ändern (de Shazer 1985). Folglich ist Therapie oft dazu da, einfach jene natürlich auftretenden Veränderungen als solche zu erkennen und sie dann für das Zustandebringen einer Lösung nutzbar zu machen.

Die Idee, daß Veränderung unvermeidlich sei, bezieht sich auf die Beobachtung, daß „nichts immer geschieht" (de Shazer 1988; Kral 1988). Für jede problematische Situation gibt es notwendig Zeiten, wo das Problem nicht auftaucht oder vom Klienten nicht als Problem betrachtet wird. Das trifft auch auf die schwierigsten Fälle zu. Da jedoch Klienten typischerweise die Beschwerden, die sie in die Behandlung mitbringen, als ihrem Wesen nach unveränderlich ansehen, bleiben alle solche etwaigen Ausnahmen unbemerkt (de Shazer 1985, 1988; Miller 1992). Um das zu korrigieren, sucht der lösungsbezogene Therapeut nach jenen Zeiten, wo das Problem kein Problem ist. Durch die Entdeckung dessen, was bei diesen Gelegenheiten anders ist, hofft der Therapeut, die Häufigkeit ihres Auftretens zu erhöhen. Im Fall der „gebrochenen Versprechungen" zum Beispiel konzentrierte der Therapeut die Diskussion auf die Zeiten, zu denen Trinken kein Problem war.

Die Idee, daß Veränderung unvermeidlich sei, ist sicherlich nicht neu. Im Zusammenhang mit Alkohol und auf dem Gebiet der geistig-seelischen Gesundheit beruhen Theorie und Methodologie aber meistens auf der Annahme der Unveränderlichkeit oder mangelnden Veränderung. Wenn Kliniker fragen: „Wann haben Sie das Problem zum ersten Mal bemerkt?", oder: „Wie lange schon ist das ein Problem für Sie?", oder auch: „Wie oft fühlen Sie sich so?", dann gründen ihre Fragen in der impliziten Annahme, daß das jeweilige Problem seinem Wesen nach immer gleich ist oder zumindest daß das Auftreten des Problems für eine mögliche therapeutische Veränderung informativer ist als das Nichtauftreten des Problems. Was auch immer der Fall sein mag, die zugrundeliegende Frage ist praktisch: „Wann tritt das Problem auf?"

Die Annahme der Problemkonstanz und der mit ihr verbundene Glaube, daß eine Veränderung nicht nur nicht unvermeidlich, sondern in den meisten Fällen sogar unwahrscheinlich ist, wird im Bereich der Alkoholbehandlung oft mit beträchtlichem Eifer unterstützt. In den meisten Fällen ist die einzige unvermeidliche Veränderung, auf die verwiesen wird, eine zum Schlimmsten. Man betrachte zum Beispiel den Standpunkt von Johnson (1986), einem führenden Experten auf dem Gebiet der Alkoholbehandlung:

> Wenn die chemisch abhängige Person keine Hilfe erhält, wird sie vorzeitig sterben ... Die chemische Abhängigkeit ist ... fortschreitend ... (und) das bedeutet, daß sie ohne Behandlung immer schlimmer wird ... Wenn eine Person einmal chemisch abhängig geworden ist, bleibt er oder sie es für immer (a. a. O., S. 6 f.).

Bei unserer Arbeit mit Problemtrinkern haben wir jedoch festgestellt, daß ein solcher Pessimismus völlig ungerechtfertigt ist. Unserer Beobachtung nach ist es in der Tat zumindest genauso wahrscheinlich, wenn nicht wahrscheinlicher, daß bei unseren Klienten Veränderungen zum Besseren eintreten. Man kann nur spekulieren, wie viel von dem, was traditionelle Alkoholberater zu beobachten meinen, einer sich selbst erfüllenden Prophezeiung zuzuschreiben ist. Noch wichtiger ist, daß die herkömmliche Sichtweise eine wachsende Masse an Literatur aus vielen verschiedenen Settings nicht berücksichtigt, die herausgefunden hat, daß überall zwischen 10 bis 42 Prozent der Problemtrinker ihr problematisches Trinkverhalten ohne formale Therapie ändern (Bailey u. Stewart 1966; Barcha, Stewart u. Guze 1968; Goodwin, Crane u. Guze 1971; Kendall u. Stanton 1966; Kissin, Rosenblatt u. Machover 1968; Smart 1975/1976; Vaillant 1983; Vaillant u. Milofsky 1982).

Geht man von diesen Befunden aus, dann ist die traditionelle Annahme, die Behandlung sei eine absolute Notwendigkeit, wenn Klienten irgendeine Hoffnung haben wollen, dem frühzeitigen Tod zu entrinnen, anmaßend, wenn nicht arrogant.

6. Gegenwarts- und Zukunftsorientierung

Das sechste Prinzip des lösungsbezogenen Ansatzes ist eine starke Gegenwarts- und Zukunftsorientierung. Der gegenwärtigen und zukünftigen Anpassung von Klienten wird Vorrang vor ihrer Anpassung in der Vergangenheit eingeräumt. Damit soll jedoch nicht gesagt sein, daß das, was Personen in der Gegenwart über ihre Vergangenheit mitteilen, im lösungsorientierten Ansatz für unwichtig erachtet würde; solche Information gilt im Gegenteil als eine Spiegelung dessen, wie Klienten aktuell ihr Leben leben. Aus diesem Grund konzentriert sich die Behandlung primär darauf, Klienten bei ihrer gegenwärtigen und zukünftigen Anpassung zu helfen, anstatt darauf, die Vergangenheit zu erforschen. Mit den Worten Milton Ericksons:

> Man sollte mehr Gewicht auf das legen, was der Patient in der Gegenwart tut und was er in der Zukunft tun wird, als lediglich darauf, zu verstehen, warum ein längst vergangenes Ereignis eingetreten ist. Das wichtigste Ziel der Psychotherapie sollte die gegenwärtige und zukünftige Anpassung des Patienten sein (Haley 1967, S. 406).

Die Gegenwarts- und Zukunftsorientiertheit des lösungsorientierten Modells wird vielleicht am offensichtlichsten in der ungewöhnlichen Art, wie Klienten befragt werden. Dieser spezifisch gestaltete Interviewprozeß orientiert den Klienten weg von der Vergangenheit und dem Problem und hin auf die Zukunft und eine Lösung (siehe Kap. 5). Die folgende Frage zum Bespiel gehört zum Routineteil des lösungsbezogenen Interviewprozesses und ist bekannt als die „Wunderfrage":

> Nehmen Sie einmal an, daß eines Nachts, wenn Sie schlafen, ein Wunder geschieht, und das Problem, das Sie in die Therapie geführt hat, ist gelöst. Da Sie jedoch schlafen, wissen Sie nicht, daß das Wunder schon geschehen ist. Sobald Sie morgens aufwachen, was wird dann anders sein, was Ihnen sagt, daß dieses Wunder geschehen ist? Was sonst noch?

Die Wunderfrage weist den Klienten an, sich eine Zeit in der Zukunft vorzustellen, wo das Problem nicht mehr da ist. Die Fortsetzung durch die Frage „Was sonst noch?" verweist ihn weiter darauf, eine hochdetaillierte und lebendige Beschreibung zu entwickeln, die dazu dient, eine zukünftige Zeit der Veränderung und der Gesundheit um so realer zu machen. Später dient dann die Bitte an den Klienten, die Situation zu beschreiben, wenn auch nur kleine Teile des Wunders geschehen, dazu, die Beschreibung für die Gegenwart bedeutsam zu machen.

Fallbeispiel: Eßsüchtig
Eine Frau suchte Behandlung nach Jahren mißlungener Versuche, ihr Gewichtsproblem unter Kontrolle zu bringen. Gleich am Anfang der ersten Sitzung schrieb die Frau ihre vielen Mißerfolge ihrer „Abhängigkeit" vom Essen zu und begann rasch, Beweise zu liefern, um diese Überzeugung zu untermauern. Sie sprach dann über einige schmerzliche Kindheitserfahrungen, von denen sie annahm, sie hätten sie dazu gebracht, eine „Eßsüchtige" zu werden. Der Therapeut hörte nachdenklich und aufmerksam zu und konnte leicht zustimmen, daß die Frau viel gelitten hatte.

An einem Punkt der Diskussion bot sich ihm schließlich die Gelegenheit, der Frau die Wunderfrage zu stellen. Als die Frau die Frage nachdenklich erwog, begann sich langsam ein Lächeln auf ihrem Gesicht einzuschleichen, das zuvor sehr ernst und manchmal tränennaß war. Die Frau fing dann an zu beschreiben, in welch vielfältiger Hinsicht ihr Leben nach diesem „Wunder" anders wäre. Ihr Aussehen veränderte sich schnell von einem, das von der Enttäuschung über die Vergangenheit gezeichnet war, zu einem, das Hoffnung und Zuversicht für die Zukunft erkennen ließ. Mehr noch: Diese Hoffnung übertrug sich und hielt sich in den folgenden Sitzungen und diente dazu, ihr den Schwung zu vermitteln, den sie brauchte, um schließlich ihre Behandlungsziele zu erreichen und aufrechtzuerhalten.

7. KOOPERATION

Dieses Prinzip wurde zwar bisher noch nicht erwähnt, aber es ist offensichtlich, daß eine Gesamthaltung der Kooperation den lösungs-orientierten Ansatz durchzieht. Kooperation wurde als ein zentrales organisierendes Prinzip des lösungsorientierten Ansatzes in die erste systematische Darstellung des Modells aufgenommen, und trotz beträchtlicher Weiterentwicklung der Methode bleibt sie in dieser Version bestehen (vgl. Berg 1989; de Shazer 1982, 1985, 1988, 1991).

Fast alle Behandlungsmodelle haben zumindest einige spezifische Strategien, um die Kooperation des Klienten sicherzustellen. Bei der herkömmlichen Alkoholbehandlung zum Beispiel wird die Kooperation des Klienten oft durch einen konfrontativen Prozeß erreicht, der auch als „Intervention" bekannt ist (Anderson 1987; Forman 1987; Johnson 1973). Viele der für die Behandlung ausgebildeten Personen halten solche Klienten für verblendet und für so wenig urteilsfähig, daß diese bei eben der Behandlung, die ihnen das Leben retten könnte, nicht kooperieren. Sie trommeln dann die Familie, Freunde oder andere einflußreiche Leute zu einem Treffen mit dem Problemtrinker zusammen. Für Experten, die diesen Ansatz vertreten, besteht der Zweck dieser aggressiven Interventionstechnik darin, den Problemtrinker „dazu zu bringen, daß er die Realität genügend sieht und akzeptiert, so daß er, wie ungern auch immer, auch akzeptiert, daß er Hilfe braucht" (Johnson 1973, S. 51).

Die traditionelle Betonung von Kooperation ist aber hoffnungslos einseitig und daher in keiner Weise geeignet, Kooperation zu begründen. Kooperation, so wie sie routinemäßig von Behandlungsfachleuten beschrieben wird, ist eigentlich analog zu einer therapeutischen *Animal Farm*: Es gilt die Regel, daß alle Teilnehmer an einer Therapie in gleicher Weise kooperieren müssen, aber einige Teilnehmer müssen gleicher als andere kooperieren – letzteres bezieht sich hauptsächlich auf die Klienten bezieht.

Beim oben geschilderten „Interventions"-Prozeß wird keinerlei Versuch unternommen, das Problem aus der Perspektive des Klienten zu sehen, seine Sprache zu sprechen, innerhalb seines einzigartigen Bezugsrahmens zu arbeiten, ein Behandlungsziel auszuhandeln, dem beide zustimmen können, oder vorhandene Stärken und Ressourcen für den Versuch nutzbar zu machen, das Problem zu lösen. Der gesamte Prozeß beruht auf der Idee, daß der Klient „wahnhaft" und „nicht im Kontakt mit der Realität" sei und dazu gezwungen werden müsse, mit der empfohlenen Behandlung zu „kooperieren".

Kooperation, wie Big Bird aus der Sesamstraße so gern ausführt, bedeutet, miteinander zusammenzuarbeiten. In einer wirklich kooperativen therapeutischen Beziehung muß daher nicht nur der Klient kooperieren, indem er mit dem Therapeuten arbeitet, sondern auch der Therapeut muß mit dem Klienten arbeiten. Am *BFTC* wird ständig der Versuch unternommen, mit Klienten, die Behandlung suchen, zu kooperieren. Wir erwarten voll und ganz und erreichen es auch in den meisten Fällen, daß unsere Klienten einen überlegten und bewußten Versuch unternehmen, mit uns zu kooperieren. Daß Kooperation Kooperation fördert, sollte nicht so ganz überraschen. Überrascht reagieren aber andere Therapiefachleute, wenn wir ihnen sagen, daß die Mehrheit unserer Klienten eifrige und bereitwillige – kooperative – Teilnehmer am Behandlungsprozeß sind.

Fallbeispiel: Einfach ein Schnüffler
Ein junger Mann wurde nach seiner Verhaftung wegen „Schnüffelns von Lösungsmitteln" und öffentlicher Intoxikation dazu verurteilt, sich in Therapie zu begeben; auf die Anordnung der Therapie folgte eine vierjährige Geschichte von Verhaftungen wegen desselben Deliktes. Jedesmal wurde Elmer von der örtlichen Polizei verhaftet, die ihn dabei ertappte, wie er, auf der vorderen Veranda seines Elternhauses sitzend, aus einer Plastiktüte Leim schnüffelte. Bei den mehr als 50 Verhaftungen war Elmer mindestens zehnmal die Auflage gemacht worden, sich in Therapie zu begeben. Er wurde siebenmal in ambulante und zweimal in stationäre Behandlung geschickt, und schließlich einmal in eine Einrichtung für stationäre Langzeitbehandlung eingewiesen.

Als wir ihn fragten, was er mit der jetzigen Einweisung erreichen wolle, antwortete Elmer, daß er „einfach ein Schnüffler" sei, der keine

Lust mehr habe, öfters verhaftet zu werden. Er zukünftige Verhaftungen und Überweisungen zur Therapie vermeiden könnte. Der Therapeut befragte Elmer zuerst darüber, wie er es geschafft habe, so oft verhaftet zu werden und Therapie verordnet zu bekommen. Mit einem verwirrten Gesichtsausdruck sagte er: „Ich weiß es nicht! Sicherlich will ich nicht verhaftet werden, ... vielleicht liegt es daran, daß die Polizei einfach gute Arbeit leistet." Nach einigem Nachdenken fuhr er fort: „Sie kommen oft in meine Nachbarschaft und gehen dort auf Streife!"

Elmer und der Therapeut überlegten gemeinsam und kooperativ, was geschehen müßte, damit die Chancen für etwaige zukünftige Verhaftungen geringer würden. Elmer stellte erneut ganz klar, daß es für ihn nicht in Betracht käme, mit dem Leimschnüffeln aufzuhören. Der Therapeut fragte daraufhin, ob es eventuell eine annehmbare Alternative wäre, auf der hinteren Veranda Leim zu schnüffeln, anstatt auf der vorderen Veranda high zu werden – einem Ort, wie der Therapeut betonte, wo die Polizei ihn leicht sehen konnte. Elmer sagte zum Therapeuten, daß er an diese Möglichkeit noch nie gedacht hatte. Er stimmte bereitwillig zu, die Idee als ein „Experiment" auszuprobieren und eine Woche später wiederzukommen, um zu berichten, was er herausgefunden hatte.

Als Elmer in der nächsten Woche wiederkam, berichtete er, daß die Polizei sich nie auch nur bemüht habe, bei der hinteren Veranda nachzusehen, obwohl sie mehrere Male an seinem Haus vorbeigefahren seien. Mehr noch, zu seiner großen Belustigung hätte die Polizei nur das eine Mal an einem späten Nachmittag angehalten, als er auf der vorderen Veranda saß, um sich zu entspannen und einfach nur „den Sonnenuntergang zu genießen".

Nach diesem Erlebnis begann Elmer, sich einfach aus Spaß auf die vordere Veranda zu setzen. Das Ergebnis war natürlich, daß er nicht wieder verhaftet wurde oder die Auflage erhielt, sich in irgendeine weitere Behandlung zu begeben. Schließlich, vielleicht dank des oben diskutierten „Welleneffektes", führte der gute Kontakt mit diesem Klienten dazu, daß Elmer, sobald einmal die Verhaftungen und Überweisungen aufgehört hatten, damit anfing, seinen Gebrauch von Schnüffelstoffen selbständig einzuschränken. Elmer hatte eigentlich schon während seiner Therapie angefangen, seltener zu schnüffeln. Dem letzten Bericht nach hatte er sich für ein Rehabili-tations- und Trainingsprogramm einschreiben lassen.

8. Die zentrale Philosophie

Das vorherige Fallbeispiel enthält alle drei Komponenten dessen, was wir die „zentrale Philosophie" des lösungsbezogenen Ansatzes nennen. Die drei Regeln lauten:

1. Wenn etwas nicht kaputt ist, *mache es nicht ganz!*
2. Wenn du einmal weißt, was funktioniert, *mache mehr vom Selben!*
3. Wenn es nicht funktioniert, laß es sein, *mache etwas anderes!*

Indem der Therapeut diesen drei Regeln folgte, war er in der Lage, Elmer zu helfen, nicht mehr verhaftet und in Therapie geschickt zu werden. Dies führte schließlich dazu, daß Elmer seinen Gebrauch von Schnüffelstoffen einschränkte. Der Therapeut befolgte Regel Nr. 3, als er den Behandlungsfokus vom Drogenmißbrauch weg auf die vielfachen Verhaftungen und Überweisungen zur Therapie lenkte. Damit vermied er es, dieselben Strategien zu wiederholen, die in der Vergangenheit gescheitert waren. Er entschied sich statt dessen dafür, „etwas anderes zu machen". Als ein gewisser Fortschritt erzielt wurde, folgte der Therapeut der Regel Nr. 2, indem er mehr von dem machte, was bei Elmer funktioniert hatte. Schließlich folgte der Therapeut die ganze Zeit über der Regel Nr. 1, indem er geschickt eine Fülle von Themen vermied, die er vielleicht als Probleme hätte ansehen können, die Elmer aber nicht als solche empfunden hat.

2. Die Entwicklung kooperativer Klient-Therapeut-Beziehungen

Lediglich eine korrekte Diagnose der Krankheit zu stellen und die richtige Behandlungsmethode zu kennen ist nicht genug. Ganz genauso wichtig ist, daß der Patient für die Therapie empfänglich und in dieser Hinsicht kooperativ mit ihr sein kann. *Ohne die volle Kooperation des Patienten verzögern sich therapeutische Ergebnisse, sie werden verzerrt, eingeschränkt oder sogar verhindert.* (Hervorhebung ergänzt)

Milton H. Erickson (1965)

Was von allen Dingen am nachgiebigsten ist, kann das, was am härtesten ist, überwinden... Daß der Nachgiebige den erobert, der Widerstand leistet, und der Sanfte den Harten ist eine Tatsache, um die jedermann weiß, doch keiner macht sie sich zunutze.

Lao-te-king (1963)

Studien (Hester u. Miller 1989; Miller 1985) zeigen, daß Einwilligung und Mitwirkung bei der Behandlung dramatisch wachsen, wenn der Therapeut mit dem Klienten/der Klientin kooperiert, indem er ihm oder ihr erlaubt, sich eigene Behandlungsziele zu setzen und auf sie hinzuarbeiten. Diese Befunde sind stabil, ob nun ein Klient die Wahl trifft, dem traditionellen Modell zu folgen, das Wert auf Abstinenz legt, oder einfach sein oder ihr Trinkverhalten unter Kontrolle zu bringen. Zu den gleichen Befunden kommt das Institute of Medicine in seiner Orientierungsstudie über die Behandlung von Alkoholproblemen (*Institute of Medicine* 1990).

Unsere eigene Erfahrung mit der Anwendung des lösungsbezogenen Ansatzes auf Fälle von Problemtrinken zeigt ebenfalls den Wert der Kooperation. Im Gegensatz zu einer weitverbreiteten Meinung fanden wir, daß es erfreulich ist, mit dieser Art von Klienten zu arbeiten, und noch wichtiger, daß sie bereit ist, mit uns bei der Entwicklung von Lösungen für ihre Probleme zusammenzuarbeiten. Als wir die möglichen Gründe dafür erwogen, kamen wir zu dem Schluß, daß die kooperative Art des lösungsbezogenen Ansatzes zum großen Teil für die positiven Ergebnisse verantwortlich ist. Insbesondere ist die Qualität der Kooperation in der Art und Weise enthalten, wie die Behandlung im lösungsbezogenen Ansatz individualisiert wird.

Die Individualisierung beginnt damit, daß man den Beziehungstyp erkennt, der zwischen Klient und Therapeut besteht. Sie geht weiter, wenn Behandlungsinterventionen der einzigartigen Qualität dieser Beziehung entsprechend maßgeschneidert werden. Wir haben herausgefunden, daß die Identifizierung der Klient-Therapeut-Beziehung dazu verhilft, die therapeutische Intervention zu bestimmen, die am wahrscheinlichsten zu einer verstärkten Kooperation und Teilnahme des Klienten am Therapieprozeß und folglich zu einer Abnahme der Länge der Therapie führt. Wir betrachten diesen Prozeß als den „ersten Schritt" des lösungsbezogenen Ansatzes zur Arbeit mit dem Problemtrinker.

KONZEPTUALISIERUNG DER KLIENT-THERAPEUT-BEZIEHUNG

Das lösungsbezogene Behandlungsmodell unterscheidet zwischen drei verschiedenen Typen von Klient-Therapeut-Beziehungen: 1) der *Kunden*-Typ, 2) der Typ des *Klagenden* und 3) der *Besucher*-Typ (Berg 1989; de Shazer 1988; Miller u. Berg 1991). Diese drei Beziehungsunterscheidungen beschreiben und kategorisieren das Wesen der Interaktion zwischen dem Klienten und dem Therapeuten. Wenn man die Beschreibungen liest, ist es leicht, daraus fälschlicherweise zu schließen, daß sie sich nur auf den Klienten beziehen. Und tatsächlich bezeichnen wir selbst manchmal der Bequemlichkeit halber Klienten als „Besucher", „Klagende" und „Kunden". Wie jedoch das Wort „Interaktion" andeutet, sollen diese Bezeichnungen den Beziehungstyp zwischen Klient und Therapeut beschreiben und nicht die individuellen Charakteristika, Merkmale oder Wesenszüge des Klienten.

Es gibt mehrere Gründe, die Beziehung und Interaktion zwischen Klient und Therapeut hervorzuheben. Der wichtigste ist der, daß diese Hervorhebung den Therapeuten daran gemahnt, daß das Behandlungsergebnis von beiden, vom Klienten und vom Therapeuten, abhängt. Diese interaktionelle Sichtweise steht in scharfem Gegensatz zum traditionellen Modell, nach dessen Dafürhalten sich das Ergebnis, da der Behandlungsansatz von Person zu Person meist derselbe ist, weitgehend von Klientencharakteristika herleitet. Und in der Tat behauptet das sogenannte „blaue Buch" der Anonymen Alkoholiker (1976):

> „Selten haben wir eine Person scheitern sehen, die unserem Weg ohne Abstriche gefolgt ist. Jene, die nicht genesen, sind Leute, die sich nicht vollständig unserem einfachen Programm hingeben können oder wollen ..." (a. a. O., S. 58).

Das Buch erklärt weiter, daß der Grund, weswegen einige nicht von der Behandlung profitieren, darin liege, daß sie „von ihrer Konstitution her unfähig sind, sich selbst gegenüber ehrlich zu sein, ... sie sind so geboren und von Natur aus unfähig, einen Lebensstil zu begreifen und zu entwickeln, der rigorose Aufrichtigkeit verlangt" (ebd.).

Gewöhnlich führt eine solche Sichtweise schließlich dazu, daß man den Klienten sagt, was sie tun müssen, wenn sie jemals zu „genesen" hoffen. Diejenigen Klienten, die entweder nicht bereit oder nicht in der Lage sind, die Behandlung zu akzeptieren, gelten als „widerständig" und als solche, die ihr Problem „leugnen" (Johnson 1973; Metzger 1988). Am Schluß ist das Ergebnis solcher Ansichten und Ansätze nur, daß kostbare Gelegenheiten, die zu erreichen, die wirklich eine Behandlung verzweifelt nötig haben, verloren gehen (Miller u. Hester 1986).

Außer dem weitverbreiteten, klinisch jedoch nicht erhärteten Glauben, daß Berater, die selbst geheilte Problemtrinker sind, bessere Behandlungsergebnisse erzielen, ist der Beitrag des Therapeuten zum Behandlungserfolg unter Fachleuten bisher kein Thema gewesen (Aiken, LoSciuto u. Ausetts 1984; Cartwright 1981; Lawson 1982). Das entspricht voll und ganz einem Modell, dessen Methode für „unfehlbar" gehalten wird (Anonyme Alkoholiker 1976). Wenn eine solche Einstellung zur Behandlung eingenommen wird, dann ist der Klient die einzige Variable in der Gleichung und wird daher zu dem einzigen Teil, welcher der Erforschung wert ist. In seinem umfassenden Literaturüberblick kam das *Institute of Medicine* (1990) zu dem Schluß, daß „obwohl Therapeutenfähigkeiten und -charakteristika schon seit langem als wichtige Faktoren beim Zustandekommen eines Behandlungsergebnisses gelten, ... diese Variablen im Bereich der Alkoholbehandlung weitgehend unerforscht geblieben (sind)" (a. a. O., S. 532).

Manche mögen argumentieren, daß die ausschließliche Fokussie-rung auf Klientencharakteristika nötig gewesen sei, weil die Forschung über das Phänomen des Problemtrinkens noch in den Kinderschuhen stecke; wir glauben aber, daß die Konsequenzen alles andere als günstig sind. Die vielleicht offensichtlichste und problematischste Konsequenz war das im gesamten Arbeitsfeld verbreitete tendenziöse Vorurteil, ein schlechtes Behandlungsergebnis eher dem Klienten zuzuschreiben (Fingarette 1988; Peele 1989). Dieses Vorurteil wird ganz deutlich in dem häufigen Gebrauch von Bezeichnungen wie „widerständig", „schwierig", „defensiv", „ko-abhängig" und „verleugnend" als Begriffe, die in immer gleicher Weise Klienten beschreiben, die im Zusammenhang mit ihren Problemen Alkohol trinken und die im Rahmen einer herkömmlichen Behandlung entweder Schwierigkeiten haben oder sich nicht bessern.

Solche Etikettierungen mögen auf den wohlwollendsten Behand-lungsabsichten beruhen, tatsächlich bewirken sie jedoch nur, daß die Last der Verantwortung für ein Scheitern der Behandlung auf raffinierte Weise dem Behandlungsprogramm und den Behandlungsprofis abgenommen wird, um sie dem Problemtrinker aufzubürden. Fachleute im Bereich der Alkoholbehandlung benutzen diese Bezeichnungen manchmal, um die „Schuld" für ein Mißlingen der Behandlung allein dem Klienten zuzuschreiben. Außerdem haben die Etikettierungen den Effekt, daß sie das Behandlungsmodell bestätigen, ganz gleich, ob es erfolgreich ist oder nicht. Wenn es einem Problemtrinker besser geht, weil er mit seiner „Verleugnung" konfrontiert wurde, dann beweist dies offensichtlich, daß es richtig ist, Problemtrinker dazu zu drängen, einzugestehen, daß sie ein ernstes Problem haben.

Wenn es aber dem Problemtrinker nicht besser geht, dann beweist dies nur, daß die Konfrontation nicht stark genug war oder daß der Trinker noch nicht zur Behandlung bereit ist – in der Terminologie der traditionellen Alkoholbehandlung ist das bekannt als das „Erreichen des Tiefpunktes". Watzlawick (1976) nennt dies „eine sich selbst bestätigende Prämisse" und weist darauf hin, daß „man nur zu oft erleben kann, daß die Beschränkungen, die einer gegebenen Hypothese inhärent sind, den Phänomenen zugeschrieben werden, welche ebendiese Hypothese erhellen sollte" (a. a. O., S. 92).

Dieser Punkt ließ sich durch eine neuere Studie belegen, die herausfand, daß Alkoholbehandlungsprogramme, die völlige Alkoholabstinenz als das einzig akzeptable Behandlungsziel auswiesen, ein ungenügendes Therapieergebnis routinemäßig entweder negativen Klientencharakteristika oder der mangelnden Bereitschaft der Klienten, sich auf die Behandlung einzulassen, zuschrieben (Rush u. Ogborne 1986).

Nur ganz wenige Behandler von Alkoholikern haben berücksichtigt, daß die Verhaltensweisen, die durch Bezeichnungen wie „widerständig" und „verleugnend" beschrieben werden sollen, sich zur Beschreibung der traditionellen Alkoholbehandlungsverfahren zumindest ebenso gut eignen wie zur Beschreibung der Population der Problemtrinker. Das ist gerade auf die mangelnde Aufmerksamkeit zurückzuführen, die man sowohl den Therapeutenvariablen als auch der Interaktion zwischen Therapeut und Klient widmet. Mit der starken Betonung von Beziehung und Interaktion im lösungsbezogenen Ansatz hoffen wir, Behandlungsfachleute daran zu erinnern, daß sie für die Ergebnisse der Behandlung zumindest in gleichem Maß verantwortlich sind. Die Bezeichnungen, die zur Beschreibung des Prozesses benutzt werden, sind zum Teil auch als Beschreibung des Therapeuten zu erwägen.

Ein weiterer Grund, im lösungsbezogenen Ansatz die therapeutische Beziehung und Interaktion hervorzuheben, ist unser Glaube, daß Klient und Therapeut gemeinsam bestimmen, was für ein Typ von Arbeitsbeziehung sich entwickelt. Dieser Glaube impliziert weiter, daß die Beziehung zwischen einem Klienten und einem Therapeuten einem Wandel unterliegt, wann immer ein Mitglied der Dyade sich verändert. Da der Therapeut als Behandlungsexperte angesehen wird, verlangt diese Sichtweise, daß der Therapeut für den Beziehungstyp, der sich entwickelt, mehr Verantwortung übernimmt. Im lösungsbezogenen Modell drückt sich das in dem großen Nachdruck aus, der darauf gelegt wird, daß der Therapeut mit dem Problemtrinkerklienten kooperiert, indem er die bestmögliche Arbeitsbeziehung mit ihm herstellt.

Nun wenden wir unsere Aufmerksamkeit den drei Typen von Klient-Therapeut-Beziehungen zu. Diese Beziehungen sollten als dy-namisch, flüssig und in ständigem Wandel begriffen betrachtet werden, als Reaktion auf den sich verändernden Input von beiden, dem Klienten und dem Therapeuten. Da der Beziehungstyp nicht statisch ist, ist es am besten, die Beurteilung des Beziehungstyps als einen mehr oder weniger kontinuierlichen Prozeß zu betrachten. Dieser Prozeß der Beurteilung des Beziehungstyps wird sogar noch komplexer in Fällen, wo mehrere Klienten beteiligt sind, wie zum Beispiel bei Paaren oder Familien. Dabei kann es sein, daß man unterschiedliche Beziehungstypen findet, die zwischen jedem der verschiedenen Klienten und dem Therapeuten bestehen.

Der Beziehungstyp des Kunden

Ein „Kunden-Beziehungstyp" liegt vor, wenn Klient und Therapeut während einer Behandlungssitzung oder an deren Ende gemeinsam eine Beschwerde oder ein Behandlungsziel erkennen. Außerdem macht der Klient deutlich, daß er sich selbst als Teil der Lösung sieht, und ist bereit, bezüglich des Problems etwas zu tun. Der Therapeut seinerseits erklärt sich bereit, mit dem Klienten zusammen an der Klage oder an dem Ziel, das sie gemeinsam erkannt haben, zu arbeiten, und er glaubt, daß er die Fähigkeit hat, den Klienten dahin zu lenken, daß dieser eine Lösung findet oder sein Ziel erreicht.

Am *BFTC* gab es kürzlich den Fall eines 35jährigen Fabrikarbeiters, der sich zur Behandlung von Problemen meldete, die mit seinem Alkoholgenuß zusammenhingen. Im Verlauf des ersten Interviews kamen Klient und Therapeut überein, daß Alkohol ein bedeutendes Problem darstelle und daher am Anfang im Mittelpunkt der Behandlung stehen sollte. Als der Klient am Ende der Sitzung gefragt wurde, wie bereit er sei, etwas für das Problem zu tun, sagte er: „Ich bin bereit, auf dem Bauch über Glasscherben zu robben!" In Verbindung mit anderen Aussagen, die der Mann im Verlauf des Interviews gemacht hatte, zeigte diese Aussage, daß er sich als Teil der Lösung seines Problems sah und bereit war, für die Lösung seines Problems aktiv zu werden. Während die meisten Klienten in Beziehungen vom Typ des Kunden nicht solche dramatischen Aussagen machen, lassen sie doch erkennen, daß sie sich als Teil der Lösung sehen und bereit sind, zielbewußt zu handeln.

Der folgende Austausch ist eine weitere Illustration der Beziehung vom Typ des Kunden. Es ist der Fall eines Mannes Anfang 40, der ein schweres Alkoholproblem entwickelte, als er beim Militär war.

Klient: Ich beschloß einfach, daß ich aufhören muß.
Therapeut: Das klingt so, als ob Sie sich wirklich aufgerafft hätten.
Klient: Ja, das habe ich!
Therapeut: Was machen Sie nun anders, was Ihnen sagt, daß Sie sich wirklich aufgerafft haben?
Klient: Nun ... ich habe schon mit dem Trinken aufgehört.
Therapeut: (ungläubig) Stimmt das?
Klient: Ja, ich habe jetzt seit über einer Woche keinen Alkohol mehr getrunken.
Therapeut: Das ist unglaublich! Wie haben Sie das gemacht?
Klient: Ich sage Ihnen ... es war nicht leicht ... wissen Sie, alle meine Freunde trinken ... und deshalb ... es war hart, aber genau das will ich machen.

In diesem Austausch kommen Klient und Therapeut gemeinsam zu der Erkenntnis, daß das Alkoholproblem im Mittelpunkt der Behandlung stehen soll. Die Aussagen des Klienten machen außerdem deutlich, daß er sich selbst als Teil der Lösung sieht und bereit ist, etwas für das Problem zu tun. Diese Art von Dialog zwischen Klient und Therapeut ist für Beziehungen vom Typ des Kunden typisch.

Kurioserweise berichten Berater bzw. Therapeuten im Bereich des Alkohol- und Drogenmißbrauchs, daß sie gerade den Beziehungstyp des Kunden mit ihren Klienten am seltensten erleben. Und tatsächlich beschreiben die meisten ihre Fälle in einer Weise, die darauf schließen läßt, daß ihre Klient-Therapeut-Beziehungen mehrheitlich in eine der beiden übrigen Kategorien fallen, wovon die des Besuchers die häufigste ist. Die Beziehung vom Typ des Kunden ist jedoch diejenige, welche die meisten Berater und Therapeuten sich wünschen, da in ihr Klienten für die Behandlung empfänglich und motiviert zu sein scheinen. Wir konnten in der Tat feststellen, daß der Wunsch, eine solche Beziehung zu haben, oft so stark ist, daß Behandlungsfachleute sich verhalten, als seien alle ihre Klient-Therapeut-Beziehungen vom Typ des Kunden, und daß sie dann ärgerlich werden, wenn die Klienten nicht empfänglich und motiviert sind.

Der Beziehungstyp des Klagenden

Dieser Beziehungstyp besteht, wenn Therapeut und Klient im Verlauf der Sitzung gemeinsam ein Behandlungsziel oder eine Beschwerde identifizieren können, nicht aber die konkreten Schritte, die der Klient machen muß, um eine Lösung zustande zu bringen. Klienten vom Beziehungstyp des Klagenden sind typischerweise in der Lage, ihre Beschwerde oder ihr Ziel sehr ausführlich zu beschreiben. Sie sehen sich jedoch nicht ohne weiteres als Teil der Lösung, sondern glauben eher, die einzige Lösung liege darin, daß ein anderer sich ändert. Beim Beziehungstyp des Klagenden ist der Therapeut einverstanden, die Beschwerde oder das Ziel mit dem Klienten zusammen zu erforschen und das auf eine Weise zu tun, die zu einer neuen Perspektive verhelfen soll, die zu einer Lösung führen könnte.

Ausschnitte aus einem Gespräch mit den Eltern eines 15jährigen sind ein Beispiel für die Art von Dialog, die in Beziehungen vom Typ des Klagenden oft vorkommt. In der ersten Familientherapiesitzung schilderten die Eltern ausführlich die Geschichte ihres Sohnes als eine Geschichte von Ladendiebstählen, Betrügereien und seit neuestem auch des Drogenkonsums. Unter anderem spekulierten sie, daß pubertätsbedingte hormonale Veränderungen für manche der Probleme verantwortlich sein könnten. Als wir die Eltern fragten, ob es Zeiten gegeben habe, wo der Jugendliche diese Probleme nicht hatte, antworteten sie:

Mutter: Ich weiß es nicht. Manchmal kommt es ihm einfach so in den Sinn ... und dann, äh, ist er wieder für eine Weile okay.
Therapeut: Was, vermuten Sie, ist dann anders bei den Gelegenheiten, wo er okay ist?
Mutter: Ich habe keine Ahnung ... ich nehme an, daß er plötzlich mal so beschließt, es zu tun ... Ich meine, ich weiß, daß er es tun kann, aber er entschließt sich einfach dazu, oder so, daß er nicht bereit ist ... vielleicht einfach, um mich zu verletzen ...
Therapeut: Was, vermuten Sie, würde er sagen, was Sie oder John (Ehemann) anders machen in den Zeiten, wo er okay ist?
Vater: Ich denke nicht, daß er ... Es ist gleichgültig, was wir tun, es ist immer dasselbe ... Ich meine, das einzige ist, wenn er beschließt es zu machen ... dann macht er es auch. Wenn er es nicht will ... (lacht), dann macht er es nicht.
Mutter: Er braucht Therapie!

Therapeut: Und er möchte jetzt gerade nicht zur Therapie kommen? Ist das richtig?
Mutter: Ja ... es ist hoffnungslos ... Und wie sollen wir für jemanden Eltern sein, der keine Eltern haben will?
Therapeut: Was, vermuten Sie, müßte geschehen, damit sich etwas verbessert?
Vater: Nun, äh ... ich weiß nicht, wie das (zur Therapie zu kommen) ihm helfen wird ... Dazu müßte er wirklich hier sein.
Mutter: Er wird niemals kommen ... Wenn er nur von diesen wegkäme ... Er ist wirklich beeinflußt ... von seinen Freunden.

Im Verlauf des Gespräches fuhren beide Eltern fort, sich über den Jugendlichen zu beklagen und gleichzeitig darauf zu bestehen, daß nur er die nötigen Veränderungsschritte machen könne. Diese Art von Dialog zwischen Klient(en) und Therapeut ist typisch in Beziehungen vom Typ des Klagenden.

Die Beziehung vom Typ des Klagenden wird auch sichtbar im folgenden Austausch zwischen einem Ehemann und seiner Frau. Ursprünglich hatte sich nur der Mann zur Therapie angemeldet. Während jener Sitzung hatte er sich bitter über ein jüngstes Ultimatum seiner Frau beklagt, daß er entweder sich in eine Drogenbehandlung begeben müsse oder die Scheidung zu gewärtigen habe. Als der Klient beharrlich behauptete, daß seine Frau das Problem sei, endete die Sitzung mit der Bitte, er möge sie zur nächsten Sitzung mitbringen. Der folgende Dialog zwischen den Klienten und dem Therapeuten fand wenige Minuten nach dem Anfang der Sitzung statt:

Ehefrau: (zum Therapeuten) Also, wahrscheinlich sollten Sie wissen, daß ich vor kurzem wiedergeboren wurde ... wissen Sie, als Christin. Ich habe mein Leben Jesus übergeben, und deshalb will ich nicht den schlechten Einfluß von Drogen und Alkohol in meiner Wohnung haben ... besonders um die Kinder herum.
Therapeut: Ah, mhm.
Ehefrau: ... Und wenn er nicht damit aufhört, nun, dann, äh ... will ich ihn draußen haben!
Ehemann: Ich nehme fast überhaupt keinen Alkohol oder Drogen zu mir. Immer reitet sie darauf herum. Vielleicht, ... es kann sein, daß ich am Wochenende einen oder zwei Joints rauche, vielleicht.

Und ich betrinke mich nie ... vielleicht, vielleicht trinke ich ein Bier, ein- oder zweimal pro Woche ...
Ehefrau: (zum Therapeuten) Wenn er damit nicht aufhört, ... (zu ihrem Mann) wenn du nicht aufhörst, und ich meine wirklich aufhören, keine Drogen, keinen Alkohol ... dann will ich dich draußen haben!
Ehemann: (zu seiner Frau) Du weißt, ich habe kein Problem ... ich nehme kaum ... du weißt, daß du das eigentliche Problem bist. Diesmal ist es diese Sache mit der Kirche. Vorher war es etwas anderes. Du mußt mit diesem Kirchenzeug aufhören.

In diesem kurzen Ausschnitt haben beide, der Ehemann und die Ehefrau, eine Beschwerde. – und in jedem Fall beschwert der eine sich über den anderen. Gleichzeitig glaubt jeder von ihnen, daß es nur eine Lösung geben könne, wenn die andere Person etwas Bestimmtes tut. Ein solcher Dialog ist typisch für eine Beziehung vom Typ der Be-schwerde.

Ein anderes Beispiel für den Beziehungstyp des Klagenden ist das, was mit einem populären Begriff „Ko-Abhängigkeit" genannt wird (Beattie 1987, 1989). Es ist nicht ungewöhnlich, daß eine Beziehung vom Typ des Klagenden zunächst dann besteht, wenn eine Person, die zwar nicht Problemtrinker, aber für den Problemtrinker ein bedeutsamer anderer ist (z. B. Ehefrau, Kind, Eltern usw.) als Klient zur Behandlung kommt. In solchen Fällen kann man normalerweise beobachten, daß die Klienten eine sehr genaue und in hohem Maß detaillierte Beschreibung der Entstehung, der Entwicklung, Muster und Gründe des Problems geben. Hinzu kommt, daß sie oft erkennen lassen, daß sie wissen, was getan werden sollte. Gleichzeitig ist es meist klar, daß sie nicht bereit sind, etwas zu tun, oder nicht ganz sicher, was sie zuerst tun sollen.

Der Beziehungstyp des Besuchers
Diese Beziehung besteht dann, wenn Therapeut und Klient am Ende der Sitzung nicht gemeinsam eine Beschwerde oder ein Ziel gefunden haben, an dem in der Therapie gearbeitet werden soll. Außerdem kann es sein, daß der Klient entweder zeigt, daß es kein Problem gibt, das der Behandlung bedarf, oder daß jemand anders das Problem hat. Aus diesem Grund ist es unwahrscheinlich, daß der Klient in einer Beziehung vom Besucher-Typ einen Grund sieht, sich zu ändern oder,

noch weniger, in Therapie zu gehen. Der Therapeut stimmt zu, daß es vielleicht kein Problem gibt, das Therapie verlangt, bleibt aber bereit, dem Klienten bei der Entscheidung zu helfen, ob es eventuell etwas anderes gibt, woran er oder sie arbeiten möchte.

Das folgende Interview veranschaulicht, wie Therapeut und Klient Schwierigkeiten haben, gemeinsam ein Behandlungsziel oder eine Beschwerde zu finden. Es stammt aus der Sitzung mit einem 34jährigen Mann, den ein Kapuzinerbruder an uns überwiesen hatte, der in der Innenstadt ein Verpflegungs- und Beherbergungsprogramm für Obdachlose leitete. Als er ihn zu uns schickte, hatte „Herbert" seit mehr als vier Jahren auf der Straße gelebt. Er berichtete von einer langen Geschichte des Alkohol-, Kokain- und Cannabiskonsums und auch von einer „unentwegten Ambivalenz" darüber, sich auf irgendwelche Veränderungen einzulassen. Dem folgenden Ausschnitt ging der erfolglose Versuch des Therapeuten, für den er einiges an Zeit aufgewendet hatte, voraus, zu bestimmen, was der Klient von einer Therapie erwartet.

Therapeut: Haben Sie irgendeine Idee, warum Bruder Joel Ihnen empfohlen hat, äh ... mich aufzusuchen?
Herbert: Ja, nun, äh, ich nehme an ... um loszukommen von ... nun, um in so ein Programm einzusteigen.
Therapeut: Sie wollen in so etwas wie ein Programm einsteigen?
Herbert: (schüttelt den Kopf) Ja. Es ist ...
Therapeut: Für? (Pause) Welche Art von Problem?
Herbert: Nun, ich vermute ... für Drogen und Alkohol.
Therapeut: Sie haben also mit Bruder Joel über Ihren Alkohol- und Drogenkonsum gesprochen ...?
Herbert: Ja, das habe ich ...
Therapeut: (seinen Satz zu Ende führend) ... und Sie wollen ...
Herbert: Meist ist es eher so, daß ich etwas tun will ... aber was ich tun will, kann ich kaum sagen, weil ich mich eigentlich ... ich kenne mich selbst eigentlich nicht.
Therapeut: Sie wissen nicht, was Sie tun möchten ...
Herbert: (nickt zustimmend).
Therapeut: Sie meinen, ob Sie es lassen oder weiterhin Drogen und Alkohol nehmen sollten? Ist es das, was Sie meinen?
Herbert: Ja, ja ... das meine ich. Nun, ich weiß noch, vor einiger Zeit wollte ich aufhören ... Das jedenfalls habe ich mir eingeredet, daß ich es tun wollte ... es einfach zu lassen.

Therapeut: Es sein lassen? Es ganz aufgeben?
Herbert: Ja, aber ich weiß es nicht, ich kann mich nicht entscheiden, was ich tun soll.
Therapeut: Und deshalb, hm, haben Ihre Gespräche mit Bruder Joel damit zu tun, ob Sie es wirklich lassen sollen oder ob Sie weitermachen wollen und mit dem zurechtkommen, was Sie bisher getan haben?
Herbert: Nun, die haben mir gesagt, was sie meinen, was ich tun sollte, und ich stelle mir vor, daß ich gern in etwas einsteigen möchte, in eine Art Programm, das heißt ... zumindest meine ich, daß ich es will, aber ich bin nicht sicher. Meistens weiß ich eigentlich nicht, was für eine Art oder äh, was ich machen möchte.

Klient und Therapeut ist es nicht gelungen, gemeinsam ein Behandlungsziel oder eine Beschwerde zu finden. Nach diesem Abschnitt fragte der Interviewer nach dem „Spezialprogramm", auf das der Klient Bezug genommen hatte. Doch auch hier blieb der Dialog, der sich daraus ergab, vage und ambivalent. Trotz anhaltender Versuche seitens des Therapeuten und des Klienten, ein Behandlungsziel zu klären, endete die Sitzung ohne eine gemeinsame Übereinkunft. Eine solche Unterhaltung ist typisch für eine Beziehung vom Besucher-Typ.

Die Beziehung vom Besucher-Typ kann sich auch mit jenen Problemtrinkerklienten entwickeln, die von einem anderen in Einzeltherapie geschickt worden sind (z. B. vom Ehepartner, den Eltern, der Familie, dem Arbeitgeber oder einem Richter). In diesen Fällen ist es typisch, daß die Art, wie der Klient das Problem sieht, und die Art, wie die Person, die ihn in Therapie geschickt hat, es sieht, sich sehr voneinander unterscheiden. Tatsächlich ist es nicht selten, daß ein Klient erkennen läßt, daß es kein Problem gibt, außer vielleicht dem einen, wie er sich „den Rücken freihalten könnte" von dem, der ihn geschickt hat.

Bei einem Fall, der vor kurzem bei uns am Center behandelt wurde, ist ein Polizeibeamter Mitte 30 von seinem Vorgesetzten zur Behandlung eines Alkoholproblems, verbunden mit Gewaltanwendung in der Familie, zu uns geschickt worden. Bevor der Beamte zur Therapie kam, war er von einem Psychologen begutachtet worden, der ein sich wiederholendes Muster von Alkoholmißbrauch mit anschließenden Gewaltszenen in der Familie beschrieb. Zur Zeit der Behandlung hatte der Staatsanwalt des zuständigen Bezirks

Anklage wegen der jüngsten Episode von Gewalt erhoben. Auf die Frage, weshalb er zur Behandlung gekommen sei, gab der Mann zur Antwort:

Klient: ... Es ist mir empfohlen worden, daß es hilfreich sein könnte, es zu machen ... zur Beratung zu kommen.
Therapeut: Dann stimmen Sie dieser Empfehlung zu?
Klient: Nun, äh ...
Therapeut: Wer gab die Empfehlung ...?
Klient: (unterbricht) Ich, äh, bekam die Empfehlung hauptsächlich vom Polizeichef.
Therapeut: Aha. Dann hatte er also gehört ...
Klient: (unterbricht) Ja! Vom Staatsanwalt des Bezirks und vom Psychologen. Um mich nicht vom Dienst suspendieren zu müssen, möchten sie, daß ich ... Sie wollen einfach sichergehen, daß, äh ... die Dinge in Ordnung sind.
Therapeut: Denken Sie dann also auch, daß das eine gute Idee ist, hier zu sein? (Pause) Denken Sie, es ist eine gute Idee, mit den Anordnungen des Chefs hier weiterzumachen?
Klient: Nun ... Ich denke, es ist eine gute Idee unter dem Gesichtspunkt, daß er dann glücklich ist ... und wenn er glücklich ist, macht das auch den Bezirksstaatsanwalt glücklich, deshalb ...
Therapeut: Macht das Ihre Arbeit leichter?
Klient: Es macht meine Arbeit leichter, weil ich mir dann nicht den Zorn des Polizeichefs gefallen lassen muß.

Der Klient betrachtet sein Trinken oder seine Gewaltepisoden nicht als Problem, das behandelt werden müßte, obwohl es das Problem ist, um dessentwillen er in Therapie geschickt worden war. Der Therapeut arbeitet mit der Perspektive des Klienten und versucht herauszufinden, ob es eine andere Beschwerde oder ein Ziel gibt, an dem zu arbeiten wäre. Während das Interview fortschreitet, ergibt sich als einziges Problem, das Klient und Therapeut gemeinsam erkennen, die Tatsache, daß der Polizeichef ihm das Leben schwer macht. Im Interview könnte das zu einem späteren Zeitpunkt einmal eine Beschwerde oder ein Ziel werden, an dem Klient und Therapeut gemeinsam arbeiten könnten.

Ein Fall, der von Milton Erickson berichtet wird, ist ein gutes Beispiel für eine weitere Beziehung vom Besucher-Typ (O'Hanlon u.

Hexum 1990; Rosen 1982). In diesem Fall bat ein sehr wohlhabender Mann Erickson, ihm zu helfen, das Trinken aufzugeben. Über das Ausmaß und die Dauer des Problems mit dem Trinken ist wenig bekannt, außer daß der Mann behauptete, ein „Alkoholiker" zu sein, der mit allen Kräften damit aufhören wolle.

Als Erickson den Mann während der Anfangsphase des Interviews fragte, ob er verheiratet sei, antwortete er: „Ja, sehr verheiratet." Der Klient erzählte Erickson weiter, daß er und seine Frau eine schöne einsam gelegene Sommerhütte zehn Meilen von der Zivilisation entfernt besäßen, wo sie sich jeden Sommer für zwei oder drei Wochen aufhielten, um dort zu trinken und nackt zu faulenzen. Als Erickson das hörte, sagte er zu dem Mann, daß er ganz leicht aufhören könnte, Probleme mit dem Alkohol zu haben, wenn er ein paar einfachen Anweisungen folgte. Der Mann sollte mit seiner Frau zur Sommerhütte fahren. Dort angekommen, sollten sie alle alkoholischen Getränke und ihre sämtlichen Kleidungsstücke, einschließlich derer, die der Mann am Leib trägt, ins Auto packen. Dann sollte seine Frau in die Stadt zurückfahren, wo ein Freund sie nach Absprache träfe, um sie zur Hütte zurückzufahren. Dort würde sie dem Freund ihre Kleidung übergeben, und sie beide könnten dann „zwei, drei herrliche Wochen haben, … frei von Alkohol". Erickson fügte noch hinzu: „Ich weiß, daß Sie nicht 10 Meilen (nackt) durch die Wüste laufen werden, um eine Flasche Alkohol zu holen." (Rosen 1982, S. 129). Darauf sagte der Mann zu Erickson: „Doktor, ich glaube, es war ein Irrtum, daß ich mit dem Trinken aufhören wollte", und beendete die Behandlung (O'Hanlon u. Hexum 1990, S. 129).

Der schwierige, widerständige oder „verleugnende" Klient

Als Supervisoren der Fälle von Problemtrinken bei anderen Therapeuten haben wir festgestellt, daß es sich dort, wo Klienten als „schwierig", „widerständig" und/oder „verleugnend" bezeichnet wurden, in der Mehrzahl um Fälle handelt, bei welchen der behandelnde Fachmann den Typ der Klient-Therapeut-Beziehung falsch klassifiziert hatte. Im typischen Fall klagt der Therapeut darüber, daß er zahlreiche therapeutische Interventionen versucht habe, die der Klient weder befolgt noch auf sie angesprochen habe. Normalerweise reagierte der Therapeut auf diese Situation damit, daß er sich noch mehr anstrengte, dem Klienten zu „helfen". Das häufigste Ergebnis davon ist eine Reihe von zunehmend komplizierten, kreativen und/ oder aggressiv-konfrontativen Interventionstaktiken. Meist dient ein fortgesetztes Scheitern zur Verstärkung eines Teufelskreises, in dem die Einschätzung dieser Klienten als schwierig zu immer aggressiveren Behandlungsstrategien führt, die ihrerseits wiederum auf Widerstand stoßen und zu noch mehr Behandlungsansätzen führen usw.

Unsere Erfahrung legt den Schluß nahe, daß das Problem in solchen Fällen in hohem Maß auf dem Versäumnis der Therapeuten beruht, den Beziehungstyp zwischen sich und dem Klienten zu erkennen und entsprechend mit ihm zu kooperieren. Der häufigste Irrtum ist die Verwechslung einer Beziehung vom Besucher-Typ mit einer Beziehung vom Typ des Klagenden oder des Kunden. Unser Vorschlag in solchen Fällen geht im allgemeinen dahin, daß der Therapeut den Beziehungstyp überprüfen und dann den Klienten entsprechend behandeln soll. Das löst die Mehrzahl der Probleme, denen wir begegnen. Es gibt aber noch zwei weitere Strategien, die der Therapeut vielleicht auch nützlich findet.

Aufspüren des „verborgenen" Kunden

Die Idee des „verborgenen" Kunden besagt, daß Klienten, die anfangs zwar noch keine Kunden sind in dem Sinne, daß sie bereit wären, sich mit dem Problem, um dessentwillen sie in Therapie überwiesen wurden (z. B. Alkohol), auseinanderzusetzen, aber sie können Kunden sein, indem sie sich mit etwas anderem befassen wollen. Das therapeutische Grundprinzip besteht darin, daß Sich Einstellen auf die Art, wie der Klient das Problem sieht, und/oder sich mit dem zu verbünden, was er in der Therapie erreichen will, die Kooperation fördert und damit Fortschritte in Richtung auf die Behandlungsziele unterstützt.

Ein Beispiel für diesen Ansatz begegnete uns im Fall des Polizisten. Dieser Klient, Sie erinnern sich, kam erst zur Beratung, nachdem man ihm mit der Entlassung aus dem Polizeidienst gedroht hatte. Eine typische Strategie in einem solchen Fall wäre es, „Grenzen zu setzen" und/oder den Mann im Versuch, seinen Widerstand und seine Verleugnung zu durchbrechen, auf aggressive Weise zu konfrontieren. Wie jedoch schon gezeigt wurde, bewirkt eine solche Strategie nur eine Steigerung und Verfestigung der Abwehr. Statt dessen fand der Therapeut einen „verborgenen Kunden", als er die Sichtweise des Klienten akzeptierte, daß dieser nur da sei, um den Polizeichef zufriedenzustellen.

Therapeut: Denken Sie dann also auch, daß das eine gute Idee ist, hier zu sein? (Pause) Denken Sie, es ist eine gute Idee, mit den Anordnungen des Chefs hier weiterzumachen?
Klient: Nun … Ich denke, es ist eine gute Idee unter dem Gesichtspunkt, daß er dann glücklich ist … und wenn er glücklich ist, macht das auch den Bezirksstaatsanwalt glücklich, deshalb …
Therapeut: Macht das Ihre Arbeit leichter?
Klient: Es macht meine Arbeit leichter, weil ich mir dann nicht den Zorn des Polizeichefs gefallen lassen muß.
Therapeut: Was, denkt er, haben Sie davon, wenn Sie hierherkommen?
Klient: Ach, er will nur nichts mehr von irgendwelchen weiteren Problemen hören.
Therapeut: Dann … ist er wohl zufrieden, wenn Sie nicht mehr in Schwierigkeiten geraten?
Klient: Ja, genau! … Richtig.
Therapeut: Was müssen Sie tun, damit Ihr Chef Ihnen nicht mehr sagen muß, was Sie zu tun haben?
Klient: (Pause) Nun, hm, keinen Alkohol mehr trinken oder Probleme mit meiner Frau haben, das ist es, was ich tun muß.

Der Austausch zeigt, daß der Klient anfangs zwar kein Kunde hinsichtlich des Alkoholproblems und der Gewalt in der Familie war, aber ein Kunde, der im Polizeidienst bleiben und den „Zorn" des Chefs besänftigen wollte. Indem der Therapeut die Art und Weise, wie der Klient die Situation sah, akzeptierte und auf eine Konfrontation verzichtete, konnte er „Widerstand" und „Verleugnung" umgehen. Die Frage richtete sich schließlich einfach auf das, was er tun mußte, um seine Ziele zu erreichen (d. h. sich des Alkohols und der Gewalt in der Familie zu enthalten).

In einem anderen Fall handelte es sich um eine „verborgene Kundin", eine Frau, die mehrere Jahre als Angestellte in der Kinderabteilung einer öffentlichen Bücherei gearbeitet hatte und nun zur Chefbibliothekarin dieser Abteilung befördert werden sollte. Das einzige Problem war ein Drogentest, der als Teil des Interviewverfahrens verlangt wurde, und die Frau hatte ein ernstzunehmendes Kokainproblem. Außer dem Drogenkonsum klagte sie über schwere Anfälle von Depression. Im Verlauf des Interviews wurde klar, daß bezüglich des Drogenkonsums eine Beziehung vom Besucher-Typ bestand.

Als das Interview sich jedoch der „verborgenen" Kundin zuwandte, wurde deutlich, daß die Frau bereit und willens war, in puncto Depression etwas zu tun. In Sachen Depression lag also eine Beziehung vom Kunden-Typ vor. Am Ende der ersten Sitzung erhielt die Frau Komplimente, weil sie ihr Drogenproblem und ihre Behandlungsbedürftigkeit erkannt hatte und weil sie so aufrichtig war. Danach wurde eine Intervention, die sich auf die Auseinandersetzung mit der Depression richtete, übermittelt. Im Verlauf von drei Sitzungen berichtete die Frau von einer allmählichen, aber stetigen Besserung der Depression. Am Anfang der vierten Sitzung veränderte sich der Beziehungsstatus hinsichtlich des Drogenkonsums, und das Drogenproblem wurde zum zentralen Fokus der Behandlung.

Aufspüren des „anderen" Kunden

Eine letzte Strategie, die wir manchmal nützlich finden, ist das Aufspüren des, wie wir ihn manchmal nennen, „anderen Kunden". Oft ist die Person, die in unserem Büro sitzt, von einer anderen Person oder Behörde zur Behandlung geschickt oder gezwungen worden, zum Beispiel vom Ehepartner, vom Arbeitgeber, dem Gericht usw. In solchen Fällen kann es sehr nützlich sein, mit den Überweisenden Kontakt aufzunehmen, um herauszufinden, was sie sich als Ergebnis der Behandlung wünschen. Ein solcher Kontakt kann helfen, die Kooperation zu fördern und die Überweisungsquelle am therapeutischen Prozeß zu beteiligen. Bei vielen Gelegenheiten zeigten Überweisende sich tatsächlich einverstanden, an der Behandlung am *BFTC* teilzunehmen.

Eine solche Beteiligung hat viele Vorteile. Zuallererst kann der Therapeut, wenn er Ziel oder Beschwerde der Überweisenden herausfindet, die Behandlung besser maßschneidern, um dieses Ziel oder diese Beschwerde anzusprechen. Damit erhöht der Therapeut die Wahrscheinlichkeit, daß der „wirkliche" Kunde (z. B. die Überweisungsinstitution) die Ergebnisse erhält, die er sich wünscht, und deshalb mit der Behandlung zufrieden sein wird. Mehr noch, wir konnten beobachten, daß zufriedene Überweiser sich eher so verhalten, daß sie Veränderungen dieser Art bei den Personen, die sie in Therapie geschickt haben, verstärken.

Andererseits sind ohne solchen Kontakt die Chancen groß, daß, unabhängig davon, wie hart der Therapeut gearbeitet hat oder wie groß der therapeutische Ertrag sein mag, die Ergebnisse nicht mit dem übereinstimmen, was der Überweisende sich erhofft hatte. Entsprechend haben wir gefunden, daß es weniger wahrscheinlich ist, daß unzufriedene Überweiser andere Behandlungsgewinne, wie positiv sie auch sein mögen, wahrnehmen und verstärken.

3. „Wohlgestaltete" Behandlungsziele

> Wenn eine Therapie richtig enden soll, dann muß sie richtig beginnen – indem man ein lösbares Problem aushandelt.
>
> Jay Haley (1987)

> Die Katze grinste nur, als sie Alice sah. Sie sieht gutmütig aus, dachte Alice. Sie hatte aber immer noch gute Klauen und ganz schön viele Zähne, so daß Alice das Gefühl hatte, daß man sie mit Respekt behandeln sollte. „Chester Pussie", begann sie ziemlich schüchtern, „könntest du mir bitte sagen, welchen Weg ich von hier aus gehen soll?" – „Das hängt zu einem gut Teil davon ab, wo du hingelangen willst", sagte die Katze.
>
> Lewis Carroll, *Alice im Wunderland*

Klienten haben einen Grund, weshalb sie zur Therapie kommen, und die professionelle Beziehung zwischen Klient und Therapeut ist eine zweckgerichtete. Einer der wichtigsten Aspekte des lösungsbezogenen Ansatzes hinsichtlich des Arbeitens mit dem Problemtrinker ist das Wissen, wann diese zweckgerichtete Beziehung beendet werden kann. Beide, sowohl der Klient als auch der Therapeut, müssen Kriterien aufstellen, die ihnen sagen, daß sie erfolgreich waren und die Therapie beenden können. Ohne solche Kriterien ist es schwierig, wenn nicht unmöglich zu beurteilen, ob ein Fortschritt gemacht wurde oder die Behandlungsziele erreicht worden sind. Oft dauert die Therapie länger als nötig, weil weder der Klient noch der Therapeut klar erkennen, daß sie bei den ursprünglichen Behandlungszielen angelangt sind.

Wir halten die Notwendigkeit, Erfolgskriterien aufzustellen, bei der Arbeit mit Problemtrinkern für besonders dringend. Der Problemtrinker bzw. die Problemtrinkerin empfinden sehr oft, daß sie in ihrem Leben nicht erfolgreich waren, und oft gibt es Dinge, die sie täglich daran erinnern, wie sie als Personen, Ehepartner, Arbeitnehmer usw. versagt haben. Solche Klienten brauchen unbedingt Erfolgserlebnisse und das Gefühl, voranzukommen. Ohne klare Ziele, die explizit gemacht wurden, ist es für den Klienten schwierig, seine Erfolge zu beurteilen.

Eine Art, wie Fachleute im Bereich der Alkoholbehandlung herkömmlicherweise festgestellt haben, daß Therapieziele erreicht wurden, ist der Abschluß formalisierter Behandlungsprogramme (z. B. das Durchlaufen eines 28tägigen stationären Alkoholbehandlungsprogramms, fünf Tage stationärer Entgiftung, Teilnahme an 90 Treffen der A. A. in 90 Tagen, sechs Monate mit wöchentlichen Therapiesitzungen). Ein ähnlicher Ansatz, den im allgemeinen Versicherungsgesellschaften, Employee assistance programm und Health mentanance organisation anwenden, sieht vor, im voraus eine bestimmte Anzahl von Behandlungssitzungen festzulegen. Versicherungspolicen setzen oft eine vorher bestimmte begrenzte Anzahl von ambulanten Sitzungen oder eine begrenzte Länge eines stationären Aufenthaltes in einer Klinik fest.

Wenn man den Abschluß eines formellen Behandlungsprogramms und vorher festgelegte zeitliche Beschränkungen als Behandlungsziele benutzt, so hat das den Vorteil, daß es für den Therapeuten und den Klienten sehr einfach ist zu bestimmen, wann das Ziel erreicht ist. Wenn Therapeut und Klient außerdem von Anfang an wissen, daß die Behandlung in ihrer Länge begrenzt ist, motiviert sie das voraussichtlich, alles Nötige zu erfüllen, bis die zuvor festgelegte Frist abläuft.

Es sind aber, darauf haben wir zuvor schon hingewiesen, weder alle Klienten gleich, noch sprechen sie alle in gleicher Weise auf die Programme oder Richtlinien an, die wohlmeinende Behandlungsfachleute oder Versicherungsgesellschaften aufgestellt haben. Wenn Behandlungsziele auf diese Art bestimmt werden ist es daher schwierig zu entscheiden, ob das Ende der Therapie einfach eine Reaktion auf die äußere Beschränkung ist, oder wirklich Indikator für ein erfolgreiches Behandlungsergebnis; das ist gegenwärtig für viele Therapeuten eine Quelle der Frustration.

Es gibt zahlreiche Debatten über die positiven und negativen Aspekte der Bestimmung des Behandlungsziels mit Hilfe einer Zeitbeschränkung. Wir am *BFTC* finden es nützlicher, Behandlungsziele mittels Spezifizierung der Eigenschaften von Zielen zu bestimmen, die zu einer wirksamen und zügigen Behandlung führen.

Unsere starke Betonung von Zielen hat dazu geführt, daß manche das Modell, das wir hier beschreiben, als ein „zielgetriebenes" Modell bezeichnen. Im Laufe der Zeit haben wir sieben Eigenschaften nützlicher Therapieziele ausfindig machen können. Wir stellen fest, daß Therapeut und Klient eher in der Lage sind zu bestimmen, ob es Fortschritte gibt, wenn Behandlungsziele diese Eigenschaften aufweisen, und daß sie die Therapie zügiger und wirksamer machen. Die Therapie gilt als beendet, wenn diese Ziele erreicht sind, unabhängig davon, wie viele oder wie wenige Sitzungen das in Anspruch nimmt. Im Widerspruch zu dem, was man erwarten könnte, bewirkt diese Art des Arbeitens meistens, daß die Behandlungszeit sich verkürzt.

DIE SIEBEN EIGENSCHAFTEN WOHLGESTALTETER ZIELE

1. Ziele müssen/sollen bedeutsam für den Klienten sein

Das Behandlungsziel muß dem Klienten wichtig sein, und der Klient muß es als für sich persönlich förderlich ansehen, dieses Ziel zu erreichen. Wenn das Behandlungsziel dem Klienten wichtig ist, wird es sehr viel wahrscheinlicher, daß er sich auch dafür einsetzt. Einige Beispiele für Ziele dieser Art waren: einen Job zu behalten, eine Ehe zu retten, „den Rücken frei zu bekommen" vom Druck, den Eltern ausübten, die Bedingungen zu erfüllen, die an eine Bewährung oder eine Haftentlassung auf Ehrenwort geknüpft waren, und die Wiedererlangung des Führerscheins.

Der Hinweis, daß Therapeut und Klient beim Auffinden von Therapiezielen, die dem Klienten wichtig sind, zusammenarbeiten sollten, beruht auf dem Prinzip der Kooperation, das in Kapitel 1 dargestellt worden ist. In Übereinstimmung mit diesem Prinzip glauben wir, daß es hilfreicher ist, das Ziel des Klienten zu akzeptieren und mit ihm zu arbeiten, als darauf zu bestehen, daß der Klient das „richtige" Behandlungsziel haben müßte (z. B. das Ziel des Therapeuten, das Ziel des Programms, usw.). Und in der Tat stellen wir fest, daß es für den Klienten, wenn der Therapeut dahingelangt, mit ihm zu kooperieren, viel leichter ist, auch seinerseits mit dem Therapeuten zu „kooperieren". Unsere klinische Erfahrung bei der Arbeit mit Problemtrinkern zeigt uns, daß es wahrscheinlicher ist, daß sie sich für die Behandlung motivieren lassen und positive Therapieergebnisse erreichen, wenn sie ihre eigenen Behandlungsziele wählen können. Zu diesem klaren Ergebnis kommen die Studien, von denen in Kapitel 2 berichtet wurde und die zeigten, daß die Motivation des Klienten gesteigert wurde, wenn man ihm erlaubte, sich eigene Ziele zu stecken und auf sie hinzuarbeiten, und daß dies sich günstig auf das Therapieergebnis auswirkte.

Wenn der Klient am Anfang das Ziel hat, seinen Alkoholkonsum einzuschränken, und nicht bereit ist, völlige Alkoholabstinenz als ein Ziel zu akzeptieren, dann finden wir es produktiver, diesem Ziel zuzustimmen, als darauf zu bestehen, daß der Klient abstinent bleibt. In solchen Fällen gelingt es dem Klienten entweder, mit seinem Alkoholgenuß erfolgreich umzugehen, oder er wird entdecken, daß er sein Trinken nicht einschränken kann, und wird vielleicht eher bereit sein, über sein ursprüngliches Ziel neu zu verhandeln. Wählt der Klient ein Ziel, das ihm wichtig ist – sei es Abstinenz, Mäßigung oder etwas ganz anderes – dann, und das ist der wichtige Punkt, ist es wahrscheinlicher, daß er sich dafür einsetzt, dieses Ziel zu erreichen, womit er dem Therapeuten die Arbeit erleichtert. Der Klient und nicht in erster Linie der Therapeut macht dann schließlich die Hauptarbeit, die nötig ist, um das gesteckte Ziel zu erreichen.

Während es ziemlich einfach klingt, die Behandlungsziele des Klienten herauszufinden und dann zu akzeptieren, ist es in der Praxis manchmal sehr schwer durchzuführen. Klienten haben zum Beispiel oft Schwierigkeiten, klar und präzise zu sagen, was ihnen wichtig ist oder was sie mit der Therapie zu erreichen hoffen. Die Interview-Techniken, die in Kapitel 5 vorgestellt werden, wurden z. T. entwickelt, um dem Therapeuten und den Klienten bei der Klärung zu helfen, was den Klienten wichtig ist und was sie in der Therapie erreichen wollen.

Eine weitere Schwierigkeit, auf die man stößt, wenn man diese Idee umsetzen will, ergibt sich beim Aushandeln von Therapiezielen, wenn mehrere Klienten, Therapeuten oder Dienststellen an der Behandlung eines Problemtrinkers beteiligt sind (z. B. Paare oder Familien, miteinander verbundene Einrichtungen der Gesundheitsfürsorge, das Rechtssystem oder Versicherungsgesellschaften). In solchen Fällen kann es sein, daß jede Person und jede Institution, die in den Therapieprozeß involviert ist, ein je eigenes Therapieziel hat. Das trifft typischerweise zu, wenn zum Beispiel ein Ehepartner, der nicht trinkt, den anderen Partner, der Problemtrinker ist, in Therapie bringt, oder wenn ein Arbeitgeber darauf besteht, daß sein Arbeitnehmer wegen seines Problemtrinkens „Hilfe bekommt". Es ist in solchen Fällen nützlich, den Standpunkt einer jeden Person ans Licht zu bringen und anzuerkennen und dann einen Bereich des Einvernehmens zwischen den Individuen zu suchen.

Ein neuerer Fall, der ein Ehepaar betraf, das mit der Therapie verschiedene Ziele verfolgte, zeigt, wie es möglich ist, hinsichtlich des Therapiezieles Übereinstimmung herzustellen.

Therapeut: Was, denken Sie, müßte sich als Folge dessen, daß Sie heute gemeinsam hierher gekommen sind, ändern, das Ihnen sagt, daß es sich für Sie gelohnt hat, gemeinsam hierher zu kommen?
Ehemann: Wenn ich endlich meine Frau davon überzeugen kann, daß sie wegen ihres Trinkens unbedingt Hilfe braucht.
Therapeut: Okay. (Zur Frau) Was müßte sich für Sie ändern, damit Sie sich sagen könnten, es war gut, daß Sie gemeinsam hierher gekommen sind?
Ehefrau: Mein Mann würde aufhören, wegen meines Trinkens den Polizisten zu spielen und mich in Ruhe lassen.
Therapeut: Und wenn das geschieht, was gibt es dann noch weiter zwischen Ihnen beiden, was Ihnen sagt, daß es sich gelohnt hat, zur Therapie zu kommen?
Ehefrau: Nun, wir ... werden besser zurechtkommen.
Therapeut: Und was wird geschehen, was Ihnen beiden sagt, daß Sie „besser zurechtkommen"?
Ehefrau: Nun, zum einen wird er aufhören, mich zu beobachten ... und ich nehme an, daß ich mein Trinken auf ein oder zwei Bier einschränken kann ...
Therapeut: Aha, ich verstehe.
Ehefrau: (fährt fort) ... und wir werden mehr soziale Kontakte haben. Wir sind jetzt so isoliert!
Therapeut: (zum Ehemann) Und Sie? Was wird für Sie anders sein?
Ehemann: Nun, ich könnte es mir sicher gefallen lassen, besser zurechtzukommen!
Therapeut: Klar, und dann, wenn das geschieht, was ist dann anders?

Ehemann: Nun, ich würde sie nicht kontrollieren ... Wissen Sie, ich bin nicht gern die „Alkohol-Polizei".
Therapeut: Was noch?
Ehemann: Wir würden mehr miteinander reden, äh, und öfter ausgehen ... sogar ein paar Freunde haben ... wir haben keine Freunde.

2. Ziele müssen/sollen klein sein

Die Ziele, die der Klient sich setzt, müssen klein genug sein, daß er sie auch erreichen kann. Diese Eigenschaft spiegelt sich wider in dem alten Wahlspruch der A.A.: „Immer nur ein Tag." Klienten haben eher Erfolg, wenn die Therapieziele klein sind. Hinzu kommt, daß das Erreichen solcher Ziele dem Problemtrinker das Gefühl gibt, erfolgreich zu sein, und ihm dadurch Hoffnung einflößt und seine Motivation für die zukünftige Arbeit steigert.

Hier einige Beispiele von Zielen, die unsere Klienten machbar fanden: ihren Konsum gemischter Drinks von fünf auf zwei zu senken; einen weiteren Tag ohne Alkohol zu bleiben; für die Heimfahrt eine Strecke zu wählen, die nicht an ihrer Lieblingsbar vorbeiführt, und nach der Arbeit einen Spaziergang zu machen. Einige der Ziele, von denen unsere Klienten andererseits fanden, daß sie schwer zu erreichen gewesen seien, waren: in 90 Tagen an 90 Treffen der A.A. teilzunehmen; der Gedanke, daß sie für den Rest ihres Lebens nicht in der Lage seien, Alkohol zu trinken; ihre Freunde und Bekannten zu wechseln; nicht an ihrem Ehepartner, der Problemtrinker(in) ist, herumzunörgeln; nie die Arbeit zu versäumen, usw.

Ein Dialog aus einer Sitzung mit einem 42jährigen arbeitslosen Problemtrinker namens Jim ist geeignet, den Prozeß hervorzuheben, durch den ein kleines Behandlungsziel erarbeitet wird. Der Ausschnitt beginnt an der Stelle, wo Jim erklärt, was er in der Therapie zu erreichen hofft:

Jim: Ich muß mein Leben in den Griff kriegen.
Therapeut: Was wäre das erste Anzeichen dafür, daß Sie ihr Leben „in den Griff kriegen"?
Jim: Ich wäre einfach glücklicher und fähig, mehr zu erreichen. Ich bekäme, was ich im Leben verdiene.

Therapeut und Klient haben gemeinsam ein Behandlungsziel gefunden. Zu Anfang drückt der Klient sein Ziel in vagen Begriffen aus. Er sagt zum Beispiel, daß er „glücklich" sein werde und „fähig, mehr zu erreichen". Solche Ziele sind jedoch nicht nur zu vage, sondern auch bei weitem zu groß, um als „wohlgestaltet" gelten zu können. Der Therapeut muß dann mit dem Klienten sich bemühen, ein kleineres Ziel zu finden. Eine nützliche Methode, das zu bewerkstelligen, ist, den Klienten zu fragen, was die ersten kleinen Anzeichen des Erfolgs sein werden.

Therapeut: Ich frage mich noch immer, Jim, was der erste Schritt wäre, der Ihnen sagte, daß Sie dabei sind, die Dinge zu bekommen, die Sie verdienen?
Jim: Wenn ich mir in den Hintern trete und sage: „Los, komm, fang an!"
Therapeut: Lassen Sie mich das noch deutlicher verstehen, Jim. Was wäre der erste kleine Schritt, den Sie machen würden, der Ihnen sagte, daß Sie sich „in den Hintern treten"?
Jim: Ich wäre um einiges erpichter darauf, aus dem Haus zu gehen, spazieren zu gehen, jemanden anzurufen, andere zu besuchen. Ich würde mich körperlich wohler fühlen.

Zum ersten Mal in der Sitzung finden der Therapeut und der Klient gemeinsam Ziele, die klein genug sind, um als „wohlgestaltet" betrachtet werden zu können. In diesem Fall sind die Ziele des Klienten: aus dem Haus zu kommen, spazieren zu gehen, einen Freund anzurufen und zu besuchen und sich körperlich wohler zu fühlen. Solche Ziele sind kleiner und daher leichter zu erreichen als die Ziele, die der Klient zuerst genannt hatte. Diese kleineren Ziele werden in sehr konkreten Worten beschrieben, die es sowohl dem Therapeuten als auch dem Klienten leichter machen zu entscheiden, wann die Ziele erreicht sind. Behandlungsziele so zu formulieren, daß sie sich in präzise und quantifizierbare Begriffe fassen lassen, ist die nächste Eigenschaft „wohlgestalteter" Ziele.

3. Ziele müssen/sollen konkret, präzise und verhaltensbezogen sein
Ziele wie „mein Leben in den Griff bekommen" und „glücklich sein" gelten nicht als „wohlgestaltet", weil sie in unpräzisen Worten ausgedrückt sind; sie sind zu vage. Das Problem mit solchen vagen Zielen liegt darin, daß sie es dem Therapeuten und dem Klienten unmöglich machen zu bestimmen, ob ein Fortschritt zu verzeichnen ist oder nicht.

Darüber hinaus stellen wir fest, daß, sobald solche schwer faßbaren Ziele zum Fokus der Therapie werden, das normalerweise dazu führt, daß die Therapie viel länger dauert als nötig wäre. Der Vorteil einer präzisen Zieldefinition besteht darin, daß sie dem Therapeuten und dem Klienten sowohl eine genaue Beurteilung des jeweils erreichten Fortschritts erleichtert als auch zu bestimmen hilft, was noch zu tun bleibt. Wir finden, daß die Therapie in dem Prozeß wirksamer und effizienter wird.

Einige Ziele, die unsere Klienten in genauen, konkreten und verhaltensbezogenen Ausdrücken formuliert haben, waren beispielsweise: mit einem bestimmten Fahrer eine Verabredung zu treffen oder zuerst nach Hause zu fahren, bevor man am Wochenende ausgeht; am Montagmorgen pünktlich zur Arbeit zu kommen; zwei Bier anstatt fünf zu trinken; am Freitagabend, wenn man mit Freunden ausgeht, nichts zu trinken, Freunden und/oder der Familie anzukündigen, daß sie (die Problemtrinker) nichts trinken werden; mit besorgten Familienmitgliedern ruhig und besonnen über den Alkoholkonsum zu sprechen, usw.

Einige vage und unpräzise Ziele, die unsere Klienten schwer erreichbar fanden, waren: mehr Selbstachtung zu haben; sich damit auseinanderzusetzen, was es heißt, das erwachsene Kind eines Alkoholikers zu sein; einen nüchternen Lebensstil zu führen; mit Gefühlen in Kontakt zu kommen.

Wenn Ziele in präzisen Begriffen formuliert werden, so hilft das unserer Meinung nach nicht nur dem Klienten und dem Therapeuten, den Fortschritt abzuschätzen, sondern es bietet dem Klienten außerdem zunehmend die Möglichkeit, sich seine Erfolge sofort als Verdienst anzurechnen. Umgekehrt hilft es dem Klienten, wenn er präzise formulierte Ziele hat, für den Fall, daß er das Ziel nicht erreicht, herauszufinden, was er noch tun muß, um an sein Ziel zu gelangen. Auf diese Weise findet der Klient entweder die volle Anerkennung dafür, daß er sein Ziel erreicht hat, oder er wird davor geschützt, sich überwältigt zu fühlen, wenn er noch nicht in der Lage ist, sein Ziel zu erreichen.

4. Ziele müssen/sollen eher das Vorhandensein als die Abwesenheit von etwas zum Ausdruck bringen

Wenn wir Klienten fragen, was sie dadurch zu erreichen hoffen, daß sie in Therapie sind, dann geben sie oft zur Antwort, daß sie etwas ausmerzen oder ein Problem loswerden wollen. Der Klient, der trinkt, weil er Probleme hat, sagt dann zum Beispiel, daß er oder sie kein Problemtrinker bzw. keine Problemtrinkerin mehr sein möchte oder daß sie nicht mehr betrunken nach Hause kommen oder sich vor ihren Kindern betrinken möchten. Die Partnerin des Klienten, der Problemtrinker ist, sagt vielleicht, daß sie nicht will, daß ihr Mann jemals wieder trinkt, oder daß sie will, daß er nie wieder Auto fährt, wenn er betrunken ist.

Mit anderen Worten, wir stellen fest, daß der Klient bzw. die Klientin seine resp. ihre Idee von einem erfolgreichen Therapieabschluß oft als Abwesenheit des Problems ausdrückt. Solche Ziele enthalten, wenn sie verbalisiert werden, normalerweise solche negativen Wörter wie kein, nie, nicht, kann nicht, sollte nicht, tut nicht, wird nicht usw.

Wir finden, und das hat sich in unserer Erfahrung immer wieder bestätigt, daß Ziele, die keine negativen Wörter enthalten, sondern die im Gegenteil eher das Vorhandensein als das Nichtvorhandensein von etwas zum Ausdruck bringen, zu einer effizienteren und wirksameren Behandlung führen. Ziele müssen in einer positiven, die Aktivität fördernden Sprache über das, was der Klient tun wird, und nicht über das, was er nicht tun wird, formuliert werden.

Es gibt mehrere Gründe, Behandlungsziele durch positive Ausdrücke zu definieren. Erstens ist es so für den Therapeuten und für den Klienten viel leichter zu entscheiden, wann ein positives Ziel erreicht ist, als wenn die Ziele im Gegensatz dazu als die Abwesenheit von etwas formuliert werden. Zu wissen, wann Klient und Therapeut das Ziel erreicht haben, ist für ein effizientes und wirksames therapeutisches Handeln wesentlich.

Wird das Therapieziel als die Abwesenheit von etwas festgelegt, können Therapeut und Klient niemals sicher sein, daß das Ziel wirklich erreicht wurde, weil immer die Möglichkeit besteht, daß das Problem wieder auftaucht. Aus diesem Grund kann es für den Klienten und für den Therapeuten sehr schwierig sein zu wissen, ob die Behandlung abgeschlossen werden kann, solange das Ziel durch solche negativen Formulierungen definiert wird. Die Behandlung wird dadurch notwendigerweise zur Langzeitbehandlung.

Ein zweiter Grund, Ziele besser positiv zu formulieren, ist die Beobachtung, daß es nicht möglich ist, etwas nicht zu tun. Als Menschen ist es uns gemäß, immer etwas zu tun – sogar auch dann, wenn wir sagen, daß das Etwas, was wir tun, „nichts" sei. In solchen Fällen sind wir vielleicht weniger aktiv (z. B. wenn wir sitzen oder meditieren), aber wir tun immer noch etwas. Da es dem Klienten nicht möglich ist, gar nichts zu tun, finden wir es nützlicher, ihm zu helfen, genau zu erkennen, was er tun wird, wenn er sich nicht länger mit dem Problemverhalten befaßt. Im Fall eines Problemtrinkers versuchen wir lieber, Ziele auszuhandeln, die uns und dem Klienten sagen, was er tun wird, wenn er nicht mehr trinkt (z. B. Hobbies, Aktivitäten mit der Familie, sich körperlich bewegen, an Versammlungen teilnehmen), anstatt uns auf Alkoholabstinenz als Ziel unserer Arbeit festzulegen.

Ein dritter und letzter Grund, positive Ziele zu bevorzugen, betrifft ein Paradox, das sich immer dann ergibt, wenn wir uns zu sagen versuchen, daß wir etwas nicht tun sollten. Das heißt, wann immer wir versuchen, etwas nicht zu tun, sind wir gezwungen, über genau die Tätigkeit nachzudenken, die wir vermeiden wollen. Wir müssen zuerst das Bild der verbotenen Tätigkeit in unserer Vorstellung heraufbeschwören und müssen dann versuchen, das Bild zu ignorieren. Das hat natürlich zur Folge, daß wir am Schluß über die verbotene Tätigkeit eher noch mehr nachdenken und es dadurch noch schwieriger machen, sie zu vermeiden.

Ein junger, ehrgeiziger stellvertretender Staatsanwalt meldete sich wegen periodisch wiederkehrender problematischer Trinkepisoden zur Behandlung an. Der junge Mann, Jerry, fürchtete, er könnte während einer seiner Trinkphasen einen „schweren Fehler" machen, der seine Juristenkarriere gefährden würde. Jerry gestand, daß Margaritas seine Schwäche seien, die den er gern auf nüchternen Magen herunterkippe, gleich drei oder vier auf einmal. Mit entmutigter Stimme erzählte Jerry von den vielen Versuchen, die er unternommen hatte, seine problematische Trinkerei aufzugeben. Er hatte versucht, den Gedanken an Alkohol zu meiden, und hatte keine alkoholischen Getränke mehr im Haus. Einige Male war er so verzweifelt gewesen, daß er sogar in eine andere Stadt ging, um an einem Treffen der A. A. teilzunehmen. Das ganze Reden darüber, nicht zu trinken, verstärkte in ihm jedoch so sehr den Wunsch, einen Drink zu sich zu nehmen, daß er jedesmal die Versammlung verließ und direkt in eine Bar ging.

Jerry und der Therapeut begannen, gemeinsam zu erkunden, was Jerry im Verlauf der Behandlung erreichen wollte. Jerry sagte sofort, daß er das Muster der problematischen Trinkphasen aufgeben wolle. Da der Therapeut erkannte, daß ein solches Ziel nicht „wohlgestaltet" war, fragte er Jerry, was er täte, wenn er nicht mehr von diesen Episoden geplagt wäre. Jerry klagte, daß er den Geschmack der Margaritas nicht mehr genießen könne, weil er sie so schnell konsumiere und sich so viele Sorgen wegen seines „Problems" mache. Er erklärte sich dann freiwillig bereit, sich Zeit zu nehmen, die Margarita zu genießen, anstatt drei oder vier „herunterzuschütten". Außerdem wollte er andere öfter einladen, mit ihm auf einen Drink auszugehen. Zuhause, sagte er, wolle er für etwas zu essen sorgen, anstatt auf nüchternen Magen zu trinken.

Im Verlauf der Therapie ist es Jerry mit Hilfe der positiv formulierten Behandlungsziele gelungen, die Verhaltensweisen, die er während der ersten Sitzung beschrieben hatte, auszuführen und seine problematischen Trinkepisoden zu überwinden. Dem letzten Bericht gemäß hat Jerry seine neuen Eß- und Trinkgewohnheiten beibehalten.

Wie man einem Klienten hilft, das Behandlungsziel positiv und nicht als Abwesenheit von etwas zu formulieren, soll an einem weiteren Fall gezeigt werden: Der 16jährige David wurde von seiner Mutter wegen seines Alkoholkonsums und seiner Zurückgezogenheit zur Behandlung gebracht. Zu Beginn der Sitzung sagte David, daß er kein Problem habe und daß er nicht an der Sitzung teilnehmen wolle. Der Therapeut akzeptierte Davids Aussage, und das Gespräch wechselte zu seiner Mutter. Im folgenden Ausschnitt arbeitet der Therapeut mit Davids Mutter zusammen, um ein positives Therapieziel auszuhandeln:

Therapeut: Nun, Frau L., was, glauben Sie, wird David für Sie sichtbar anders machen, wenn wir unsere Arbeit hier beendet haben, so daß Sie nicht mehr zu kommen brauchen?
Mutter: Ich will nicht, daß er trinkt und sich so zurückzieht. Er redet kaum mit der Familie, wenn er zu Hause ist. Er schließt sich in sein Zimmer ein und kommt nicht heraus.
Therapeut: Wenn nun David die richtige Hilfe erhält, indem er hierher kommt, was könnten Sie ihn dann statt dessen tun sehen?
Mutter: Nun, äh, ich würde ihn wahrscheinlich so sehen, wie er vorher war. Er hat immer viel Spaß gemacht, hatte immer einen Ulk auf Lager. Ich glaube, er ist wirklich aufgelöst wegen seiner Freundin.

Therapeut: Wenn er nun wieder zu seinem alten Selbst zurückgefunden hat, was würden Sie bemerken, was er anders machte als jetzt?
Mutter: Oh, nun, ich nehme an, er wäre fröhlicher. Ich weiß, er ist ein Jugendlicher, und er hat Stimmungsschwankungen, aber er würde wenigstens mit uns reden und manchmal mit uns zusammen essen.
Therapeut: Gut, und was noch?
Mutter: Er käme aus seinem Zimmer heraus und sagte wenigstens „hallo" zu uns, und wir hätten die Gespräche, die wir früher hatten, und er sagte mir, was seine Zukunftspläne sind und welche Richtung er mit seinem Leben einschlägt.
Therapeut: Noch etwas?
Mutter: Ja, ich nehme an, er würde weiterhin arbeiten und zur Schule gehen und alles das.

Indem Davids Mutter die Ziele auf eine so positive Art ausdrückt, steigen die Chancen, daß sie es bemerken und erkennen wird, wenn eine kleine Veränderung eintritt. Wenn sie außerdem sieht, daß David sich verändert, ist es wahrscheinlicher, daß sie positiv auf ihren Sohn reagiert und dadurch die kleinen Veränderungen verstärkt und einen „Welleneffekt" ermöglicht. Wird das Ziel demgegenüber in negativen Worten ausgehandelt, dann ist es wahrscheinlich, daß jede kleine Veränderung, die David durchmacht, von seiner Mutter unerkannt bleibt und mangels Verstärkung nicht fortgesetzt wird.

5. Ziele müsse/sollen eher ein Anfang als ein Ende beschreiben

Das alte Sprichwort „Eine Reise von tausend Meilen beginnt mit dem ersten Schritt" will sagen, daß wir unser Ziel, wie groß oder komplex es auch sein mag, erreichen können, wenn wir uns mehr darauf konzentrieren, mit der Reise zu beginnen, als darauf, was schließlich bei ihr herauskommt. In ähnlicher Weise haben Ziele die Aufgabe, die ersten kleinen Schritte zu beschreiben, die der Klient machen muß, und nicht das Ende der Reise.

Wenn Klienten sich anfangs zur Therapie melden, dann beschreiben sie ihre Ziele in vollendeter Form (z. B. Nüchternheit, Glücklichsein); mit anderen Worten: im Sinne des Endergebnisses, das sie zu erzielen hoffen. Zwar kann dies als ein Zeichen betrachtet werden, daß der Klient die Möglichkeit eines anderen Lebens wahrnehmen kann, aber wenn man ihm nicht hilft, die Bewegung auf diese Ziele hin Schritt für Schritt zu definieren, dann geschieht es leicht, daß sein Ziel nichts weiter als eine bloße Möglichkeit bleibt. Während der Therapeut akzeptieren sollte, wie der Klient das Endergebnis sieht, muß er jedoch mit dem Klienten zusammen daran arbeiten, genau zu bestimmen, welche Schritte er zuerst machen muß, um das erwünschte Ergebnis zu erreichen.

In einem anderen Transkriptteil aus dem o. g. Fall von David und seiner Mutter sagt die Mutter Näheres über die Hoffnung, die sie für ihren Sohn hat. Bis zu diesem Zeitpunkt der Sitzung saß David still da, sah gelangweilt und verdrossen aus, ohne sich am Gespräch zu beteiligen.

Mutter: David hat so viel ... Ich möchte, daß er alles das ist, was er sein kann (schaut David an).
David: (wendet seinen Blick von der Mutter weg).
Therapeut: Ich sehe, daß Sie in David viele Möglichkeiten erblicken.
Mutter: Natürlich tue ich das. Ich sage ihm immer wieder, was für eine patente Person er ist. Er ist wirklich sehr patent und gescheit.
David: (schaut auf den Boden).
Therapeut: Was wäre für Sie das erste Zeichen, daß David sich in die richtige Richtung entwickelt?
Mutter: Nun ... Ich nehme an, daß ich sehen könnte, wie er seinen Möglichkeiten gemäß lebte.
Therapeut: Ich verstehe ... und was wäre das allererste kleine Anzeichen dafür, daß David „seinen Möglichkeiten gemäß lebt"?
Mutter: Das erste kleine Anzeichen?
Therapeut: Ja, was wäre die erste Kleinigkeit in Davids Verhalten, die Ihnen sagte, „Donnerwetter, er beginnt, seinen Möglichkeiten gemäß zu leben!"
David: (dreht den Kopf etwas zu seiner Mutter hin)
Mutter: Nun, er würde einfach mehr lächeln und, äh ... er kam immer gut mit seinem Bruder aus, sie waren sich sehr nahe. Daher nehme ich an, daß das ein anderes kleines Zeichen wäre, daß er allmählich wieder mit seinem Bruder auskäme.
Therapeut: Gut.
Mutter: Und, wie ich vorher schon einmal sagte, würde er mit uns zusammen zu Abend essen, wenn er Zeit hätte. Ich kann nicht erwarten, daß er das jeden Abend tut, weil er nach der Schule und an Samstagen arbeitet.

Therapeut: Gut, also, wenn Sie sehen, daß er mehr lächelt, mit seinem Bruder auskommt und mit der Familie zu Abend ißt, das sind dann die ersten kleinen Anzeichen?
Mutter: Ja.
David: (guckt überrascht)

Im Verlauf dieses Austauschs werden die anfänglichen Ziele der Mutter klarer. David scheint außerdem am Therapieprozeß etwas mehr Anteil zu nehmen, wenn auch nur auf einer nonverbalen Ebene. Im Dialog, der dann folgte, begann David schließlich, sich am Gespräch zu beteiligen. Der Therapeut konnte dann tatsächlich mit David arbeiten und einige eigene erste Ziele mit ihm aushandeln. Wir stellen häufig fest, daß Klienten, die anfangs bezüglich der Behandlung zögern, oft bereiter sind, sich daran zu beteiligen, wenn sie einmal erkannt haben, daß sie am Ende der Sitzung nicht aufgefordert oder gezwungen werden, sich „heilen" zu lassen oder sich unvernünftig hohe Ziele zu setzen.

6. Ziele müssen/sollen im Lebenskontext des Klienten realistisch und erreichbar sein

Für die Arbeit mit dem Problemtrinker ist es wichtig, daß der Kliniker in Kooperation mit dem Klienten herausfindet, was im Kontext der Lebensumstände des Klienten realistisch und erreichbar ist und was nicht. Zwar mögen manche Klienten Schwierigkeiten haben zu erkennen, was für sie realistisch und erreichbar ist, in den meisten Fällen können wir jedoch feststellen, daß der Klient die allerbeste Informationsquelle für das ist, was man von ihm erwarten kann.

Wir sind uns dessen bewußt, daß viele Problemtrinker den Ruf haben, grandiose Versprechen zu machen, die sie häufig nicht halten. Wir glauben jedoch, daß dieser schlechte Ruf in hohem Maß auf die unrealistischen und unerreichbaren Ziele zurückzuführen ist, die professionelle Helfer bisher aufgestellt haben (z. B. lebenslange Abstinenz usw.), und nicht auf eine negative Eigenschaft, die der Population der Problemtrinker anhaftet.

Wenn ein Klient ein unrealistisches und unerreichbares Ziel vorbringt, muß der Therapeut mit dem Klienten darauf hinarbeiten, ein Ziel auszuhandeln, das leichter zu handhaben ist. Unserer Erfahrung nach wissen es die meisten Klienten entweder schon von vorneherein, wenn ihr anfängliches Behandlungsziel unerreichbar ist, oder sie erkennen es sehr schnell und sind bereit, eine realistischere Alternative auszuhandeln. Wenn ein Problemtrinker zum Beispiel in Behandlung kommt, nachdem seine Frau ihn verlassen hat, dann ist es nicht ungewöhnlich, wenn er am Anfang sagt, sein einziges Behandlungsziel sei, seine Frau zurückzuholen. Sehr oft ist dieses Ziel jedoch nicht realistisch. Wir konnten immer wieder erleben, daß die meisten Klienten diese Tatsache anerkennen und bereit sind, ein anderes, realistischeres Ziel auszuhandeln, wenn wir uns ihre Notlage schildern ließen und ihnen dabei aufmerksam und empathisch zuhörten. Die wenigen Klienten, die dann noch übrig bleiben, sind im allgemeinen bereit, ein erreichbares Zwischenziel in Erwägung zu ziehen (z. B. Veränderungen in ihrem Problemtrinkverhalten vorzunehmen), wenn sie glauben, daß das die Chancen erhöht, ihre Beziehung wiederherzustellen.

7. Ziele erreichen ist „Harte Arbeit"
Die letzte Eigenschaft wohlgestalteter Ziele besteht darin, daß der Klient erkennen kann, daß es für ihn „harte Arbeit" bedeutet, das Ziel zu erreichen. Häufig erinnern wir uns selbst und unsere Klienten daran, daß die Veränderungen, die der Klient vollziehen will, „harte Arbeit" verlangen. Geht man davon aus, daß wir zuvor dafür eingetreten sind, daß der Therapeut Ziele aushandeln sollte, die klein und erreichbar sind, so scheint diese Idee im Widerspruch dazu zu stehen. Wir meinen jedoch, daß, zusätzlich zu diesen Eigenschaften, die Anerkennung der „harten Arbeit", die es mit sich bringt, wenn man Veränderungen vornehmen will, mehrere wichtige Funktionen hat.

Die erste und vielleicht wichtigste dieser Funktionen ist der Schutz und die Förderung des Gefühls von Selbstwert und Würde beim Klienten. Sagt man zu Beginn der Behandlung, daß das Ziel des Klienten „harte Arbeit" zur Folge hat, dann dient das dazu, das Gefühl des Klienten für seine Würde zu schützen, falls er oder sie sein oder ihr erwünschtes Ziel nicht erreichen kann. Unter solchen Umständen bedeutet ein Mißlingen nur, daß noch mehr harte Arbeit zu tun ist, nicht aber, daß der Klient sein Ziel nicht erreichen könnte. In ähnlicher Weise kann das Gefühl eines Klienten für seine Würde aufrechterhalten werden, wenn man frühere Mißerfolge der Schwierigkeit des Problems zuschreibt.

Es entspricht unserer klinischen Erfahrung, daß es für den Problemtrinker immer von Vorteil ist, wenn er die Möglichkeit hat, in würdevoller und annehmbarer Weise anzuerkennen, daß er in der Vergangenheit versagt hat. Nach dem herkömmlichen Modell kann der Problemtrinker seine Selbstachtung zum Teil dadurch retten, daß er sein Versagen der „Krankheit Alkoholismus" anlastet. Diesen Ansatz fanden wir jedoch im allgemeinen weniger nützlich, um spätere persönliche Verantwortung zu fördern.

Wird das Ziel im Gegensatz dazu als „schwierig" beschrieben, als eines, das „harte Arbeit" mit sich bringt, dann ist der Klient gezwungen, für die Erreichung seines Zieles innerlich Verantwortung zu übernehmen, während er gleichzeitig im Fall des Mißlingens eine Möglichkeit hat, das Gefühl für seine Selbstachtung nicht zu verlieren.

Wenn man Ziele als „harte Arbeit" bezeichnet, dann entspricht das auch der Erfahrung, die der Klient früher im Umgang mit seinem Alkoholproblem gemacht hat. Die meisten Klienten haben, bevor sie in Behandlung kommen, schon mehrere Male vergeblich versucht, ihr Problem zu lösen. Der Aussage, daß das Problem des Klienten schwierig sei und „harte Arbeit" erforderlich machen werde, kann der Klient sehr oft bereitwillig zustimmen. Zusätzlich dient das unserer Erfahrung nach dazu, dem Klienten Hoffnung einzuflößen, daß sein Ziel mit dem erforderlichen Maß an harter Arbeit im Horizont des Erreichbaren liegt. Weiter sind wir überzeugt, daß diese Hoffnung hilft, die Klienten zu motivieren, ihr Ziel zu erreichen.

Den meisten Problemtrinkern ist wiederholt gesagt worden, daß das, was sie tun müssen, sehr einfach sei, wenn sie es nur täten. So zum Beispiel müßten sie „einfach nur nein sagen", „nur jeweils einen Tag auf einmal leben" oder „sich ans Programm halten" usw. Solche Aussagen sind bestenfalls respektlos, weil sie unterschätzen, wie schwierig es für den Problemtrinker sein kann, solche Lösungen in die Praxis umzusetzen. Im schlimmsten Fall können solche Aussagen Gefühle von Hoffnungslosigkeit und Verzweiflung, die mit früherem Versagen verbunden sind, verschlimmern. Diese Aussagen laufen ja in der Tat darauf hinaus, daß der Klient scheitert, weil er dumm, nicht willens oder charakterschwach ist.

Um noch einmal auf das „große Buch" zurückzukommen: Erinnern Sie sich daran, welche Erklärung dort dafür angeboten wird, daß manche Individuen nicht in der Lage sind, aus dem „einfachen" Ansatz der Anonymen Alkoholiker einen Nutzen zu ziehen. Dem Buch entsprechend sind diese Personen „aufgrund ihrer Konstitution unfähig, sich selbst gegenüber ehrlich zu sein, … (sie sind) so geboren … (und sind) von Natur aus unfähig, einen Lebensstil zu begreifen und zu entwickeln, der schonungslose Ehrlichkeit verlangt" (1976, S. 58). Diese Sichtweise bietet dem Klienten sehr wenig Gelegenheit, sich ein Gefühl von Würde und Selbstwert zu bewahren, noch weniger ein Gefühl von Hoffnung für den Fall, daß er dem Modell der A. A. nicht folgen kann.

Betont man beim Aushandeln von Behandlungszielen die „harte Arbeit", dann werden Klient und Therapeut in eine Situation versetzt, in der es nur Gewinner gibt. Was immer das Ergebnis sein mag, Klient und Therapeut können ihre Bemühungen als erfolgreich betrachten. Erreicht der Klient das Ziel nicht, so ist das einfach ein Zeichen dafür, daß noch mehr harte Arbeit geleistet werden muß. Gelingt es der Klientin jedoch zufällig, ihr Problem sehr schnell zu lösen, dann verdient sie besondere Anerkennung und ein extra Lob, weil sie einen Weg gefunden hat, ein sehr „schwieriges" Problem in kurzer Zeit zu lösen. Und wenn die Klienten schließlich einen langsamen, beständigen und direkten Fortschritt machen, dann kann man das als normal annehmen und ihnen für ihre harte Arbeit Komplimente machen.

4. Aushandeln und Kooperieren: Ziele und Klient-Therapeut-Beziehung

> Wenn du immer wieder sagst, daß sich die Dinge schlecht entwickeln, dann hast du gute Aussichten, ein Prophet zu sein.
>
> Isaac Bashevis Singer

> Zu viele Therapeuten gehen mit einem aus zum Essen und sagen einem dann, was man bestellen soll. Ich gehe mit einem Patienten zu einem psychotherapeutischen Essen und sage: „Bestellen Sie selbst."
>
> Milton Erickson (1973)

Wir möchten betonen, daß auch wohlgestaltete Ziele in einer Weise angegangen werden müssen, die der jeweiligen Klient-Therapeut-Beziehung angemessen ist, wenn sie etwas bewirken sollen. Solche Bemühungen, die Behandlung zu individualisieren, erfordern beachtliches klinisches Können und Erfahrung, nicht nur, um sich auf das einzustellen, was die Klienten möchten, sondern auch, um mit ihnen hinsichtlich ihrer Erfolgsmöglichkeiten und Entschlossenheit realistische Ziele zu erreichen. In diesem Kapitel wollen wir einige klinische Situationen beschreiben, die nicht selten sind und die in unseren Lehrveranstaltungen und Supervisionssitzungen als problematisch vorgestellt wurden.

ZIELE SETZEN MIT EINEM UNFREIWILLIGEN KLIENTEN

Es ist kein Vergnügen, mit unfreiwilligen Klienten zu arbeiten. Es ist lohnender und leichter, mit Klienten zu arbeiten, die unser

Fachwissen und unsere Sachkenntnis schätzen. Da exzessiver Alkoholkonsum juristische und ethische Probleme schafft, müssen in viele Behandlungsprogramme unglücklicherweise Klienten aufgenommen werden, die oft als „unfreiwillig" bezeichnet werden. Es ist möglich, daß der schlechte Ruf, den Problemtrinker bei Therapeuten haben, eigentlich daher rührt, daß die Fachleute die therapeutische Beziehung falsch einschätzen und nicht bereit sind, die Ziele der Klienten als in sich wertvoll oder als nützlichen Ausgangspunkt zu akzeptieren.

Der Therapeut, der mit einem unfreiwilligen Klienten arbeitet, welcher die ernsten Konsequenzen seines Trinkens für sich und für alle, die mit ihm zu tun haben, leugnet oder herunterspielt, muß einen Paradigmenwechsel vornehmen, um die Wirksamkeit der Behandlung zu vergrößern. Ohne einen solchen Wechsel geschieht es leicht, daß der Therapeut mutlos und überwältigt wird und sich im Hinblick auf den Klienten schließlich hoffnungslos fühlt.

Es ist eine verbreitete Therapeutenreaktion, sich wegen des Alkoholproblems des Klienten mehr Sorgen zu machen als der Klient selber und dessen Art, sein Problem herunterzuspielen, überzukompensieren. Der Therapeut kann leicht zum „Kunden" für seine eigenen Dienste werden.

ZIELE SETZEN IN EINER BEZIEHUNG VOM BESUCHER-TYP

Wenn Therapeuten im Rahmen einer Beziehung vom Besucher-Typ arbeiten, sind sie besonders anfällig dafür, Klienten zu sagen, „was sie tun sollen". Man kann mit ziemlicher Sicherheit voraussagen, daß das Ergebnis dieser Art von Intervention negativ ist. Um solche Tendenzen zu meiden, ist es wichtig, sich der Fallen bewußt zu sein und sich gegen sie zu wappnen.

Betrachtet ein Therapeut den dramatischen und schwerwiegenden körperlichen und seelischen Schaden, den ein anhaltender Alkoholkonsum verursacht, dann geschieht es leicht, daß er dem Klienten Ziele aufdrängt. Der Therapeut sieht vielleicht, daß dem Klienten noch ein ziemlich großes Potential geblieben ist, um wieder produktiv und gesund zu werden. Ein Therapeut kann auch das Leiden sehen, das den Personen zugefügt wird, die mit den Problemtrinkern näher zu tun haben (z. B. Ehepartner, Kinder, Arbeitgeber), und den Trinkern selbst, und Empörung kann das beste klinische Urteil trüben. Viele

Therapeuten sind überrascht und werden ungehalten, wenn der Klient den Zielen nicht folgt, die durch sie oder durch das Therapieprogramm bereits vorgegeben sind – noch ehe der Klient seine Vorstellungen einbringen konnte.

Wir meinen, daß der schlechte Ruf des Problemtrinkers daher rührt, daß Kliniker einen Klienten oft falsch einschätzen und für einen „Kunden" halten, während er in Wirklichkeit ein „Besucher" ist. Wenn der Therapeut sich anschickt, darüber zu diskutieren, daß der Klient Kontakt mit den A. A. aufnehmen und Schritte in Richtung Abstinenz machen müßte, verantwortlicher werden oder die Behandlung ernster nehmen sollte, dann ist es oft weniger wahrscheinlich, daß der Klient sich mit der erwünschten Verantwortung daran beteiligt. Schätzt man dagegen eine Besucher-Beziehung richtig ein und geht entsprechend vor, dann steigert das die Motivation des Klienten und sein Gefühl, respektiert zu werden.

Anstatt sich von solchen Klienten frustrieren zu lassen, können die folgenden Techniken die Alternative bieten, nicht nur die Beziehung auf die richtigen Bahnen zu lenken, sondern auch die Klienten bei der Entscheidung für Ziele zu unterstützen, von denen sie glauben, daß sie ihnen helfen können, sich in eine positive Richtung zu bewegen.

Herausfinden, was der Klient will

Die hilfreichste Haltung, die ein Therapeut dem unfreiwilligen Klienten gegenüber einnehmen kann, ist die der Aufrichtigkeit, Echtheit und des Respekts seiner Selbstbestimmung gegenüber, mit der er sich seine Ziele setzt, und des Vertrauens, daß er genügend Intelligenz hat herauszufinden, was für ihn gut ist. Wenn die Therapeuten klar vermitteln, daß sie für ihre Klienten echte Wertschätzung haben, dann sollten sie herausfinden, was von deren Standpunkt aus wichtig ist. Unsere klinische Erfahrung zeigt, daß jeder Klient etwas erwartet, wenn er einen Therapeuten aufsucht, und sei es auch nur einen beruhigenden Anruf bei dem Bewährungshelfer oder Arbeitgeber.

Für manche Klienten bedeutet ein guter Vater und Familienmensch zu sein, für ein stabiles Einkommen zu sorgen. Andere halten Beziehungen zu Freunden, die sich über die Familie hinaus engagieren und gern etwas draußen unternehmen, für wichtig. Ein weiteres wichtiges Ziel kann es sein, eine Ehe zusammenzuhalten oder einen Job nicht zu verlieren. Manche möchten „unabhängig" bleiben und wollen nicht, daß man ihnen „sagt, was sie zu tun haben".

Manchmal ist es nicht leicht herauszubekommen, was der Klient möchte, weil er oft nicht weiß, was er will. Cindy zum Beispiel, eine 24jährige Frau im Staatsdienst, war am Anfang sehr zurückhaltend und tat sich schwer zu sagen, was sie wollte. Anscheinend war ihr Trinken während der drei Monate, die unserem ersten Treffen unmittelbar vorausgingen, bis zu dem Punkt eskaliert, daß sie nicht mehr zur Arbeit erschien. Als ihr Vorgesetzter für ihre exzessiven Fehlzeiten ärztliche Atteste verlangte, konnte sie keines beibringen, weil sie in Wirklichkeit jede Nacht „Parties" feierte und oft überhaupt keinen Schlaf fand.

Verschiedene Fragen, die ihrem Vorgesetzten dazu dienen sollten, das Ziel für ihre Behandlung zu entwickeln, brachten nur die vage Absicht hervor, „sich in ihrer Haut wohler zu fühlen" und selbstsicherer werden zu wollen. Doch als Cindy zu einem späteren Zeitpunkt des Interviews gefragt wurde, wie wichtig es für sie sei, „sich in ihrer Haut wohler zu fühlen", maß sie dem eine ziemlich geringe Bedeutung bei, sie ließ dagegen erkennen, daß es ihr wichtiger war, ihren Job zu behalten. Zugleich wies sie darauf hin, daß sie als Mitglied der Organisation der im Staatsdienst Beschäftigten einen abgesicherten Job habe, den sie wahrscheinlich nicht verlieren könne. Viele ihrer Informationen waren in sich widersprüchlich. Wir kamen zu dem Schluß, daß sie nicht klar wußte, was ihr wichtig war, und daß sie daher noch nicht bereit war, sich zu einer Behandlung zu verpflichten. Cindy und der Therapeut brauchten zwei Sitzungen, um zu klären, was ihr wichtig war.

Dem Ziel des Klienten zustimmen und seiner Klage mit Anteilnahme begegnen

Um das Ziel zu erreichen, daß jemand, der ihm im Nacken sitzt, aufhören soll, auf ihn Druck auszuüben, muß der Klient bestimmten Anweisungen folgen, wie zum Beispiel keinen Alkohol zu trinken und dann Auto zu fahren, nicht betrunken nach Hause zu kommen, nicht betrunken zur Arbeit zu erscheinen, oder dafür zu sorgen, daß er vereinbarte Termine einhält. Auch wenn wir hoffen, daß der Klient noch ehrgeizigere Ziele anstrebt und bereit wird, sich mit seinen Problemen zu konfrontieren, kann das Ziel „Schwierigkeiten zu vermeiden" für den Moment ausreichend sein, denn um das zu tun, muß der Klient sein Trinkverhalten unter Kontrolle bringen. Die Regel lautet daher: Finde heraus, was der Klient freiwillig zu tun bereit ist und arbeite dann mit ihm darauf hin, dieses Ziel zu erreichen; Gedanken, was er tun sollte, laß außer acht!

Niemand schätzt es, wenn man ihm sagt, was er tun soll, und Ihr Klient ist keine Ausnahme. Kliniker müssen gegenüber der Klage der Klientin, daß ein anderer ihr Leben bestimmt, eine teilnahmsvolle Haltung einnehmen. Versuchen Sie, die Technik der Empathie zu nutzen und sich vorzustellen, wie schwierig es sein muß, in Ihrem Behandlungszimmer zu sitzen. Seien Sie einfühlsam auf der Seite des Klienten. Verteidigen Sie nicht die Arbeitgeber, das Gesetz über Trunkenheit am Steuer, den Richterspruch oder die „unvernünftigen" Forderungen der Familie.

Dem Klienten Komplimente machen

Dem Klienten, der gezwungenermaßen zur Behandlung kommt, sollte man Komplimente machen, weil er sich die Zeit und Mühe genommen hat, zur Sitzung zu kommen. Ein solches Bemühen kann als Bereitschaft betrachtet werden, mit jemandem auszukommen (z. B. dem Arbeitgeber oder den Richter), der in einer Position ist, in der er verlangen kann, daß der Klient Schritte unternimmt, oder aber als ein Weg, unangenehme oder nicht hilfreiche Konsequenzen zu vermeiden.

Der Klient hatte die Wahl, den verbindlichen Forderungen nicht nachzukommen, und er hätte die Konsequenzen einer solchen Wahl in Kauf nehmen können. Die Motivation, die dahintersteht, daß er zur Sitzung kommt, ist deutlich der Wunsch, Konflikte in seinem Leben auf ein Mindestmaß zu reduzieren – das ist eindeutig ein positiver Schritt. Kliniker müssen aufrichtig sein in dem Glauben, daß der Klient etwas hat, was es wert ist, ihm dafür Komplimente zu machen; ein Therapeut muß deshalb vielleicht nach etwas suchen, für das er Komplimente machen kann.

Die Klientin erwartet, daß der Kliniker gleich reagiert wie alle anderen es in ihrem Leben bisher getan haben, nämlich mit Kritik und damit, daß sie ihr „sagen, was sie tun soll", was sie wiederum an ihre Schwächen erinnert. Es ist nicht überraschend, daß eine Klientin erstaunt ist, wenn Sie ihr etwas Anerkennendes sagen, indem sie einige echte Anstrengungen, die sie unternommen hat, hervorheben. Klienten geraten oft aus dem Häuschen, wenn das geschieht; manche von ihnen reagieren mit intensiven Emotionen. Es kann geschehen, daß eine Klientin anfängt zu weinen, zu lächeln oder die Bemerkungen des Therapeuten zu bestätigen, indem sie zustimmt und immer wieder sagt, wie unangenehm es für sie war, zur Sitzung zu kommen. Eine Klientin sagt vielleicht: Wissen Sie, ich weiß, daß ich zuviel trinke. Und ich weiß, daß das für mich nicht gut ist. Ich sollte eigentlich etwas gegen mein Trinken unternehmen.

Bis anderes bewiesen ist, nehmen Sie die Haltung ein, daß das, was die Klientin tun möchte, für sie gut ist. Wenn ein Therapeut eine solche Haltung einnimmt, fällt es ihm leicht, der Klientin mit Respekt zu begegnen und zu sehen, welche positiven Dinge sie im Versuch, ihre Probleme zu lösen, unternimmt.

Man kann dem Klienten ein Kompliment dafür machen, daß er zu einem verabredeten Termin kommt. Denn obwohl er die Wahl hatte, die gesetzlichen Konsequenzen in Kauf zu nehmen (z. B. den Entzug einer Lizenz oder die Einweisung ins Gefängnis), tut er das Richtige und kommt zum Unterricht oder zur Therapie, unternimmt einen Versuch, seinen Job zu erhalten, oder versucht, seiner Familie einen Gefallen zu tun. Und obwohl er zuvor vielleicht versagt hat, versucht er es jetzt noch einmal.

Alles, was die Klientin an Gutem für sich unternimmt, besonders Versuche, mit ihrem Leben und ihren Trinkgewohnheiten zu Rande zu kommen, sollte hervorgehoben und ihr hoch angerechnet werden. Auch wenn eine Klientin lange Zeit einem Job nachgekommen ist oder in ihrem Job oder einer akademischen, sportlichen oder sozialen Anstrengung einen bestimmten Leistungsgrad erreicht hat, so ist das etwas, wofür man ihr Komplimente machen sollte.

In der ersten Sitzung mit Cindy zum Beispiel, die im Staatsdienst arbeitete und von ihrem Vorgesetzten in Behandlung geschickt worden war, machte der Therapeut ihr Komplimente, daß sie gekommen ist, obwohl das nicht ihre eigene Idee war. Wir stimmten ihr zu, daß ihr Wunsch, sich wohler zu fühlen und ihren Job zu behalten, sicherlich erste Schritte waren, um etwas Gutes für sich zu tun. Da die Klientin vage Ziele äußerte, beschlossen wir, uns ihrer Vagheit anzupassen, während wir ihr weiterhin nahelegten, daß ihr Wunsch, sich besser zu fühlen und ihren Job zu behalten, dem entsprach, was für sie gut war.

Den Klienten fragen, wie er die Forderungen der überweisenden Person sieht
Da die meisten Klienten in dieser Kategorie anfänglicher „Besucher" sich gezwungen sehen, in Therapie zu gehen, sind sie bezüglich ihrer Alkoholprobleme wahrscheinlich nicht kooperativ, offen oder ehrlich. Sie sind jedoch oft bereit, die falschen Vorstellungen, die andere

von ihnen haben, zu korrigieren. Den Klienten zu fragen, wie er die Forderungen, Befehle oder Bedingungen anderer wahrnimmt, kann sich als produktiv erweisen. Sobald der Klient das Gefühl hat, er sei falsch eingeschätzt worden, ist er bestrebt, die falschen Vorstellungen zu korrigieren.

Fallbeispiel: Schwierige Mutter
Der 17jährigen Derrick wurde von seiner alleinerziehenden Mutter wegen vermuteten Drogen- und Alkoholkonsums zu einer Therapiesitzung geschickt. Er machte einen verdrossenen und unkooperativen Eindruck, als er seinen großen muskulösen Körper im Sessel ausstreckte und uns herausfordernd ansah. Der Therapeut entschied sich dafür, das Gespräch mitfühlend zu beginnen:

Therapeut: Ich nehme an, Sie haben an einem Tag wie diesem Besseres zu tun, als herumzusitzen und mit einem fremden Berater zu reden. Deshalb: Was meinen Sie, müßte nach Meinung Ihrer Mutter hier passieren, damit sie sagt, Sie bräuchten nicht mehr hierher zu kommen?
Derrick: Was?
Therapeut: Was vermuten Sie, ist es, das, für ihre Mutter sichtbar, geschehen muß, damit sie glaubt, daß Sie nicht mehr zu mir hierher zu kommen brauchen?
Derrick: Sie läßt sich nichts sagen. Sie denkt, ich sei ein Drogenabhängiger oder so ähnlich.
Therapeut: Es ist gut, daß Sie keiner sind. Was könnte Ihre Mutter davon überzeugen, daß Sie ein vernünftiger Mensch sind?
Derrick: Mann, mit ihr ist nicht zu reden. Sie läuft immer gleich brüllend und schreiend davon, wegen nichts und wieder nichts.
Therapeut: Das hört sich so an, als hätten Sie eine schwierige Situation zu Hause. Ich bin sicher, daß das keinen Spaß macht.
Derrick: Nein, es ist wirklich nicht lustig. Sie muß sich immer erst wieder beruhigen. Sie schreit wegen jeder Kleinigkeit, zum Beispiel wenn das Geschirr nicht sofort gespült wird und Dinge dieser Art.

Wie man an diesem Austausch sehen kann, war Derricks anfängliches Anliegen nicht der Drogen- oder Alkoholmißbrauch, sondern die Frage, wie er seine Mutter dazu bringen könnte, „sich zu beruhigen" und ihn nicht anzuschreien. Hätte der Therapeut sich in Derricks Drogen- und Alkoholkonsum vertieft, so hätte dieser sich wahrscheinlich geweigert zu reden oder zu einer zweiten Sitzung zu kommen. Als der Therapeut sich mit dem einverstanden erklärte, was ihm wichtig war, zeigte Derrick gegenüber der Idee wiederzukommen weniger Widerstand. Und da sein Interesse wiederzukommen die Möglichkeit erhöht, daß Derrick sich vielleicht dafür zu interessieren beginnt, sich seinen Drogen- und Alkoholkonsum einmal anzusehen, ist das ein guter Anfang, um ein Ziel auszuhandeln. Der Berater erkannte Derricks Abneigung, seine Drogenprobleme zuzugeben und blieb dennoch mitfühlend mit dessen Klage darüber, daß seine Mutter ihn als „Drogenabhängigen" „mißverstand".

Die folgenden Fragen sind nützlich beim Aushandeln von Zielen mit Personen, die auf Anordnung Dritter zur Behandlung kommen.

1. Wessen Idee war es, daß Sie hierhergekommen sind? Wer legte Ihnen nahe, hierherzukommen? (Wer brachte Sie dazu, hierherzukommen?) Wie kommt _____ darauf, daß Sie hierherkommen sollten? Was, meint _____, sei der Grund, daß Sie dieses Problem haben?
2. Was müßte geschehen, damit _____ Sie in Ruhe läßt? Was würde _____ davon überzeugen, daß Sie nicht hierherzukommen brauchen? Was, vermuten Sie, sagt _____ darüber, wie es Ihnen helfen wird, daß Sie hierherkommen?
3. Was, meint _____, sollten Sie anders machen?
4. Was müßte _____ Sie tun sehen, damit sie/er erkennen könnte, daß Ihnen das hier hilft? Was, vermuten Sie, würde _____ sagen?
5. Wann haben Sie eben das zuletzt getan? Was war damals anders? Wie haben Sie das gemacht? Was hat Ihnen am meisten geholfen, damit anzufangen? Was, vermuten Sie, würde _____ sagen, war seiner Wahrnehmung nach bei Ihnen anders, als Sie das taten?
6. Welches ist der erste Schritt, den Sie machen müssen, um anzufangen? Wie zuversichtlich sind Sie, wiederholen zu können, was Ihnen immer wieder geholfen hat? Was, denken Sie, würde es Sie nach der Meinung von _____ kosten, das wieder zu tun? Was würde _____ Ihrer Meinung nach dann anders machen?

7. Was wäre in ihrem Leben dann anders? Was ginge in ihrem Leben dann weiter, was jetzt nicht weitergeht? Und was machte das für einen Unterschied?
8. Wie werden Sie wissen, daß Sie genug getan haben? Wer wird es sein, der als erster die Veränderungen bemerkt, die Sie an sich und an Ihrem Leben vornehmen? Was, vermuten Sie, wird _____ sagen, was an Ihnen anders ist? Was wäre in der Beziehung zu Ihrer Familie (Ihrem Chef, Ihren Freunden, Ihren Kindern) anders? Was machten Sie dann anders, das Sie jetzt nicht tun?

Das folgende Gespräch veranschaulicht, wie man diese Fragen miteinander verbinden kann.

Therapeut: Nun, wie kann ich Ihnen helfen?
Klient: Ich bin nicht sicher. Wie ist noch einmal Ihr Name?
Therapeut: Entschuldigen Sie, ich dachte, Sie wüßten ihn. Ich heiße … Ich frage mich, was ich tun kann, um für Sie nützlich zu sein.
Klient: Ich weiß nicht so recht. Alle sagen, ich hätte ein Alkoholproblem, aber hm … ich torkle nicht herum oder so … wissen Sie … Ich muß nicht jeden Tag trinken. Ich kann aufhören zu trinken, wann immer ich mich dazu entschließe.
Therapeut: Wessen Idee war es, daß Sie heute hierherkommen sollten?
Klient: Wenn die meinen, ich sei ein Alkoholiker, dann täuschen sie sich.
Therapeut: Und was, meinen die, müßten Sie hier tun, damit Sie nicht mehr hierherzukommen bräuchten?
Klient: Wissen Sie, mein Vorgesetzter hat was gegen mich; er hat mich vom ersten Tag an nicht gemocht. Er denkt, ich sei ein Alkoholiker.
Therapeut: Was veranlaßt ihn zu denken, daß Sie Probleme mit dem Alkohol haben? Was meinen Sie?
Klient: Nun ja, manchmal schaffe ich es nicht, am Montag zu arbeiten.
Therapeut: Inwiefern ist das ein Problem für Sie?
Klient: Ich kann es mir nicht leisten, diesen Job zu verlieren. Ich denke, ich sollte am Wochenende keinen Alkohol trinken. Ich habe irgendwo gelesen, es sei, äh, genetisch bedingt.
Therapeut: Was müssen Sie tun, um Ihren Job zu erhalten?

Klient: Ich muß meinen Vorgesetzten davon überzeugen, daß ich kein Alkoholproblem habe.
Therapeut: Das ist eine gute Idee. Was, meinen Sie, würde Ihr Vorgesetzter sagen, müßten Sie tun, um ihn davon zu überzeugen, daß Sie Ihrem Job gewachsen sind?
Klient: Nun, äh, ich vermute, er denkt, ich müßte am Montagmorgen voller Pep und Energie zur Arbeit erscheinen, eben, äh, ein „Teamspieler" sein, wie er das am liebsten nennt.
Therapeut: Und was müßten Sie noch tun, außer montags zur Arbeit zu kommen, um ihm zu zeigen, daß Sie ein „Teamspieler" sind?

Der obige Dialog zeigt deutlich einen frustrierenden Anfang mit einem Klienten. Der Klient hätte leicht weggeschickt werden können als jemand, der sein Problem „verleugnet"; der Therapeut hätte dann aber eine Gelegenheit versäumt, ihm zu helfen, im Hinblick auf etwas anderes als auf sein Trinken ein Kunde zu werden. Es würde die Arbeit eines Therapeuten leichter machen, wenn der Klient die Dinge sähe, „wie sie wirklich sind".

Wie man jedoch an dem Dialog sehen kann, kann die Entscheidung des Therapeuten, welche Richtung er mit dem klinischen Material einschlagen will, auch dann einen Unterschied machen, wenn ein Klient nicht eingestehen möchte, daß er ein Problem mit dem Alkohol hat. Der Therapeut zeigte echten Respekt und Neugier für die unterschiedliche Sicht der Dinge des Klienten gegenüber seinem Arbeitgeber. Als der Therapeut das Problem des Klienten aus dessen Perspektive betrachtete, entschied sich der Klient schließlich für ein Ziel, das weiterverfolgt werden konnte.

Manchmal ist es auch dann, wenn der Klient „freiwillig" zur Behandlung kommt, noch vonnöten, sich darüber ein Urteil zu bilden, inwiefern das Trinken aus seiner Sicht ein Problem ist und wie sehr er sich selbst als ein Teil der Lösung seines Alkoholproblems versteht.

Fallbeispiel: Ein ambivalenter Klient
Das Folgende ist ein Ausschnitt aus einer Sitzung mit John, der „seiner Bitte gemäß" zur Behandlung überwiesen wurde. Beachten Sie, daß die Ambivalenz des Klienten und sein eher dürftiges Engagement für die Behandlung in vollem Umfang untersucht werden mußten, ehe er eine Entscheidung fällen konnte, die ihn befähigte, seine Probleme erfolgreich anzugehen. Achten Sie besonders aufmerksam darauf, wie

der Therapeut konzentriert bleibt auf das, was der Klient sagt, und wie er dessen Ansichten dadurch Glauben schenkt, während er sie gleichzeitig auf eine freundliche Weise in Zweifel zieht.
Therapeut: Wie kann ich Ihnen helfen?
John: Ich bin mir nicht sicher. Ich möchte an einer Art Programm teilnehmen.
Therapeut: An was für eine Art von Programm denken Sie?
John: Für Drogen- und Alkoholprobleme.
Therapeut: Was für Drogen nehmen Sie am häufigsten?
John: Meistens Kokain und Alkohol.
Therapeut: Wie kommen Sie an das Geld dafür?
John: Nun, ich kenne viele Leute, die Verbindungen haben. Wenn ich sie alle durchhabe, lassen sie mich manches tun.

Die Therapeutin bemerkte, daß John immer mehr zögerte und immer vager wurde, und sie erkannte, daß sie vielleicht zu früh in der Sitzung zu eindringend geworden war. Daraufhin beschließt sie, die Frage, woher John das Geld für Kokain herbekommt, fallenzulassen und sich statt dessen auf das Aushandeln eines Zieles zu konzentrieren.

Therapeut: Welche Art von Hilfe haben Sie gesucht, als Sie heute hierhergekommen sind?
John: Also, ich weiß es selbst nicht, was ich suche.
Therapeut: Sie meinen, daß Sie nicht wissen, ob Sie Drogen und Alkohol völlig aufgeben wollen?
John: Genau, so ist es. Ich weiß nicht, was ich will. Ich sage mir, daß ich aufhören will, bin mir aber nicht sicher. Ich kenne eine Menge Leute, die aufhören wollten, aber nicht aufhören konnten.
Therapeut: Dann hatte also das Gespräch mit ihrem Sozialarbeiter damit zu tun, daß Sie mit dem Alkohol- und Drogengebrauch aufhören wollten? Oder ging es dabei um etwas anderes?
John: Der Sozialarbeiter sagte, Sie seien Leute, die jemandem wie mir zu helfen versuchen. Ich möchte etwas tun, aber ich weiß nicht was. Mir geht es im Moment ziemlich dreckig.
Therapeut: Sie meinen, es geht Ihnen im Moment dreckig, weil es Ihnen schwerfällt zu entscheiden, wie Sie weitermachen wollen?
John: Ja, ich weiß nicht, was ich will. Ich weiß, daß ich keine Drogen nehmen sollte. Es gefällt mir nicht, wie die Dinge grade laufen.

Therapeut: Was denkt Ihr Bruder, was Sie tun sollten?
John: Nun, er sagt nicht mehr viel dazu, was ich tun sollte. Er fragt nur manchmal: „Wann besorgst du dir einen Job?" Ich entnehme daraus, daß er meint, es sei gut für mich, wenn ich einen Job fände.
Therapeut: Er möchte offenbar, daß Sie etwas machen, was gut für Sie ist. Was, meinen Sie, welche Arbeit gut für Sie wäre?
John: Ich weiß, was ich gern täte, ich ginge gerne eines Tages wieder an die Schule zurück.
Therapeut: Was müssen Sie tun, um wieder zur Schule gehen zu können? Was bräuchte es, damit Sie das tun könnten?
John: Also, ich müßte beständiger sein und einen Platz für mich haben. Und aufhören zu trinken und Drogen zu nehmen.
Therapeut: Was würde Ihnen helfen, sich aufzuraffen, einen von diesen Wegen einzuschlagen?
John: Das ist genau der Punkt, genau da. Ich weiß es nicht. Ich weiß es wirklich nicht.
Therapeut: Ich schätze es sehr, daß Sie in diesem Punkt ehrlich sind. Sie wissen, daß Sie mir darüber allen möglichen Unsinn auftischen könnten. Ich kann verstehen, daß es einen guten Grund gibt, Drogen zu nehmen und zu trinken, und einen guten Grund, keine Drogen zu nehmen. Was, würden Sie sagen, wäre ein guter Grund, Drogen zu nehmen?
John: Lassen Sie mich überlegen ... Ein guter Grund wäre, daß ich mich dabei wohlfühle.
Therapeut: Es muß daneben noch einige andere Vorteile geben.
John: Wissen Sie, es gibt mir das Gefühl, jemand zu sein. Sie kennen den Typ von Leuten, mit denen ich gern zusammen bin. Es hilft mir, mit anderen in Beziehung zu treten.
Therapeut: Okay, das ist ein guter Grund. Haben Sie noch andere gute Gründe?
John: Eigentlich nicht. Es ist eben etwas, was ich schon mein ganzes Leben lang tue.
Therapeut: Sie machen es schon lange.
John: Ja, ich habe im ersten Jahr der Highschool damit angefangen, und jetzt ist es wie eine Gewohnheit.
Therapeut: Jugendliche dieses Alters wissen nichts Besseres, drum fangen sie an, irgend etwas zu machen. Aber Sie nehmen es schon lange. Darum müssen Sie einen guten Grund haben, daß Sie damit weitermachen. Sie scheinen zu der Art von Leuten zu gehören, die nichts ohne gute Gründe tun.

John: So habe ich es eigentlich noch nie betrachtet. Ich mache es schon so lange, daß es einfach etwas ist, was ich tue.
Therapeut: Sie meinen, Sie machen es aus purer Gewohnheit, einfach weil Sie es schon so lange so machen?
John: So ist es. Wie heute. Wenn ich keine Lust mehr habe herumzusitzen, dann gehe ich und nehme Drogen.
Therapeut: Sie meinen, wenn es Ihnen langweilig ist. Okay, das ist ein guter Grund. Fällt Ihnen noch irgendein anderer guter Grund ein?
John: Wenn Sie sagen „ein guter Grund" – so habe ich noch nie darüber nachgedacht. Ein guter Grund.
Therapeut: Sie machen den Eindruck, als seien Sie ein ziemlich kluger Kerl und nicht wie solche, die etwas ohne guten Grund tun.
John: Es scheint mir aber keinen guten Grund zu geben. Ich mache es einfach.
Therapeut: Vielleicht ist es ein guter Grund. Damit Sie sich wohler fühlen. Fällt Ihnen noch ein anderer guter Grund ein?
John: Eigentlich nicht. Nicht so direkt.
Therapeut: Sie kommen mir nicht wie einer von den Burschen vor, die etwas tun, ohne dafür einen guten Grund zu haben.

5. Die Lösungsorientierung:
Wie man Interviews führt, um Veränderungen zu erreichen

> Durch reden lerne ich nie etwas. Ich lerne erst dann etwas, wenn ich Fragen stelle.
>
> Lou Holtz, *The New York Times*

> Ein junger Mann wollte eine klare Aussage über Ericksons Methode. Erickson unterbrach die Diskussion und nahm den Mann mit nach draußen. Er wies die Straße hinauf und fragte ihn, was er sähe. Verwirrt antwortete der junge Mann, er sähe eine Straße. Erickson zeigte auf die Bäume, die am Rande der Straße standen. „Fällt dir an den Bäumen etwas auf?" Der junge Mann bemerkte schließlich, daß sie sich alle nach Osten neigten. „Genau, bis auf einen. Der Vorletzte neigt sich nach Westen. Es gibt immer eine Ausnahme."
>
> Jay Haley, *Advanced Techniques of Hypnosis and Therapy* (1967)

Vor ein paar Jahren beschlossen wir, eine Gruppe von Ausbildungstherapeuten für den Prozeß der lösungsorientierten Gesprächsführung zu sensibilisieren, indem wir ihnen das Videoband eines Familieninterviews vorführten. Tatsächlich handelte es sich bei der Familie auf dem Band um Nachbarn von uns, die sich bereit erklärt hatten, in unser Center zu kommen, um von einem typischen Familientreffen ein Videoband aufzunehmen. Der Zweck des Treffens bestand in der Planung eines bevorstehenden Familienpicknicks. Wir baten die Familienmitglieder, sich so natürlich wie möglich zu geben, und ließen dann die Kamera laufen. Die Kellys taten dann ihr möglichstes, ihre gewöhnlichen Familieninteraktionen bei der Planung eines Picknicks zu simulieren.

Wir zeigten den Trainees dann das Videoband über die Familie Kelly mit dem Hinweis, zu beschreiben, *nicht zu erklären*, was sie beobachteten. Informationen über den eigentlichen Zweck des Bandes sowie jegliche Information, die zur Identifizierung der Familie hätte führen können, hielten wir absichtlich zurück.

Die Trainees begannen sehr schnell zu beschreiben, was sie „sahen". Manche der Ausbildungskandidaten bemerkten, daß die Mutter eine „zornige und kontrollierende Frau" sei, die in ihrer Ehe frustriert zu sein schien. Eine andere Gruppe wies darauf hin, daß der Ehemann distanziert und reserviert sei, da es ihnen so vorkam, als ob es ihm widerstrebe, in die Familieninteraktion hineingezogen zu werden. Fast jeder Trainee sah eine starke Allianz zwischen der Mutter und den Kindern, wobei diese Bindung in ursächlichem Zusammenhang zu Verhaltensproblemen der Kinder stehe.

Bald wurden auch beim Vater Anzeichen eines Problemtrinkens identifiziert, und die Mutter schien es ihm möglich zu machen, seine Distanz gegenüber der Familie aufrechtzuerhalten, indem sie sich um die Erziehung der Kinder kümmerte. Einige Trainees spekulierten sogar darüber, ob die Tochter sexuell mißbraucht würde. Der Beweis für einen Mißbrauch basierte auf der Interpretation der Art und Weise, wie die Tochter die Vorschläge des Vaters ignorierte und sich statt dessen auf die Seite der Mutter schlug. Während das Band ablief, fand die Gruppe von Ausbildungskandidaten ständig neue Beweise für pathologische Interaktionsmuster und für Probleme in dieser Familie.

Diese Erfahrung war für uns eine echte Lektion, die uns darauf aufmerksam machte, wie leicht es ist, von der einfachen Beschreibung eines Ereignisses fortzuschreiten zu kausalen Hypothesen und Erklärungen. In Wirklichkeit sind die Kellys eine gut funktionierende Familie, die wir sehr gut kennen. Die über die Kellys angestellten Spekulationen warfen ernsthafte Fragen auf, wie Beobachter zu ihren Schlußfolgerungen kommen, wie sie den Wahrheitsgehalt ihrer Schlußfolgerungen verifizieren und wie sich solche Schlußfolgerungen auf die klinische Arbeit auswirken.

Nach Einstein sieht man das, woran man glaubt. Das heißt in anderen Worten, was wir glauben bestimmt was wir sehen und was wir ignorieren. Da die Trainees bei dem Videoband einer normalen Familie glaubten, es handle sich um eine pathologische Familie mit Problemen, fanden sie auch Probleme und Pathologie. Eine solche selektive Aufmerksamkeit versetzt uns in die Lage, die in unseren Verstand eindringenden Informationen auf eine logische und kohärente Art und Weise zu organisieren. Sie stellt einen normalen Prozeß dar. Angesichts dieser Erkenntnisse müssen wir jedoch darauf achten, daß die Bilder, die wir von den Menschen, mit denen wir arbeiten, konstruieren, ausgewogen sind. Sicherlich beeinflußt unsere Sicht unser Urteil über die Menschen und die Art und Weise, wie wir mit ihnen interagieren.

DAS ZWECKGERICHTETE INTERVIEW

Ein Interview ist ein komplexer Prozeß. Was gesagt wird, was nicht gesagt wird, wie es gesagt wird, wer was worüber, wann und wie sagte, all das übermittelt Informationen zwischen Klient und Therapeut. Kommunikation fließt in beide Richtungen (Weakland 1991). Was die Therapeutin zu fragen beschließt, was sie ignoriert, was sie hervorhebt, die Veränderung der Stimme, der Gesichtsausdruck, die Körperhaltungen, subtile und nicht so subtile Nuancen des Tonfalls, übermitteln dem Klienten, was die Therapeutin für wichtig und relevant hält, um das Ziel des Klienten zu erreichen.

In den letzten Jahren haben die Überlegungen zum therapeutischen Interviewprozeß einen beträchtlichen Wandel erfahren. In den frühen Tagen der Freudschen Ausbildung hielt man den Therapeuten für eine „leere Leinwand", auf die die Psychopathologie eines Klienten projiziert wurde. Folglich war es für den Therapeuten wichtig, „objektiv" und „wertfrei" zu bleiben. Allerdings begannen Therapeuten, angefangen mit solchen Pionieren wie Karen Horney und Harry Stack Sullivan (Horney 1937; Sullivan 1952, 1954), den Interviewprozeß als eine Interaktion anzusehen. Dies führte zu einer neuen Sicht darüber, wie sich der Therapeut an der Konstruktion der Probleme und der Lösungen der Probleme des Klienten beteiligt (Anderson u. Goolishian 1988; de Shazer u. Berg, in Druck; Efran, Lukens u. Lukens 1990; O'Hanlon u. Wilk 1987).

Gegenwärtig halten viele Denker das Interview für ein „therapeutisches Gespräch", in dem der Therapeut aktiv an dem Prozeß partizipiert, der definiert, was das Problem ist und wie es gelöst werden kann (Anderson u. Goolishian 1988; de Shazer u. Berg 1992; Penn 1985; Tomm 1987a, 1987b; Weakland 1991).

In der lösungsorientierten Therapie schließen sich Therapeut und Klient zusammen, um eine therapeutische Einheit zu bilden, die auf gegenseitigem Vertrauen und Kooperation basiert. Im Gespräch konstruieren die Beteiligten dieses therapeutischen Systems gemeinsam, was für den Klienten problematisch ist und wie Klient und Therapeut kooperieren können, um eine Lösung des Problems zu finden. Da der Interviewprozeß zwangsläufig die Sicht des Klienten von seinem Problem oder einer potentiellen Lösung beeinflußt, wurde eine Interviewmethode entwickelt, um die Problemsicht des Klienten auf eine solche Art und Weise zu beeinflussen, daß sie zu einer Lösung führt. In diesem Prozeß haben wir fünf Fragen entwickelt, die wir bei der Gesprächsführung für besonders nützlich halten, um eine Lösung herbeizuführen.

Fünf nützliche Fragen

Jede vom Therapeuten gestellte Frage vermittelt dem Klienten, was der Therapeut für wichtig hält, um die Behandlungsziele zu erreichen. Wir meinen, daß der Therapeut Fragen auswählen muß, die nützlich sind, um Lösungen für die Probleme der Klienten zu finden. Beachten Sie, daß die Fragen, die ein Therapeut einem Klienten stellt, von den Annahmen und Überzeugungen ausgehen, was einem Klienten hilfreich sein wird. Die im lösungsorientierten Interview verwendeten Fragentypen gründen auf unserer Annahme, daß die beste Art, den Klienten zu helfen, darin besteht, aus ihren bestehenden Stärken und Ressourcen Nutzen zu ziehen.

1. Fragen, die vor Sitzungsbeginn eingetretene Veränderungen beleuchten

Wie in Kapitel 1 erwähnt, ist es eine der grundlegenden Annahmen des lösungsorientierten Modells, daß Veränderung ständig stattfindet. Und tatsächlich beobachten wir häufig, daß Klienten ihre bestehenden Problemmuster schon geändert haben, bevor sie zur ersten Sitzung kamen. Berichte über Veränderungen vor der ersten Sitzung sind so häufig, daß wir unsere Klienten inzwischen routinemäßig auffordern, danach Ausschau zu halten, wenn die erste Sitzung verabredet wird.

Nicht selten beginnen Klienten mit einem Trinkproblem ihre erste Sitzung mit Bemerkungen wie: „Ich habe mich gefragt, ob ich kommen sollte, denn seit meinem Telefonanruf trinke ich viel weniger" oder: „Ich weiß nicht, ob ich das Richtige mache. Vielleicht verschwende ich Ihre Zeit". Anstatt solche positiven Veränderungen vor der Sitzung als Beweis dafür zu interpretieren, daß der Klient „widerständig" oder „verleugnend" ist oder ihm das notwendige Engagement für die Behandlung fehlt, haben wir es nützlich gefunden, eine solche Veränderung als Baustein zu verwenden, um zukünftige Ziele zu erreichen. Das war sicherlich der Fall bei einem Klienten, den wir kürzlich im Center behandelten:

Klient: Seit meinem Anruf habe ich mein Trinken wegen einer Freundin eingeschränkt.
Therapeut: Erzählen Sie mir mehr davon. Was meinen Sie damit?
Klient: Ich habe mein Leben lang getrunken, lauter hartes Zeug. In der Armee habe ich damit angefangen, als es in dem Laden dort billige Getränke gab. Mann, ich hab' die ganze Zeit gesoffen.
Therapeut: Ja, wie haben Sie es denn geschafft, Ihr Trinken seit dem Anruf einzuschränken?
Klient: Ich habe wegen dieser Freundin seit zwei Wochen keine harten Sachen getrunken.
Therapeut: Das ist unglaublich. Sie haben seit zwei Wochen nichts Hartes getrunken? Das hört sich ja so an, als ob diese Freundin wirklich wichtig für Sie ist.
Klient: Das ist sie. Sie will, daß ich vollkommen aufhöre.
Therapeut: Wieviel trinken Sie denn zur Zeit?
Klient: Wie ich sagte, ich hab' ständig das harte Zeug getrunken. 'ne Menge. Zu viel. Im Moment trinke ich nur Bier.
Therapeut: Sie haben harte Getränke aufgegeben.
Klient: Ja.
Therapeut: War es schwer? Ich meine, nicht zu trinken?
Klient: Eigentlich nicht. Wenn ich mit Sally zusammen bin, trinke ich überhaupt nicht. Ich trinke nur, wenn ich mich mit meinem Bruder und Freunden herumtreibe.
Therapeut: Was würde Sally Ihrer Meinung nach sagen, was an Ihnen anders ist, wenn Sie überhaupt nichts trinken?
Klient: Sie würde sagen, daß ich eine andere Person bin. Ich hätte keine negative Einstellung.

Untersuchungen unterstützen unsere Beobachtung, daß Klienten ihre Problemmuster signifikant ändern, bevor sie zur Behandlung kommen. (Bloom 1981; Kogan 1957a, 1957b, 1957c; Noonan 1973; Talmon 1990; Weiner-Davis et al. 1987). Solche Veränderungen werden jedoch von den Klienten selten spontan berichtet. Aus diesem Grund ist es überaus wichtig, daß der Therapeut fragt, ob es solche Veränderungen gibt! In seinen Untersuchungen hat Talmon (1990) herausgefunden, daß bei Therapeuten, die Wert darauf legen, Klienten über Veränderungen vor der Sitzung zu befragen, fast zwei Drittel der Klienten von einer wie auch immer gearteten Veränderung berichten. Überdies geht eine solche Veränderung in der Regel in die vom Klienten gewünschte Richtung.

Wir glauben, daß eine Klientin, die von sich aus was verändert, ermutigt werden sollte, denn wenn die Klientin diese Veränderungen gemacht hat, ist es leicht für sie, sich für die Lösung ihres Trinkproblems verantwortlich zu fühlen. Wenn der Therapeut der Klientin hilft, ihre eigene Lösung für sich zu beanspruchen, ist die Klientin eher in der Lage, diese Ziele aufrechtzuerhalten. Es ist für die Problemtrinkerin häufig eine ungeheuer emotionale Erfahrung, sich die Lösungen als Verdienst anzurechnen, da es selten vorkommt, daß sie wegen eines Erfolgs in Zusammenhang mit ihrem Trinken Anerkennung erfährt. Außerdem wird es die Klientin eher schaffen, diese Lösungen aufrechtzuerhalten, da sie zu ihrer Art und Weise, Dinge zu tun, passen.

Um herauszufinden, ob es vor der Sitzung zu Veränderungen gekommen ist, stellen wir zuerst diese Frage:

> „Unserer Erfahrung nach bemerken viele Menschen in der Zeit zwischen Verabredung und erster Sitzung, daß sich die Dinge gebessert haben. Sind Ihnen in Ihrer Situation solche Veränderungen aufgefallen?"

Das ruft die Erwartung und Annahme hervor, daß es ganz normal ist und erwartet wird, daß sich seit der Verabredung ihre ernsten Probleme vielleicht ein wenig gebessert haben.

Wie man sich vorstellen kann, sind die Reaktionen der Klientinnen recht vielfältig. Manchen Klientinnen ist klar, daß „es ein wenig besser geht", aber sie sind sich nicht sicher, inwiefern sie ihrem Glück trauen können, und sie warten auf die fachliche Meinung des Therapeuten. Andere Klientinnen sind vorsichtiger, weil es schon früher Veränderungen gegeben hat, und sich das Problem dann in der Regel verschlimmerte. Folglich ist eine Klientin, die solche Erfahrungen gemacht hat, immer noch etwas skeptisch, wie dauerhaft die Verbesserung sein wird. Sie scheint zögerlicher zu sein, insbesondere wenn die positiven Veränderungen andere Familienmitglieder betreffen.

Wenn es bei den Veränderungen vor der Sitzung darum geht, daß sie aktive und bewußte Schritte unternommen hat, ist sie eher bereit, solche Veränderungen als Hinweis auf einen Schritt in eine positive Richtung zu werten. Wenn eine Klientin als Klagende kommt und der Meinung ist, daß das Problem andere betrifft (wie z. B. den Partner oder die Kinder), wird sie solchen Veränderungen eher skeptisch gegenüberstehen, weil sie an der Dauerhaftigkeit zweifelt.

Wir ziehen es beide vor, Veränderungen vor der Sitzung nach der zweiten Methode zu untersuchen. Anstatt direkt danach zu fragen, halten wir es für weniger aufdringlich, auf den geeigneten Augenblick zu warten, um Veränderungen vor der Sitzung anzusprechen. Dieser Ansatz ist nicht nur flüssiger und natürlicher, er wird auch sowohl für den Klienten als auch den Therapeuten zu einer Entdeckungsreise. Das folgende Beispiel illustriert diese Technik.

Fallbeispiel: Nach der Party
Therapeut: Was würden Sie denn als Resultat Ihres heutigen Kommens gerne geändert haben?
Klient: Ich bin mir nicht sicher. Ich hatte eine ziemlich schlimme Phase hinter mir, als ich euch angerufen habe. Vielleicht habe ich mir selbst Angst gemacht. Ich wußte, daß ich zuviel trank. Also hab' ich völlig damit aufgehört. Es sind jetzt vier Tage, und bisher scheint es zu gehen.
Therapeut: Wie haben Sie das gemacht?
Klient: Wissen Sie, ich habe einfach zuviel getrunken, und ich mußte etwas unternehmen.
Therapeut: Wie haben sie das geschafft, vier ganze Tage nichts zu trinken?
Klient: Die eine Sache war, daß ich hier angerufen habe. Dann habe ich beschlossen, daß ich, wenn ich das ernsthaft angehen will, am besten sofort damit beginne. Also habe ich einfach aufgehört zu trinken.
Therapeut: Ist das für Sie anders?

Klient: Allerdings. Ich bin einer von den Menschen, die meinen, daß sie ihre Probleme selbst lösen sollen. Mir wurde jetzt zum ersten Mal klar, daß ich Hilfe brauche. Es ist schwer für mich, von irgend jemand Hilfe anzunehmen. Deshalb kann ich auch nicht zu den Anonymen Alkoholikern gehen. Ich will nichts hören über die Probleme anderer Leute, und ich will mich nicht vor Fremden auskotzen.
Therapeut: Und wie haben Sie es nun geschafft, vier Tage lang nichts zu trinken?
Klient: Es war nicht leicht, das kann ich Ihnen sagen. Aber es geht schon besser.
Therapeut: Wie kamen Sie zu dem Entschluß, damit anzufangen? Manche Leute trinken mehr, wenn sie sich auf eine Behandlung einstellen. Sind Sie einer von den Typen, die den Stier bei den Hörnern packen und mit ihm rennen?
Klient: Eigentlich habe ich mich nie so gesehen. Aber ich habe immer gewußt, daß ich wegen meiner Trinkerei etwas unternehmen muß. Also habe ich mich einfach entschlossen, daß es dann genausogut sofort sein könnte.
Therapeut: Angenommen, Ihre Frau wäre hier - wenn ich sie fragen würde, was an Ihnen anders ist, was glauben Sie, würde sie sagen, was in diesen vier Tagen bei Ihnen anders war?
Klient: Womöglich würde sie sagen, daß ich entspannter bin. Ich weiß, ich war in letzter Zeit ziemlich daneben.

Der Therapeut bestärkt den Klienten, indem er ihm Fragen stellt über die Schritte, die er unternommen hat, um zu seinem Entschluß zu kommen. Die Frage nach den Wahrnehmungen anderer Familienmitglieder bestätigt nicht nur die Informationen, die der Klient dem Therapeuten gibt, es bringt den Klienten auch dazu, sich bewußt zu werden, wie sich sein Verhalten auf andere auswirkt. Der nächste Schritt besteht darin, dem Klienten zu helfen, Mittel und Wege zu finden, um die Nüchternheit, mit der er von sich aus angefangen hat, aufrechtzuerhalten.

Therapeut: Was müssen Sie tun, um auf diesem Gleis zu bleiben?
Klient: Das habe ich mich selbst gefragt. (Pause) Ich nehme an, daß ich einfach das weiter machen muß, was ich die letzten vier Tage gemacht habe.

Therapeut: Und was haben Sie vier Tage lang gemacht? Das ist für Sie eine lange Zeit, ohne zu trinken.
Klient: Ich habe mich einfach beschäftigt. Eigentlich habe ich mich recht gut gefühlt. Im Moment mache ich etwas Gutes für mich selbst, und meine Familie hilft mir sehr. Es hilft mir auch, wenn ich sehe, daß das meine Frau glücklich macht.

Der Therapeut wandte noch etwas mehr Zeit dafür auf, um detailliert danach zu fragen, was der Klient benötigte, um seinen Lebensstil ohne Trinken aufrechtzuerhalten. Am Ende der Sitzung wurde der Klient gelobt und dann wurde ihm die folgende Aufgabe gestellt:

„Wir sind sehr beeindruckt von Ihrer Entschlossenheit, das zu tun, was für Sie und Ihre Familie gut ist, obwohl es Ihnen schwer fällt. Es ist uns klar, daß Sie zu jenem Menschenschlag gehören, der seine Probleme auf seine eigene Art löst und nicht der Masse folgt. Es ist auch klar, daß Sie ein Mann der Tat sind, und wenn Sie sich entschließen, etwas zu tun, dann nehmen Sie den Stier bei den Hörnern und machen das auch.

Weil Sie erkannt haben, daß Sie jeden Tag für sich nehmen und auf der Hut sein müssen [das sind die Worte des Klienten], und weil sie erkannt haben, daß sie langsam machen müssen, möchten wir gerne, daß Sie genau verfolgen, was sie tun, um nüchtern zu bleiben. Vielleicht entdecken Sie ja etwas Neues, was Sie bisher noch nicht versucht haben."

Hat der Klient Mittel und Wege gefunden, um sein Trinken in den Griff zu bekommen, hilft es ihm, wenn ihn der Therapeut dafür lobt. Dieser Stärkungsprozeß verbessert die Eigenwahrnehmung des Klienten. Wenn der Klient die Lösung offen zugibt, fällt es ihm leicht, auch die Probleme offen zuzugeben.

Aus diesem Fall läßt sich eines ganz klar ersehen: Wenn es eine klare Veränderung vor der Sitzung in einer Richtung gibt, in der der Klient Hilfe suchte, und wenn der Klient zuversichtlich ist, daß er auf Kurs bleiben kann, dann besteht der nächste Schritt für den Therapeuten darin, dem Klienten zu helfen, den Kurs einzuhalten, der vor der ersten Sitzung eingeschlagen wurde.

Jede weitere Sitzung wird damit verbracht, die Veränderungen zu besprechen und neue zu entdecken, herauszufinden, wie die Familienmitglieder auf diese Veränderungen reagieren und was geändert werden muß, um den Kurs zu halten.

2. Fragen, die nach Ausnahmen suchen, um aktuelle und vergangene Erfolge zu verbessern

Genauso wie wir die Veränderung vor der ersten Sitzung als Kontextmarker bewerten (O'Hanlon u. Wilk 1987), ist auch die Ausnahme von dem Problem zu beachten und vom Therapeuten als solche hervorzuheben. Dieser Ansatz zieht Nutzen aus den Ressourcen des Klienten und verwendet sie (Dolan 1991), wodurch das Selbstwertgefühl des Klienten verbessert wird.

Zu einer Ausnahme vom Problem kommt es dann, wenn der Klient ein Verhalten an den Tag legt, bei dem er nicht trinkt, entweder spontan oder indem er konkrete und wohlüberlegte Schritte unternimmt. Fragt man sie nach Ausnahmen, können deshalb manche Klienten detailliert beschreiben, wie sie es entweder schafften, ihr Trinken zu reduzieren oder völlig aufzugeben, indem sie bestimmte Schritte unternahmen. Eine Klientin beschrieb ihre Ausnahmen vom Problemtrinken an Wochentagen beispielsweise auf die folgende Art und Weise:

Fallbeispiel: Bewußte Ausnahmen
Therapeut: Ich bin neugierig auf die Tage, an denen Sie nichts trinken. Wie machen Sie das?
Klient: So habe ich das noch nie gesehen, und deshalb weiß ich nicht, ob ich Ihnen das genau sagen kann.
Therapeut: Sie haben erwähnt, daß Sie an Wochentagen nichts trinken.
Klient: Ich habe das jahrelang nicht gemacht. Wie ich das mache? Ich muß es tun. Ich entscheide mich einfach dafür, daß ich keinen Alkohol anrühren werde. Dann denke ich nicht darüber nach. Ich sage mir selbst, daß da nichts zur Wahl steht.
Therapeut: Mensch! Das ist ja erstaunlich. Wie machen Sie das?
Klient: Rechnen Sie mir das lieber nicht zu hoch an. Ich mußte hart daran arbeiten.
Therapeut: Das ist für mich noch erstaunlicher; daß Sie so hart gearbeitet haben, um dort zu sein, wo Sie sind.
Klient: Manchmal komme ich auf Parties oder Versammlungen, auf denen getrunken wird, in Versuchung. Dann achte ich darauf, nur

Cola zu trinken, mich von denen fern zu halten, die trinken, und konzentriere mich ganz darauf, Leute kennenzulernen. Ich versuche, mindestens eine Person zu finden, mit der ich mich unterhalten kann, und dann konzentriere ich mich auf ihre Geschichten.
Therapeut: Das ist erstaunlich. Wie haben Sie herausgefunden, daß das hilft?
Klient: Es war nicht leicht. Ich habe viele Dinge versucht. Ich habe mich dafür entschieden, mich an Wochentagen auf meine Karriere zu konzentrieren. Um beruflich weiterzukommen, muß ich mich voll hineinknien.
Therapeut: Das glaube ich Ihnen gerne. Und was machen Sie, wenn Sie unter der Woche zu Hause sind, damit Sie nicht trinken?
Klient: Ich konzentriere mich einfach auf das, was ich zu tun habe: Kochen, Hausarbeiten, Briefe- oder Berichteschreiben, Freunde anrufen, ein Bad nehmen, einkaufen gehen und alles, was meine Aufmerksamkeit beansprucht. Es ist mir gerade eingefallen: Ich bin Mitglied geworden in einem Fitneßcenter. Das hilft wirklich. Ich fühle mich einfach gut, wenn ich Sport treibe. Wenn ich mich gut fühle, muß ich nicht trinken.
Therapeut: Was würde ihrer Meinung nach ihren Mitarbeiterinnen und Freunden als anders auffallen, wenn Sie all diese Dinge tun?
Klient: Ich bezweifle, daß Ihnen an mir etwas als anders auffällt. Wie ich Ihnen sagte, wenn ich trinke, dann nur an Wochenenden und allein.
Therapeut: Ja, ich erinnere mich. Was müßten Sie machen, damit Sie auch an Wochenenden aufhören zu trinken?
Klient: Darum geht's. (Pause) Ich könnte ja so tun, als ob es dasselbe wäre wie an Werktagen. Ich müßte dieselbe Einstellung haben wie an den Werktagen. Vielleicht sollte ich einige Arbeiten für das Wochenende aufheben. Wissen Sie, dann fühle ich mich nämlich gelangweilt und einsam. Und dann komme ich in Schwierigkeiten. Ich sollte auch an Wochenenden zum Fitneßtraining gehen. Eigentlich würde es mir gut tun, am Leben Interesse zu haben und nicht am Wochenende Trübsal zu blasen.

Die Klientin, eine ehrgeizige und attraktive Karrierefrau, erkennt durch dieses Gespräch, daß sie ihre Wochentage gut im Griff hat. Während sie die Fragen des Therapeuten beantwortet, was sie tue, um nicht zu trinken, wird sich die Klientin all der Aktivitäten bewußt, die ein Teil ihres Lebens sind. Während sie dem Therapeuten diese Aktivitäten erklärt, beginnt sie, eine erfolgreiche Strategie zu konstruieren für das, was sie an den Wochenenden tun muß, um nicht zu trinken.

Ein Klient braucht vielleicht etwas Hilfe bei der Aufzählung (auf eine positive und hilfreiche Art und Weise), damit er entdeckt, was er wiederholen kann. Diese Klientin konnte ihre Langeweile und Einsamkeit als ihre kritischen Punkte identifizieren. Ihre Lösung bestand darin, auch an Wochenenden zum Fitneßcenter zu gehen und sich „für das Leben zu interessieren". Manchmal ist die Lösung einfach und für den Klienten leicht zu erreichen.

Manchmal ist es dem Klienten klar, daß es Zeiten gibt, an denen er in der Lage ist, das Trinken einzuschränken oder zu unterlassen. Wenn man ihn jedoch fragt, ist er nicht in der Lage, die Schritte, die er unternommen hat, um enthaltsam zu leben, zu beschreiben oder nachzuvollziehen. Meist lautet die Reaktion so: „Ich weiß nicht, es ist einfach geschehen. Ich bin einfach aufgewacht und habe mich gut gefühlt."

Manche Klienten schreiben die Ausnahmen Ereignissen zu, die nicht regelmäßig wiederholt werden können. So stellt Daryll beispielsweise sicher, daß er während der Fastenzeit wegen seiner religiösen Überzeugung nichts trinkt. George rührt keinen Alkohol an, wenn er mit seinem Chef zum Essen ausgeht, gleichgültig um was für Umstände es sich handelt. Er erklärt, daß man von ihm erwartet, nichts zu trinken, und alle am Essen Beteiligten trinken nur Mineralwasser, Tee oder Kaffee. So ist das gewesen, seitdem der Direktor der Firma nach einem Herzinfarkt zuerst mit dem Trinken aufhörte. George ist nicht in der Lage zu beschreiben, was er in dieser Zeit tut, außer daß er kein Verlangen nach Alkohol hat.

Da diese Klienten nicht in der Lage sind, die von Ihnen unternommenen Schritte zu beschreiben, wenn es Ausnahmen von ihrem Trinken gibt, oder da die Ausnahmen von ihnen als von anderen abhängig gesehen werden, sind sie schwierig zu wiederholen. Folglich sind es keine sehr nützlichen Ausnahmen. Wie in Kapitel 6 über lösungsorientierte Interventionen beschrieben wird, kann ein Therapeut in einer solchen Situation dem Klienten die Aufgabe geben, Voraussagungen zu machen. In Kapitel 6 beschreiben wir ausführlich, wie diese Aufgabe, Voraussagungen zu machen, bei Klienten eingesetzt werden kann, die spontane Ausnahmen haben.

Die lösungsorientierte Interviewtechnik vergrößert und verstärkt die Erfolge einer Klientin durch die wiederholte Betonung jener wenigen, aber wichtigen Ausnahmen. Werden die Erfolge einer Klientin häufig wiederholt und detailliert untersucht, werden sie für sie realer. Wenn die Klientin ihre Erfolge „sehen" kann und erkennt, daß sie tatsächlich Schritte unternommen hat, um sie auch auszuführen, ist sie gezwungen, die Realität anzuerkennen, daß sie nämlich weiß, wie sie aufhören kann zu trinken. Erkennt die Klientin diese Realität, wird sie leicht zu einer sich selbst erfüllenden Prophezeiung.

3. „Wunder geschehen tatsächlich": Die Wunderfrage

Wie wir im Verlauf des gesamten Buches erwähnen, ist die Wunderfrage womöglich die wichtigste Frage unseres Modells. Es orientiert den Klienten auf einen zukünftigen Zustand, in dem das Problem gelöst ist und er anfangen kann, den erfolgreichen Abschluß der Therapie zu genießen. Die Frage kann etwa so gestellt werden:

> „Ich möchte Ihnen eine etwas andere Frage stellen. Für diese müssen Sie Ihre Vorstellungskraft einsetzen. Angenommen, Sie gehen nach Hause und legen sich heute Nacht nach der Sitzung ins Bett. Während Sie schlafen, geschieht ein Wunder, und das Problem, wegen dem Sie hergekommen sind, ist gelöst, gerade so (schnippt mit den Fingern). Da Sie geschlafen haben, wissen Sie nicht, daß dieses Wunder geschehen ist. Was wird Ihrer Meinung nach morgen früh das erste kleine Anzeichen sein, das Sie darauf hinweist, daß über Nacht ein Wunder geschehen ist und daß das Problem, wegen dem Sie hergekommen sind, gelöst ist?"

Immer wieder geschehen die unglaublichsten Dinge. Ein Klient fängt an, über eine alternative Realität zu träumen und beginnt, für sich Hoffnung zu schöpfen. Dann fängt er an, detailliert zu beschreiben, wie sein Morgen anders sein wird. Während er fortfährt, fängt er an zu lächeln, seine Augen beginnen zu glänzen, er setzt sich aufrecht hin und scheint tatsächlich zu leuchten, während er die von ihm vorgestellten Veränderungen beschreibt.

Häufig ist das für die Klientin eine bedeutende neue Erfahrung. Wenn sich eine Klientin in die Zukunft versetzen und sich vorstellen kann, daß aus ihrem schmerzhaften, verletzten und zerstörten Leben ein kohärenteres, harmonischeres und erfolgreicheres Leben wird, ist das eine Erfahrung, die neue Lebenskraft gibt. Wir meinen, daß Hoffnung und eine Vision dessen, was möglich ist, das wichtigste Geschenk ist, das ein Therapeut einem Klienten machen kann. Klienten reagieren darauf mit Hoffnung für ihr Leben und für sich selbst.

„Erstmal habe ich eine ausgeruhte Nacht gehabt und wache deshalb gutgelaunt auf und sage meiner Frau, guten Morgen'. Vielleicht gebe ich ihr sogar einen Kuß, und vielleicht umarmen wir uns sogar. Wir diskutieren eventuell, was heute so anliegt. Ich stehe ohne Kater auf und freue mich auf den Tag. Vielleicht helfe ich meiner Frau sogar beim Kaffeekochen, helfe den Kindern mit ihrem Frühstück und schicke sie in die Schule. Vielleicht gebe ich meiner Frau sogar die Gelegenheit, noch eine halbe Stunde liegen zu bleiben. Das wird ihr gefallen. Und ich gehe gut gelaunt zur Arbeit."

„Ein Wunder? Ein echtes Wunder? Wahrscheinlich merkt man es erst, wenn ich heimkomme, da ich zur Arbeit gehe, bevor alle aufstehen. Ja, dann wird es sich zeigen. Ich werde freundlicher sein zu meiner Familie. Ich behandle meine Familie, wie sie behandelt werden sollte. Sie werden es wissen, denn sie werden keine Angst vor mir haben. Wie sie es wissen können? Na ja, ich werde entspannt sein. Genau. Ich werde ruhig sein, mit ruhiger Stimme reden. Ich werde sie nicht beschimpfen. Aber vor allem werde ich nicht trinken."

„Ich weiß nicht so recht. Darüber habe ich nie nachgedacht. Junge, das ist schwierig. Meine Freundin wird sagen, daß ich fröhlich bin, ehrgeiziger, was mich selbst betrifft, und mich nicht selbst heruntermache. Ganz allgemein optimistischer. Genau. Ich werde mich gut fühlen. Ich werde es zu etwas bringen. Im Moment bin ich beruflich in einer Sackgasse, aber ich hätte das Gefühl, daß ich es im Leben zu was bringen kann."

„Mein Freund wird aufhören zu trinken. Nein, vorher wird er zugeben, daß er ein Trinkproblem hat, und es nicht abtun als wäre es nichts. Ich nehme an, wenn er das tut, werde ich nicht mehr auf ihm herumhacken. Dann werden wir uns nicht ständig streiten. Richtig, friedlicher und ruhiger. Wie es war, als wir uns kennenlernten."

„Ein echtes Wunder? Ich glaube an Wunder. Aber Wunder brauchen Zeit. Ich nehme an, daß ich mich wohl zuerst einmal um mich selbst mehr kümmern werde. Persönliche Pflege, würde ich sagen. Nein, mein Mann würde das sagen. Ich hätte wohl Lust, mich um mich selbst mehr zu kümmern, würde farbenfrohe Kleider anziehen, ließe mir meine Haare machen. Würde mir Bewegung verschaffen, mich für Gartenarbeit interessieren, mich um die Kinder kümmern. Das wäre ein großes Wunder."

„Ein Wunder? Ich gewinne im Lotto und höre auf zu arbeiten. Im Ernst, mein Mann hätte eine feste Arbeit und würde zum Familieneinkommen beitragen. Er würde wieder lachen. Ich würde sehen, wie er mit den Augen zwinkert, und auf seinem Gesicht wäre ein Lächeln. Das wäre in unserem Haus ein Wunder."

Wenngleich es als ein „Wunder" etikettiert wird, haben die Klienten über ihren „Wundertag" im großen und ganzen überaus realistische und sachliche Vorstellungen. Wenn jemand anfängt, sich an den Träumen über Luftschlösser oder goldene Berge zu erfreuen, kann ihn der Therapeut sanft in die Realität zurückholen, entweder durch Humor oder dadurch, daß er den Wunsch, im Lotto zu gewinnen, eine Yacht zu haben und in einem Schloß zu leben, auf Normalmaß bringt. Aber die meisten Klienten wissen, daß es sich nur um einen Wunschtraum handelt, und finden sich schnell damit ab, ein realistisches Wunder zu entwerfen.

Es ist nach unserer klinischen Erfahrung erstaunlich, daß „Wunderbilder" recht realistisch, detailliert und im Lebenskontext des Klienten auch erreichbar sind. Da das Bild vom Klienten entworfen wird, paßt es auf natürliche Weise in seinen Lebensstil und ist folglich auch erreichbar. Wie mit den Ausnahmen vom Problem liegt es im Vermögen des Klienten, das Wunder auszuführen. Das Wunderbild ist am nützlichsten, wenn es in detaillierten und meßbaren Begriffen beschrieben wird. Innere Gefühle, die durch eine Wundervorstellung hervorgerufen wurden, sollten als äußeres Zeichen der Veränderungen beschrieben werden, die stattfinden werden. Wenn demnach ein Klient antwortet: „Ich werde mich besser fühlen, friedlicher, entspannter", muß er diese Ideen abwandeln in äußere Manifestationen innerer Veränderungen. Eine weitere gute Frage lautet:

> „Angenommen, Sie finden diesen inneren Frieden (oder: Sie sind mit sich selbst zufrieden, oder: Sie sind wieder ganz der Alte) morgen nach dem Wunder, was werden Sie an sich bemerken, was anders ist und Ihnen sagt, daß Sie diesen Frieden haben?"

Wir meinen, daß die Klientin mit einem Trinkproblem ein äußeres Zeichen dafür braucht, wie ihr inneres Selbst sich verändert. Da eine Klientin emotionale Reaktionen auf ihre Umgebung so lange (durch Alkoholkonsum) ignoriert und verborgen hat, muß sie lernen, ihre inneren Emotionen mit ihren Verhaltensweisen, oder ihre Trinkmuster mit den Folgen in Verbindung zu bringen.

Für den Therapeuten besteht der nächste Schritt darin, dieses Wunder auszunutzen und die Informationen umzusetzen. Diese Umsetzung könnte ermöglicht werden, indem man den folgenden Dialog auf die eine oder andere Weise verwendet:

Therapeut: Wann ist Ihrer Meinung nach ein Teil dieses Wunders zuletzt geschehen, wenn auch nur ein kleines bißchen?
Klient: Da müßte ich sagen, es war vor zwei Wochen.
Therapeut: Erzählen Sie mir darüber. Was haben Sie gemacht, um einen kleinen Wundertag zu haben?
Klient: Ich bin nicht sicher. Ich würde sagen, es war am Wochenende. Ich war der Meinung, daß ich ziemlich egoistisch gewesen bin, und entschloß mich, an diesem Tag das zu tun, was meine Familie schon seit langer Zeit von mir wollte. Wir kochten gemeinsam, gingen spazieren und kauften Lebensmittel ein. Es klingt blöd, aber wir hatten wirklich eine Menge Spaß. Es war ein guter Tag. Wir kamen sogar überein, daß wir so etwas häufiger tun sollten.
Therapeut: Was ist von Ihrer Seite nötig, um das fortzusetzen, was Sie an diesem Tag angefangen haben?

Klient: Wissen Sie, wenn ich jetzt darüber nachdenke, nicht viel. Einfach planen und es tun.
Therapeut: Was würde Ihrer Meinung nach Ihre Familie sagen, was Sie tun müßten, um es zu wiederholen?
Klient: Hm, das ist schwierig. Meine Frau würde wahrscheinlich dasselbe sagen. Wir haben es gemacht, also machen wir es einfach wieder.
Therapeut: Worin besteht der erste Schritt, den Sie machen müssen?
Klient: Den ersten Schritt habe ich schon unternommen, indem ich hierherkam. Also muß ich vermutlich den zweiten Schritt machen. Einfach planen, den Babysitter da haben und meine Frau zum Essen und ins Kino ausführen.

Wenn es vor der Sitzung Veränderungen gegeben hat oder in der Vergangenheit Erfolge, auf die man sich stützen kann, läßt sich der Wundertag leicht umsetzen. Da die Verhaltensressourcen im Repertoire verfügbarer sind, kann der Klient den „Ausnahmetag" relativ leicht Schritt für Schritt wiederholen. Um den Klienten zu zeigen, daß das möglich ist, muß der Therapeut über einen kleinen Ausschnitt des von ihnen initiierten Verhaltens detaillierte Informationen erfragen.

Wenn der Klient von keiner erfolgreichen Zeit in der Vergangenheit berichtet oder es keine Ausnahme von dem Problem gibt, besteht der nächste Schritt darin, daß der Therapeut dem Klienten hilft, den Erfolg in die Zukunft zu projizieren. Wiederum sind detaillierte Beschreibungen nützlich.

Therapeut: Welchen ersten Schritt müssen Sie Ihrer Meinung nach unternehmen, damit ein kleiner Teil des Wunders geschieht?
Klientin: Das ist hart. Ich nehme an, ich muß aufhören zu trinken.
Therapeut: Das hört sich für mich wie ein großer Schritt an. Was meinen Sie, was vorher kommen müßte, etwas kleines, was Sie sofort tun können?
Klient: Ich müßte mich gut fühlen. Meine Arbeit müßte mir Spaß machen. Ich weiß, daß ich bei der Arbeit mehr leisten sollte. Ich müßte aufhören herumzutrödeln.
Therapeut: Was würden Sie nach dem Wunder bei Ihrer Arbeit anders machen?
Klient: Ich würde mit einer guten Einstellung zur Arbeit kommen.
Therapeut: Was müßten Sie tun, um mit einer guten Einstellung zur Arbeit zu kommen.

Klient: Ich müßte aufhören, meine Eltern zu beschuldigen. Vermutlich muß ich erwachsen werden und der Tatsache ins Auge sehen, daß ich für mich selbst sorgen muß.

Der Therapeut bestärkt die Klientin in dem Gedanken, daß sie letztlich für ihre Zukunft verantwortlich ist. Nur herumzusitzen und darüber zu reden, was anders sein könnte, ist nutzlos, es sei denn, die Klientin unternimmt tatsächlich Schritte, damit etwas geschieht.

Jetzt, wo der Klient eine Vorstellung von dem „Wunderbild" hat, ist es Zeit, ihn in jemanden zu verwandeln, der Wunder vollbringt. Der nächste Schritt besteht darin, den kleinen Teil des Wunders real werden zu lassen und dem Klienten bei der Vorstellung zu helfen, was sich in seinem Leben ändern wird, wenn er tatsächlich Schritte unternimmt, um das Wunder geschehen zu lassen.

Klient: Wissen Sie, worin mein Wunder besteht? Wollen Sie das wirklich wissen?
Therapeut: Warum nicht? Es ist ein echtes Wunder, und das Problem, das Sie hergeführt hat, ist gelöst. Was wäre für Sie das erste kleine Zeichen, daß Ihr Problem im Begriff ist, gelöst zu werden?
Klient: Jerry würde mir das Frühstück im Bett servieren. Davon habe ich als Kind geträumt. Das ist so romantisch für mich. Ich möchte etwas mehr Romantik in meinem Leben. Als wir geheiratet haben, hat er das gemacht. Ich war in jenen Tagen so glücklich.
Therapeut: Tun Sie so, als wäre ein Wunder geschehen und Jerry hätte Ihnen an einem Tag das Frühstück im Bett serviert. Was würden Sie Ihrer Meinung nach tun, was Sie im Moment nicht tun?
Klient: Ich wäre auf ihn nicht so wütend.
Therapeut: Was würden Sie tun, anstatt wütend zu sein?
Klient: Ich würde ihn ermutigen, mehr Zeit mit seiner Familie zu verbringen, sich mit ihr zu vertragen, wenn er sie besucht.
Therapeut: Was noch?
Klient: Ich wäre zärtlich zu ihm. Ich würde die Vergangenheit hinter uns lassen und unser Leben weiterleben.
Therapeut: Was würden Sie dann anders machen?
Klient: Ich würde für seine Arbeit mehr Interesse zeigen und zugänglicher sein, wenn er mit mir schlafen will. Vielleicht würde ich sogar vorschlagen, ohne Kinder zusammen ins Kino zu gehen.

Therapeut: Wenn Sie den ersten Schritt machen, was meinen Sie, was Jerry dann sagt, was an Ihnen anders ist?
Klient: Er wird sagen, daß ich glücklicher bin, mehr lächle, den Kindern gegenüber freundlicher bin und allen gegenüber zärtlicher.

Achten Sie darauf, daß die vom Therapeuten gestellten Fragen so formuliert sind, daß es nicht nur möglich ist, daß ein Wunder geschieht, sondern auch, daß sich der Klient anders verhält. „Wann" das Wunder geschieht, nicht „wenn", lautet die Formulierung, in die die Frage gekleidet ist. „Was *würden* Sie anders machen?" ist eine Frage, die allmählich abgewandelt wird in „Was *werden* Sie anders machen?"

Wiederholte Fragen sollen auch wiederholte Antworten hervorlocken. Wenn die Klienten wiederholt bejahende Antworten auf die Fragen geben, wird die Durchführung der Verhaltensänderungen zu ihrer eigenen Idee. Die Fragen sind formuliert, um Informationen zu gewinnen sowie um deutlich darauf hinzuweisen, daß der Klient ein neues und positives Verhalten beginnt, ein Verhalten, das es wahrscheinlich macht, das Wunder Wirklichkeit werden zu lassen.

Kollegen, die unsere klinische Arbeit beobachtet haben, machen häufig Bemerkungen darüber, wie geduldig wir seien, wenn wir diese Fragen stellen. Wir sind davon überzeugt, daß, auch wenn es erst so scheint, als würde dadurch alles aufgehalten, diese Fragen letztendlich die Wirkung haben, die Dinge voranzutreiben.

Anstatt detaillierte Informationen über Problembereiche oder die vergangene Geschichte einer Klientin zu erfragen, meinen wir, daß wiederholte Fragen über potentielle Lösungen produktiver sind. Diese Fragen wirken, indem sie die kognitiven Fähigkeiten üben und helfen, die Bausteine einer Lösung zusammenzutragen. Je mehr eine Klientin das erfolgreiche Ergebnis verbal wiederholt, umso realer wird es für sie.

4. Skalenfragen

Zahlen haben eine Magie. Wird der Klient gebeten, seine Probleme, Prioritäten, Erfolge, emotionale Investitionen in Beziehungen und sein Selbstwertgefühl auf einer Zahlenskala einzutragen, kann der Therapeut die Dinge, die er wissen muß, viel besser einschätzen. Wie wir Skalenfragen nutzen, um Beziehungen einzuschätzen, zeigen die folgenden Beispiele. Wie bei allen anderen Fragen, die der Therapeut stellt, sollen Skalenfragen den Therapeuten informieren. Sie werden auch verwendet, um den Veränderungsprozeß zu motivieren, zu ermutigen und voranzutreiben.

Skalenfragen können verwendet werden, um die Ernsthaftigkeit des Problems einzuschätzen.

Therapeut: Sagen wir, 10 steht dafür, wie Sie Ihr Leben gerne hätten, wenn Sie das Problem, das Sie hergebracht hat, gelöst haben, und 1 steht dafür, wie schlimm alles war, als Sie zum Telefonhörer griffen, um die Sitzung zu verabreden, wo liegt dann Ihrer Meinung nach heute das Problem zwischen 1 und 10?
Klient: Ich würde sagen, es ist bei 3.
Therapeut: Was haben Sie gemacht, um in der kurzen Zeit von 1 auf 3 zu kommen?
Klient: Ich mußte es tun. Mein Leben war ein einziges Chaos. Mein Mann und ich hatten ein langes Gespräch.
Therapeut: Ist das ungewöhnlich für Sie, solch ein langes Gespräch zu haben?
Klient: Seit Jahren das erste Mal.
Therapeut: Was haben Sie sonst noch gemacht, um von 1 auf 3 hochzukommen?
Klient: Ich ging auch zu einem A.-A.-Treffen. Ich hatte vor Jahren damit aufgehört. Aber ich fühlte mich besser.
Therapeut: Und was wäre nötig, um von 3 auf 4 zu kommen?
Klient: Ich muß zu Jason mehr auf Distanz gehen.

Das folgende Beispiel illustriert, wie eine Klientin ihre Beziehungsinvestitionen bewertet.

Therapeut: Angenommen, 10 bedeutet, daß Sie alles tun werden, um die Beziehung mit Lee zu erhalten, und 1 bedeutet, daß Sie nichts tun und nur darauf warten, daß etwas geschieht, wo befinden Sie sich Ihrer Meinung nach im Moment?
Klientin: Ich würde sagen, ich bin bei 9.
Therapeut: Was meinen Sie, was Lee sagen würde, wo er sich auf derselben Skala befindet?
Klient: Das ist schwierig. Ich vermute, er würde sagen bei 2.
Therapeut: Sie meinen, Sie haben in dieser Beziehung viel mehr investiert als Lee?

Klient: Ich nehm's an, wenn ich jetzt so darüber nachdenke.
Therapeut: Was meinen Sie, was er sagt, wo er steht, wenn ich ihn fragen würde?
Klient: Ich glaube, er würde sagen, er sei bei 2, vielleicht 3.
Therapeut: Was meinen Sie, was er sagt, wo Sie stehen, aus seiner Sicht?
Klient: Er würde sagen, ich wäre bei 10. Er weiß, daß ich ihn mehr liebe als er mich. Er sagt mir, daß ich es besser lassen sollte.
Therapeut: Wie erklären Sie sich, daß Sie ihn so viel mehr lieben als er Sie?
Klient: Das würde ich auch gerne wissen. Vielleicht weil ich Angst habe vor dem Unbekannten? Vielleicht wegen der Kinder? Ich muß darüber gründlich nachdenken.

Diese Fragen lösten bei der Klientin einen Denkprozeß aus über die Hoffnungslosigkeit und Einseitigkeit, mit der sie die „Flamme der Liebe" für jemanden hochhielt, der ihre Liebe nicht erwidert.

Die Beurteilung der Behandlungsfortschritte ist ein ständiger Prozeß und wird im Verlauf der Behandlung fortwährend überwacht. Wir finden die Skalenfragen nützlich für die Individualisierung des Behandlungsprozesses, weil sie der Klientin helfen, sich die Behandlung zu eigen zu machen, indem ihr gestattet wird, die Verantwortung für die Beurteilung des Prozesses zu übernehmen. Da die Fortschritte in der Behandlung von den Veränderungen abhängen, die die Klientin macht, ist es durchaus angemessen, wenn sie bei der Beurteilung ihrer eigenen Fortschritte die Hauptlast trägt.

Wir sind auch der Meinung, daß die Klientin als Konsument einer Dienstleistung das Ausmaß der von ihr zu machenden Veränderungen selbst bestimmen sollte. Wenn die Klientin ihre eigenen Fortschritte einschätzen kann, kann ihr der Therapeut eher helfen zu bestimmen, was der nächste Schritt im Behandlungsprozeß sein sollte.

Therapeut: Nehmen wir an, daß das Problem, das Sie hergeführt hat, am Anfang der Therapie bei 1 war und daß Sie am Ende bei 10 sein wollen, was würden Sie sagen, wo Sie sich heute zwischen 1 und 10 befinden?
Klient: Ich würde mir eine 4 geben. Ich habe noch ein gutes Stück Weg zurückzulegen.

Therapeut: Okay. Was meinen Sie, was Sie tun müssen, um von 4 auf 5 zu kommen?
Klient: Mehr Zeit. Auf jeden Fall mehr Zeit. An diesem Punkt war ich schon sehr oft. Dieses Mal muß ich langsam machen, um sicherzugehen, daß es hält.
Therapeut: Da bin ich ganz Ihrer Meinung. Wie lange müssen Sie dann bei 4 bleiben, bevor Sie auf 5 hochkommen können?
Klient: Ich würde sagen, zwei Monate.
Therapeut: Das klingt vernünftig. Stellen wir uns also vor, daß Sie auf 5 hochgegangen wären, in zwei Monaten von heute. An welcher Veränderung wird Ihre Familie bemerken, daß Sie bei 5 sind.
Klient: Sie werden sagen, daß ich verantwortungsvoller bin, meine Rechnungen bezahle, die Kinder nicht alleine lasse, nicht aus der Wohnung rausgeschmissen werde. Es heißt natürlich, daß ich nicht mehr trinke.
Therapeut: Toll, das hört sich für mich höher an als 5, eher 7 oder 8.
Klient: Ja, ich bin daran interessiert, mein Leben in den Griff zu kriegen. Ich habe den ganzen Schlamassel satt. Ich will ein normales Leben, wie alle anderen auch.
Therapeut: Was wäre anders an Ihnen, wenn Sie alle diese Dinge machen?
Klient: Ich habe mehr Selbstvertrauen, habe Lust, morgens aufzustehen, bin meinen Kindern eine gute Mutter, werde meine Familie öfter sehen. Ich will ein normales Leben führen.

Der Therapeut hilft der Klientin, ihre Zukunft in der von ihr gewünschten Richtung auszumalen. Je häufiger die Klientin während des Gesprächs wiederholt, was sie möchte, um so überzeugter wird sie, daß das genau die Ziele sind, die *sie* für sich selbst will. Das verstärkt ihre Motivation und ihr Vertrauen, daß die Veränderung etwas ist, was sie ausführen und aufrechterhalten kann.

Wir sind der Ansicht, daß das, was die Klientin in die Behandlung investiert, weder statisch ist noch von ihrer Persönlichkeit alleine abhängt (Miller 1985), vielmehr ist es in einem ständigen Zustand der Fluktuation und des Wandels. Die Investition der Klientin in ihre Genesung scheint aufgrund vieler Variablen, die jenseits der Kontrolle der Behandlung und des Therapeuten liegen, zu fluktuieren und sich zu verändern.

Eine ständige und periodische Einschätzung, die die Veränderungen im Fortschritt der Klientin mißt, gibt dem Therapeuten ein nützliches Gespür für eine normale Fluktuation. Eine periodische Einschätzung ermöglicht es auch, das therapeutische Vorgehen auf die Veränderungen der Klientin einzustellen; eine solche Beobachtung gestattet dem Therapeuten, die Klientin zu ermutigen „auszuharren", wenn sie sich entmutigt fühlt. In den folgenden Beispielen zeigen wir, wie Skalenfragen für Bewertungszwecke eingesetzt werden.

Therapeut: Angenommen, 10 bedeutet, daß Sie alles unternehmen, um aufzuhören zu trinken, ihr Leben umorganisieren und das tun, was gut für Sie ist, und 1 bedeutet, daß Sie nur bereit sind, sich hinzusetzen und zu beten, wo befinden Sie sich Ihrer Meinung nach heute?
Klient: Ich habe schon früher versucht, mich hinzusetzen und zu beten und es klappt nicht. Ich würde sagen, ich bin bei 5, weil ich mich da jetzt seit drei Monaten befinde, und das ist bisher der längste Zeitraum, in dem ich nüchtern geblieben bin.
Therapeut: Sie haben also schon einiges geschafft. Was müssen Sie als nächstes tun, um von 5 auf 6 hochzukommen?
Klient: Ich muß da, wo ich bin, etwas länger bleiben, vielleicht noch einen weiteren Monat.
Therapeut: Wenn ich Ihre Kinder fragen würde, und sie es Ihnen gegenüber verbalisieren könnten, was, meinen Sie, würden sie mir sagen, was sich an Ihnen verändert hat und Ihnen sagt, daß Sie noch einen Punkt hochgerutscht sind?
Klient: Sie werden sagen, ich sei fröhlicher, ihnen gegenüber zärtlicher. Verläßlicher. Ich bin da, wenn ich sage, daß ich da sein würde. Das wird ihnen gefallen.
Therapeut: Was ist mit Ihrer Mutter, was wird ihr an Ihnen auffallen, was sich geändert hat, wenn Sie von 5 auf 6 hochgehen?
Klient: Sie wird sagen, jetzt habe ich meine alte Tochter zurück. Ich war eine sehr verantwortungsvolle und fürsorgliche Person, bevor ich anfing, so viel zu trinken.
Therapeut: Wer würde sonst noch den Unterschied bemerken, wenn Sie bei 6 sind?
Klient: Mein Exmann, wahrscheinlich. Er wird sagen, daß ich nicht ihm die Schuld gebe für alles und Verantwortung für meine eigenen Probleme übernehme.

Therapeut: Was machen diese Leute ihrer Meinung nach anders mit Ihnen, wenn Sie das tun?

Alkoholprobleme beeinflussen alle Bereiche im Leben des Klienten. Deshalb haben es Kliniker mit Klienten zu tun, die vermeintlich so viele Probleme haben (Ehe, Finanzen, Gesundheit), daß es unmöglich erscheint, herauszufinden, was zuerst getan werden müßte.

Wenn schon ein Therapeut von der langen Problemliste überwältigt wird, kann man sich leicht vorstellen, wie sehr sie den Klienten lähmen kann. Es ist überaus wichtig, daß der Therapeut dem Klienten Mittel und Wege zeigt, um seine Prioritäten festzulegen. Wir finden die folgende Methode recht nützlich.

Therapeut: Mir ist bewußt, daß es eventuell schwirig ist, all Ihre Probleme mit Nummern zu versehen. Nehmen wir an, ich bitte Sie, alle Probleme, die wir diskutiert haben, mit Nummern zu versehen. Sagen wir 10 sei das dringendste und 1 das geringste. Wie bewerten Sie das Trinkproblem? Das Problem mit der Ehe? Den Kindern? Geld? Gesundheit? Schwiegerleute? Welche Nummer würden Sie jedem dieser Probleme geben?
Klient: Ich würde sagen, das Problem, daß meine Tochter weggelaufen ist, das ist 10. Ich weiß, daß es damit zu tun hat, daß ich mich mit meiner Frau streite. Aber wir müssen Heathers Schulprobleme klarkriegen, bevor wir etwas tun. Sie muß die Schule fertig machen, und sie kann es sich nicht leisten, Zeit zu vertrödeln.
Therapeut: Was würde Heather Ihrer Ansicht nach sagen, wie wichtig ihr der Schulabschluß ist. Was würde sie Ihrer Meinung nach sagen, wo sie auf derselben Skala hinsichtlich des Schulproblems steht?
Klient: Vielleicht sagt sie, sie sei bei 5. Heather würde jedoch sagen, daß unser Streiten bei 10 sei.
Therapeut: Was würde Heather Ihrer Ansicht nach sagen, was sich geändert hat, wenn sie mit streiten aufhören?
Klient: Möglicherweise sagt sie, daß sie ihre Schularbeiten besser erledigen kann, wenn wir aufhören zu streiten. Sie kann es nicht ausstehen, wenn wir streiten. Dann läuft sie weg.
Therapeut: Wie könnten Sie und Ihre Frau es schaffen, nicht zu streiten?

Klient: Ich müßte mein Trinken einschränken. Wenn ich weiß, daß das meiner Tochter hilft, wäre ich bereit dazu. Ich liebe meine Kinder. Sie sollte ihr Leben nicht wegwerfen, wie ich es getan habe.
Therapeut: Was würde Heather sagen, was Sie tun könnten, um ihr zu helfen, damit sie die Schule fertig machen kann?
Klient: Wahrscheinlich würde sie sagen, ich müßte aufhören, mit meiner Frau zu streiten, und aufhören zu trinken.

Aus diesem Gespräch wird deutlich, daß dem Klienten zu diesem Zeitpunkt der Erfolg seiner Tochter wichtiger ist als alles andere. Es ist nützlich, sich seinen Zielen für den angegebenen Zweck anzuschließen und dies als Ausgangspunkt zu nehmen. Wenn der Klient erkennt, daß sein Trinken mit dem in Konflikt gerät, was er am meisten schätzt – in diesem Beispiel, daß seine Tochter die Schule abschließt – fällt es ihm leichter, *wegen seiner Tochter* mit dem Trinken aufzuhören und nicht, weil er ein „Alkoholiker" ist. Folglich wird *nicht trinken* zu einem Mittel, um zu einem guten Vater zu werden. Seine Bereitschaft, alles zu berücksichtigen, was für seine Tochter gut ist, ist sicherlich der Beginn seiner Motivation, und sie verändert sich möglicherweise, wenn er erkennt, daß andere positive Veränderungen folgen.

Die Anwendung der Skalenfrage für die Bewertung der Selbsteinschätzung wurde uns zuerst von einem talentierten Therapeuten, Ron Kral (1988) in seiner Arbeit mit Schulkindern beschrieben. Seitdem haben wir das abgewandelt, um sowohl mit Erwachsenen als auch mit Kindern zu arbeiten.

Therapeut: Tracy, sagen wir, daß 100 für den idealen Menschen stehen soll, der Sie immer sein wollten, wissen Sie, die Art von Mensch, der Sie in Ihren Träumen immer sein wollten. Wie nahe sind Sie im Moment bei 100?
Tracy: Ich würde sagen, ich bin heute bei 25. Ich habe heute nur eine geringe Meinung von mir.
Therapeut: Was meinen Sie, was die höchste Zahl war, die Sie jemals erreicht hatten?
Tracy: Ich würde sagen, ungefähr 50. Das war das beste oder das höchste, was ich bisher in meinem Leben erreicht habe.
Therapeut: Das ist ganz gut, wenn man all das Pech berücksichtigt, das Sie in Ihrem Leben schon hatten. Wie haben Sie das gemacht?

Tracy: Das war, als ich zu den Anonymen Alkoholikern ging. Ich habe lange Zeit nichts getrunken, hatte eine regelmäßige Arbeit und das Gefühl, daß sich in meinem Leben etwas bewegt. Das war vor drei Jahren.
Therapeut: Was hat sich damals in Ihrem Leben sonst noch getan?
Tracy: Ich hatte eine Beziehung. Ich hatte einen Grund zu leben. Ich kam im Leben voran.
Therapeut: Was müßten Sie tun, um wieder auf 50 zu kommen? Da Sie es schon einmal vor nur drei Jahren gemacht haben, heißt das, daß Sie es wieder tun können.
Tracy: So habe ich das noch nie gesehen. Das erste wäre wohl wieder zu A.-A.-Treffen zu gehen.
Therapeut: Gut. Was kommt danach?

Die Tatsache, daß die Klientin schon einmal in Ihrem Leben bei 50 war, wird zu einer Ausnahme von ihrer Sicht, sie habe ihr ganzes Leben vermasselt. Dadurch, daß sie sich erinnert und auch beschreibt, was sie gemacht hat, um bei 50 zu sein, erhält sie Hinweise für das, was sie tun muß (an A.-A.-Treffen teilnehmen). Diese Frage gibt dem Therapeuten nicht nur eine Vorstellung, wie die Klientin ihr eigenes Ziel bewertet, sondern verweist auch auf die Ausnahmen und auf realistische und erreichbare Lösungen.

5. Stützende Fragen

In Konsultations- und Supervisionssitzungen mit Therapeuten haben wir erfahren, daß für viele Kollegen die Klienten am schwierigsten sind, die für sich selbst und ihre Zukunft wenig Hoffnung haben. Dieser Klientetyp kann nicht getröstet und ermutigt werden, daß es auch für ihn Hoffnung gibt. Er wird von Klinikern oft als eine „sehr deprimierte und deprimierende" Person beschrieben. Der Therapeut fürchtet häufig die Sitzungen, hofft insgeheim, daß der Klient nicht kommt, beschuldigt den Klienten oder belegt ihn mit ernstklingenden diagnostischen Etiketten oder versucht, immer wieder vergeblich ihn zu ermutigen. Am Ende fühlt sich der Therapeut vielleicht so hoffnungslos wie der Klient.

Die Klientin behauptet vielleicht, daß sie es nie schaffen werde, das Trinken aufzugeben oder daß sich in ihrem Leben nichts bessern werde, gleichgültig was sie auch versuche. Nach der Logik der Klientin ist es unwahrscheinlich, daß sich in ihrem Leben etwas bessert, deshalb könne sie auch gleich „ihr Leben wegwerfen, indem sie trinkt und in stiller Verzweiflung leidet."

Natürlich ist es für einen Therapeuten schwierig, Klienten mit einer so pessimistischen Einstellung gegenüberzutreten, da es genau das Gegenteil von dem ist, was die meisten Therapeuten von ihrer Arbeit und ihren Klienten denken. Die häufigste Reaktion des Therapeuten besteht darin, daß er meint, ein solcher Klient müsse „erst am Boden sein" bevor er akzeptiert, daß er ein Trinkproblem hat. Man kann sich nur schwer mit der Vorstellung vertraut machen, daß nicht jedem Klienten geholfen werden kann, gleichgültig welches Behandlungsmodell verwendet wird. Bevor er solche Fälle aufgibt, sollte ein Therapeut es noch einmal mit einem anderen Fragentyp versuchen.

Wenn wir mit einer solch entmutigenden klinischen Situation konfrontiert sind, haben sich stützende Fragen häufig als erfolgreich erwiesen. Sie stellen die Überzeugungen der Klientin und ihre Gefühle der Hoffnungslosigkeit sanft in Frage und stimmen sie gleichzeitig auf ein kleines Erfolgserlebnis ein.

Therapeut: Nachdem ich von Ihren schrecklichen Erfahrungen und der Trinkgeschichte Ihrer Familie gehört habe, kann ich verstehen, weshalb Sie meinen, daß nichts helfen wird. Sagen Sie mir, *wie* Sie es schaffen, von Tag zu Tag weiterzumachen?
Klientin: Ich schaffe es gerade so. Sie kennen meine Geschichte. Nichts wird sich ändern. Ich werde mich nie ändern. Ich werde so sein für den Rest meines Lebens. Der Gedanke ist unerträglich, daß ich dazu verdammt bin, den Rest meines Lebens so zu leben.
Therapeut: Wie schaffen Sie es dann, weiterzumachen? (mit einem neugierigen und verwunderten Blick)
Klient: Ich sag' Ihnen doch, daß ich nur von einem Tag auf den anderen lebe, ohne Hoffnung, daß sich in meinem Leben etwas verbessert.
Therapeut: Mir ist klar, weshalb Sie das glauben. Was tun Sie, um es von einem auf den anderen Tag gerade so zu schaffen?
Klient: Ich trinke. So schaffe ich es. Was soll's? Es gibt für mich keine Hoffnung. Da ich aus einer solchen Familie stamme, wird sich für mich nichts ändern. Es wurde mir eingebleut, daß ich es zu nichts bringen werde.

Therapeut: Ich bin nicht sicher, daß ich da zustimme, aber das tut nichts zur Sache. Was tun Sie, um es jeden Tag zu schaffen? Wie haben Sie es geschafft, morgens aufzustehen?
Klient: Ich muß doch schließlich, oder? Ich zwinge mich aufzustehen und schaffe es kaum zur Arbeit. Es ist eine Anstrengung. Ich sollte das nicht machen müssen. Das Leben sollte eine Freude sein. Ich sollte morgens gerne aufstehen und mich auf den Tag freuen.
Therapeut: Das meine ich auch. Absolut. Wie zwingen Sie sich, jeden Morgen aufzustehen und zur Arbeit zu gehen? Ich bin erstaunt, nachdem was Sie durchgemacht haben, den Mißbrauch, die Alkoholiker als Eltern, keine Hege und Pflege und die Hölle, die Sie durchgemacht haben, ich wundere mich manchmal, wie Sie es schaffen, von Tag zu Tag weiterzumachen.
Klient: Das ist eigentlich keine große Sache. Ich zwinge mich einfach aufzustehen und denke an all die Leute, die von mir abhängen. Ich habe dieses Jahr bei der Arbeit noch keinen Tag gefehlt. Ich melde mich selten krank.
Therapeut: Das meine ich. Wie machen Sie das? Ich kenne eine Menge Leute, die Schwierigkeiten haben, rechtzeitig zur Arbeit zu kommen, ohne daß sie Ihren Hintergrund hätten.
Klient: Bei Ihnen klingt das, als sei es etwas besonderes. Ich mach' es einfach.
Therapeut: Sie meinen, Sie sind der Typ Mensch, der sich entschließt und es dann einfach tut?
Klient: Nicht weil es mir Spaß macht, sondern weil ich muß; ich tu's einfach.
Therapeut: Das ist großartig.

Die Klientin wird gebeten zu beschreiben, *wie* sie es mit einem solchen ernsten lebenslangen Problem „gerade so schafft". Sie beginnt damit, einen kleinen Schritt zu beschreiben, der es ihr ermöglicht, den Tag zu überstehen. Es ist ganz deutlich, daß dieser kleine Schritt, den sie jeden Tag macht (es „gerade zu schaffen"), das Fundament abgibt für das, was sie weiter machen muß.

Wie klein sie auch zu sein scheinen, die kleinen Dinge, die die Klientin tut, um „es gerade so zu schaffen", sind genau die Dinge, von denen die Klientin „von einem Tag auf den anderen" mehr tun muß, um eine Grundlage zu schaffen für erfolgreichere Maßnahmen. Eine solche Klientin muß erinnert und ermutigt werden, um es gerade so zu schaffen. Es ist wahr, daß sie es verdient, mehr Freude in ihrem Leben zu haben, aber das kommt später. Der erste Schritt besteht darin, daß die Klientin erkennt, daß sie Fertigkeiten besitzt, um die Situation zu bewältigen.

Klienten sind häufig überrascht, wenn wir diese Fragen stellen. Ihre nichtverbalen Reaktionen besagen: „Das soll wohl ein Witz sein." Und dann beginnen sie langsam ihre inneren Stärken und Ressourcen zu erkennen. Hier ist ein Beispiel für einen solchen Erkenntnisvorgang:

Therapeut: Lisa, ich bin von dem, was Sie bisher gesagt haben verwirrt. Die meisten Menschen würden ihr Leben viel schlimmer finden als Sie, wenn man die gleichen Umstände voraussetzt. Wie kommt es, daß nicht alles viel schlimmer ist? Was tun Sie, damit es nicht schlimmer wird?
Klientin: Meinen Sie?
Therapeut: Ja sicher. Sagen Sie mir noch mal, was Sie tun, damit nicht alles schlimmer wird?
Klientin: Ich sage immer wieder das Gelassenheitsgebet auf und bewahre mir die geistige Seite in meinem Leben. Ich versuche, mich an Dinge zu erinnern, um für jeden Tag dankbar zu sein.
Therapeut: Das ist 'ne Menge. Wie sind Sie darauf gekommen, daß Ihnen das helfen würde?
Klient: Das habe ich bei den Anonymen Alkoholikern gelernt. Ich vergesse es jedoch anzuwenden.
Therapeut: Was müssen Sie denn tun, um sich zu erinnern, daß Sie diese Dinge anwenden?
Klient: Ich werde mir die ‚zwölf Schritte' an die Kühlschranktür hängen. Ich habe all diese Bilder, die meine Kinder gemalt haben. Ich werde dafür Platz schaffen.

Wie das obige Beispiel zeigt, wird die Variante der stützenden Frage, bei der man fragt: „Wie kommt es, daß nicht alles viel schlimmer ist?", benutzt, um die Klientin wegen ihres Erfolgs, den sie nicht erkennt, zu „beschuldigen". Eine solche positive „Schuldzuweisung", wie sie Kral (1988) in seiner Arbeit mit Kindern und Lehrern in einer Schulumgebung beschrieben hat, weist der Klientin die Verantwortung für positives oder hilfreiches Verhalten zu. Sie wird nicht nur benutzt, um zu bestätigen, daß das, was die Klientin tut, positiv ist, sondern signalisiert ihr auch, daß der Therapeut zuversichtlich ist, daß sie weiß, was sie tun muß, um ihre eigenen Probleme zu lösen.

Wenn wir einen Klienten behandeln, der sich in einer akuten Krise befindet, finden wir die stützende Frage sehr nützlich. Bevor man dem Klienten übereilt bestätigt, daß er das Trauma überlebt hat (das von einem körperlichen Angriff bis zu einem natürlichen Unglück reichen kann), deckt die stützende Frage auf, was der *Klient* tat, um die Krise oder das Trauma zu überleben, und benutzt dies dann. In einer solchen Situation liegt die Betonung darauf, der Klientin zu vermitteln, daß sie die Krise irgendwie überlebt und es geschafft hat, die Dinge nicht zu verschlimmern. Wir haben die Strategie der stützenden Fragen erfolgreich in Kriseneinsatzbesprechungen angewandt.

Fallbeispiel: Der Mord vor dem Frühstück
Frühmorgens rief ein Mann in der Praxis an und bat dringend um einen Termin. Er deutete am Telefon an, daß er seine Frau und sich selbst beinahe umgebracht hätte und daß er sofort jemanden sehen müsse. Er hörte sich so an, als ob er weinte und emotional extrem gestreßt war. Wir sagten zu, ihn zu sehen, sobald er in der Praxis sein könnte.

Sean, ein Fabrikarbeiter, hatte immer wieder Eheprobleme wegen des Trinkens seiner Frau. Die Kombination seines unsicheren Jobs mit dem Trinken seiner Frau hatte zu beträchtlichen Spannungen in der Ehe und zu seit langer Zeit bestehenden finanziellen Schwierigkeiten geführt. Sean hatte seiner Frau, Connie, auch vorgeworfen, eine Affäre zu haben, was sie wiederholt abstritt.

An dem Abend, bevor wir ihn sahen, war Sean unerwartet früh von seiner zweiten Nachtschicht heimgekommen und fand Connie zusammen mit seinem besten Freund im Bett. Er berichtete, sein erster Impuls sei gewesen, sein Gewehr zu nehmen und die beiden und sich selbst zu erschießen. Aber irgendwie schaffte er es, die Kontrolle zu bewahren und aus dem Haus zu stürmen. Seitdem hatte er es nicht gewagt zurückzukehren. Er fürchtete mehr das, was er vor Wut tun könnte, als das, was er womöglich zu Hause vorfand. Er berichtete, er sei statt dessen die ganze Nacht herumgelaufen und habe dann unsere Praxis angerufen, als er annahm, wir hätten offen.

Es wäre für den Therapeuten leicht gewesen, auf Seans Wut zu fokussieren, wie er vielleicht zu Connies Trinkproblem beigetragen habe, die Spannungen in der Ehe, den Geldmangel und eine Reihe von Problemen, die auf der Hand lagen. Der Therapeut erkannte jedoch, daß Sean in seinem Zustand Krisenmanagement nötig hatte.

Therapeut: Schauen wir mal. Es ist jetzt kurz nach acht Uhr, und Sie sagen, das Ganze passierte gegen ein Uhr. Was haben Sie seit ein Uhr gemacht, um damit fertig zu werden?
Sean: Ich bin herumgelaufen. Das war der einzige Weg, um zu vermeiden, daß ich jemanden umbringe, mich eingeschlossen.
Therapeut: Wollen Sie behaupten, daß Sie sieben Stunden lang herumgelaufen sind?
Sean: Ja, ich konnte da nicht zurückgehen. Ich wußte, daß ich rot sehen und etwas tun würde, was ich nicht tun sollte.
Therapeut: Wie haben Sie gewußt, daß Sie das Haus verlassen müßten? Wie kamen Sie darauf zu gehen, anstatt mit Connie oder mit Jim (seinem besten Freund) in einen Streit zu geraten?
Sean: Ich kenne mein Naturell. Ich wußte einfach, daß ich dort raus mußte. Ich konnte nicht stillsitzen. Ich mußte laufen. Ich bin überall herumgelaufen, in der ganzen Stadt.
Therapeut: Ich wundere mich dennoch, daß Sie genug Verstand hatten und gewußt haben, daß Sie dort raus mußten. Wie haben Sie das gemacht?
Sean: Ich habe das einfach gewußt. Eine innere Stimme hat mir gesagt, daß ich etwas Schreckliches tun würde, wenn ich dableiben würde.
Therapeut: Also hatten Sie selbst in einer solchen Situation genug Verstand, um auf sich selbst zu hören. Haben Sie das von sich gewußt?
Sean: Um Ihnen die Wahrheit zu sagen, nein. Ich habe das nicht gewußt. Seit meiner Jugend war ich sehr jähzornig und hatte dadurch viele Prügeleien.
Therapeut: Wodurch haben Sie gewußt, daß Sie abhauen mußten, als Sie es dann auch tatsächlich taten?
Sean: Ich habe an meine Kinder gedacht. Ich wollte nicht, daß meine Kinder ohne ihre Mutter und ihren Vater aufwachsen. Es würde mir das Herz brechen …, wenn ich sehen würde, daß meinen Kindern wegen einer Dummheit, die ich begehe, etwas geschieht.
Therapeut: Wenn ich Ihre Frau fragen würde, was würde sie Ihrer Meinung nach sagen, was von dem, was Sie gemacht haben, am meisten geholfen hat?

Sean: Sie sagt womöglich, daß ich gegangen bin. Sie hat Angst vor meinem Jähzorn. Sie hat immer gesagt, daß die Kinder es nicht sehen sollten, wenn ich in Wut gerate. Ich nehme an, daß sie sagen würde, daß das geholfen hat. Aber ich weiß nicht, was ich mit diesem Schlamassel anfangen soll. Früher oder später muß ich nach Hause gehen und mich dem Problem stellen. Ich kann nicht länger herumlaufen. Ich muß für dieses Problem eine Lösung finden.
Therapeut: Angenommen, während Sie herumgelaufen sind, wäre ein Wunder geschehen und das Problem, das Sie hergeführt hat, wäre gelöst. Was würden Sie feststellen, was Sie anders machen?
Sean: Als erstes wäre ich ruhiger und würde meinen Kopf gebrauchen. Ich würde mich mit Connie zusammensetzen und mit ihr reden, sie fragen und ihr nicht vorschreiben, was sie mit ihrem Trinkproblem zu tun habe.
Therapeut: Was würde ihr an Ihnen auffallen, was anders wäre? Was würde ihr sagen, daß ein Wunder geschehen sei?

Der Klient hat sicherlich das Richtige getan, als er aus dem Haus rannte. Seine Sorge um die Kinder wurde zum wichtigen Punkt, um ihm Komplimente zu machen, und zum Fokus der nächsten Schritte. Da seine Anfangsschritte richtig waren, besteht die nächste therapeutische Aufgabe darin, die nachfolgenden Schritte zu bewerten und zu planen, um das Ziel zu erreichen. Die Wunderfrage gibt Hinweise über seine Vorstellungen, was in seinem Leben anders sein wird, wenn das Problem gelöst ist. Die Verwendung der Skalenfrage würde darauf verweisen, wie bereit er oder seine Frau sind, dieses ernsthafte Eheproblem zu lösen. Da der Klient seinen Jähzorn und Connies Trinken als die wichtigen Faktoren ihrer Eheprobleme zu identifizieren beginnt, läßt sich anhand verschiedener Fragen aushandeln und beurteilen, welche Probleme zuerst gelöst werden müssen und wer bereit ist, welche Schritte zuerst zu unternehmen.

Die Stellung des Therapeuten bei der Anwendung dieser fünf nützlichen Fragen

Wenn sie unsere klinischen Interviews beobachten, zeigen sich Therapeuten besonders verwundert über die Art, wie Klienten auf unsere wiederholte Anwendung von Variationen dieser fünf nützlichen Fragen während des einen Interviews reagieren. Anfangs haben uns diese Reaktionen etwas verwirrt. Als wir unseren Dialog fortsetzten und genau auf das achteten, was die Beobachter aufgezeigt hatten, wurde uns immer klarer, daß unsere Haltung gegenüber einem Klienten der wesentliche Unterschied war.

Man sagt uns, daß unser respektvoller Ansatz gegenüber den Klienten und unsere echte Neugier über das, was eine Klientin als ihre einzigartige Methode beschreibt, Probleme zu lösen, es der Klientin unmöglich zu machen scheint, sich gegenüber den wiederholten Fragen zu sperren. Ehrlich gesagt glauben wir, daß eine Klientin um so überzeugter sein wird, daß die von ihr gefundenen Lösungen genau das Richtige für sie sind, je öfter wir sie darum bitten, ihre Erfolgsgeschichten zu wiederholen. Gibt es für einen Therapeuten einen besseren Weg, um das Selbstbewußtsein einer Klientin zu stärken, damit sie ihr Leben in die eigenen Hände nimmt und ihr Trinkproblem löst?

An diesem Punkt des Interviews sollte es für den Therapeuten recht einfach sein, die von uns in Kapitel 2 beschriebene Klient-Therapeut-Beziehung einzuschätzen. Die Art der Beziehung kann sich dramatisch verändern, je nachdem, ob der Therapeut bereit ist, mit der Klientin Ziele auszuhandeln. Indem man nachprüft, was für die Klientin am wichtigsten ist und inwieweit die Klientin bereit ist, den ersten kleinen, aber entscheidenden Schritt zu machen, um das Problem zu lösen, läßt sich relativ leicht einschätzen, welches der erste Schritt sein sollte.

6. Bestandteile, Typen und Anwendung der therapeutischen Intervention

> Ein Problem kann man nicht mit der Art des Denkens lösen, die es geschaffen hat.
>
> Albert Einstein

> Seit zwanzig Jahren warte ich darauf, daß mir jemand sagt: „Man muß Feuer mit Feuer bekämpfen", damit ich erwidern könnte: „Komisch – ich nehme immer Wasser."
>
> Howard Gosage, *Zen to Go* (Winnokur 1989)

Wie andere Aspekte des lösungsorientierten Therapiemodells hat sich auch unsere Ansicht über therapeutische Interventionen während der vergangenen 20 Jahre entwickelt. In früheren Jahren neigten wir dazu, die Intervention[1] und die Aufgaben, die wir am Ende einer Sitzung gaben, als Mittel zur Lösung des Alkoholproblems des Klienten anzusehen. Folglich richteten wir unsere gedanklichen Anstrengungen darauf, die richtigen Aufgaben zu stellen. Wir fokussierten darauf, unsere Aufgaben den Klienten auf die klügste, geistreichste und kreativste Art und Weise vorzutragen. Da soviel Energie darauf verwandt wurde, diese Aufgaben zu entwickeln, legten wir auch sehr

---

[1] Wir möchten klar unterscheiden zwischen dem, was im Bereich der Alkoholbehandlung unter „Intervention" verstanden wird, und unseren Vorstellungen von therapeutischer Intervention. Wir sprechen von Intervention als Teil der Behandlungsstrategie, in der der Therapeut dem Klienten hilft, eigene Lösungen für sein Problem zu finden.

viel Wert darauf, daß die Klienten die vorgeschlagenen Aufgaben auch ausführten, und falls sie das nicht taten, wollten wir wissen, weshalb.

Unser Denken über therapeutische Interventionen hat sich sehr verändert. Zur Zeit glauben wir, daß alle lösungsorientierten Interventionen, sowohl das Therapiegespräch als auch die Hausaufgaben, dazu da sind, die vom Klienten entwickelten Ausnahmen sichtbar zu machen, auszulösen und zu wiederholen. In diesem Prozeß besteht die Funktion des Therapeuten im Antippen des ersten Dominosteins. Das basiert auf einem noch grundlegenderen Wandel unseres Denkens – anstatt zu betonen, daß das problematische Trinkverhalten aufhören muß, besteht die effektivere, ökonomischere und effizientere Behandlungsweise darin, die vom Klienten entwickelten und schon bestehenden erfolgreichen Lösungen *sichtbar zu machen und zu erweitern*. Denn die traditionelle Betonung der Abstinenz führt dazu, daß sowohl Therapeut als auch Klient auf negative Ziele fokussieren. Wie in Kapitel 3 besprochen, hebt solch ein Ansatz des Verbietens notwendigerweise Mißerfolge und Probleme hervor.

Folglich gelangten wir zu der Ansicht, daß der Interviewprozeß ein entscheidendes Mittel ist, die Lebensansichten der Klientin aufzudecken, zu fördern und gelegentlich in Frage zu stellen. Und er ist auch ein Mittel, den Behandlungsprozeß auszuhandeln, und zwar basierend auf den einzigartigen Lösungen und Überzeugungen der Klientin. Demnach ist es nur plausibel, wenn die logische Schlußfolgerung der von uns vertretenen Philosophie und ihrer Postulate darin besteht, den Interviewprozeß für äußerst wichtig zu erachten. Oft hat allein schon das Identifizieren der Ziele eine ungemein therapeutische Wirkung.

In diesem Kapitel besprechen wir die Interventionstypen, die auf jeden Klienten individuell zugeschnitten sind, je nachdem wie der Therapeut die Art der bestehenden Beziehung zwischen Klient und Therapeut einschätzt. Das ist der vierte Schritt des lösungsorientierten Modells. Es folgt eine Liste der Verhaltensweisen des Therapeuten, die dazu geeignet sind, die Kooperation während der Behandlung zu verstärken, wobei dem Therapeuten gleichwohl genügend Freiraum gelassen wird, die Hausaufgaben zu individualisieren, um sie dem jeweiligen Beziehungstyp zwischen dem Therapeuten und dem Klienten anzupassen.

BERATUNG WÄHREND DER SITZUNG UND DER TEAMANSATZ

Wie schon verschiedentlich beschrieben (Berg 1988a, 1988b, 1989, 1991; de Shazer 1985, 1988, 1991) besteht eine der wichtigen innovativen, der Familientherapie entlehnten Techniken in der Idee der Beratung während der Sitzung mit einem Team hinter dem Einwegspiegel.

Der Teamansatz verwendet einen Einwegspiegel, und es besteht Telefonkontakt zwischen dem Therapeuten und einem als Berater agierenden Therapeutenteam hinter dem Spiegel. Die mit dieser Erneuerung verbundene Idee besteht darin, daß sie verschiedene Ansichten über das Problem ermöglicht – und deshalb verschiedene Ansichten über die Lösung – was de Shazer eine „polyokulare" Sicht nennt (de Shazer 1982). Eine solche Verwendung des Teams bietet eine objektivere und differenzierte Sicht der Probleme des Klienten. Der Therapeut läuft weniger Gefahr, bei dem Versuch „steckenzubleiben", „dieselbe verfluchte Chose" zu machen, die nicht funktioniert.

Der Einsatz eines Teams hat etliche kreative und innovative Ideen hervorgebracht, zum Beispiel das „reflektierende Team" (Andersen 1990), die Vorstellung der Neutralität des Mailänder Teams (Boscolo, Cecchin, Hoffman u. Penn 1987), das griechische Chormodell (Papp 1980) und weitere Lern- und Behandlungsmodelle, die sich aus diesem Ansatz entwickelten (vgl. Madanes 1984a, 1984b; Watzlawick, Weakland u. Fisch 1974; Weeks 1991). Der Teamansatz kann auch auf andere Weise für Behandlungsstrategien nützlich sein, beispielsweise bei der Intervention des gespaltenen Teams, die weiter unten in diesem Kapitel besprochen wird.

Etwa 45 Minuten nach Beginn einer gewöhnlichen sechzigminütigen Sitzung wird eine kurze „Beratungspause" eingeplant, in der der Therapeut das Zimmer für fünf bis zehn Minuten verläßt. In dieser Zeit trifft sich der Therapeut mit dem Team, um die Sitzung zu überdenken sowie um Feedback und Aufgaben zu entwickeln, die dem Klienten vorgeschlagen werden können. Der Klient wartet im Therapiezimmer oder macht alleine eine Zigaretten- oder Kaffeepause. Diese kurze Denkpause ermöglicht es dem Therapeuten, die Sitzung zu verarbeiten, ohne auf die unmittelbare Aufgabe zu achten, sich um die Bedürfnisse des Klienten kümmern zu müssen, und frei vom Einfluß der unmittelbaren Interaktion mit dem Klienten.

Eine ohne Team arbeitende Therapeutin kann die Beratung während der Sitzung auch nutzen, indem sie sich eine Denkpause genehmigt, um zu überprüfen, ob es wohlgestaltete Ziele gibt, welcher Beziehungstyp zwischen dem Klienten und dem Therapeuten besteht, um Komplimente zu entwickeln, die der Klient auch akzeptiert, und um eine Entscheidung über die Art der Intervention zu treffen, die für den Klienten passen könnte.

Diese kurze Pause steigert beim Klienten die Erwartung über das, was die Therapeutin bei der Rückkehr sagen wird. Klienten sind meist auf das Feedback erpicht und konzentrieren sich auf jeden von der Therapeutin gemachten Vorschlag. Klienten, die auf das Feedback warten, äußern sich häufig auf solche Weise: „Dann sagen Sie mir mal, was ich für ein scheußlicher Mensch bin.." oder: „Sagen Sie mir, wie schlimm mein Problem ist." oder: „Ich hab' mein Leben wohl ganz schön verkorkst." Wenn der Klient vom „Experten" den schlimmsten und schrecklichsten Urteilsspruch erwartet, und die Therapeutin das unten beschriebene unerwartete Feedback gibt – wobei sie für gewöhnlich mit dem beginnt, was der Klient positiv getan hat – fällt die Reaktion dramatisch und emotional aus. Im folgenden beschreiben wir die Bausteine dieser Botschaft und die Vortragsweise, die den Einfluß der lösungsorientierten Intervention verstärken:

1. Der Therapeut sollte alle positiven, erfolgreichen oder nützlichen Bemühungen aufzeigen, die der Klient unternimmt, um seinen Zielen näherzukommen. Wenn der Klient irgend etwas macht, was ihm guttut, sollte dies hervorgehoben und ihm als Verdienst angerechnet werden.

2. Nach Möglichkeit sollte man die Worte der Klientin verwenden, um ihre Kooperation zu steigern. Der Therapiejargon sollte besser in eine Alltagssprache übersetzt werden, um der Klientin das Gefühl zu vermitteln, daß sie verstanden wird. An dieser Stelle besteht die therapeutische Aufgabe darin, die Klientin so einfach und deutlich wie möglich wissen zu lassen, daß der Therapeut mit ihr zusammenarbeitet. Wenn Klienten Worte in ganz spezifischer Weise benutzen, ist es hilfreich, wenn der Therapeut das, was die Klientin sagt, wann immer möglich nachahmt und aufnimmt. Dieses Verbindungsmanöver ruft in der Klientin ein Gefühl des Verstandenwerdens und der

Bestätigung durch den Experten hervor, wodurch ihr Bedürfnis, ihre Position verteidigen zu müssen, vermindert wird.

3. Der Therapeut sollte sich mit dem Ziel des Klienten einverstanden erklären und es in positive Worte fassen, beispielsweise so: „Wir stimmen mit Ihnen darin überein, daß Ihr glühender Wunsch, nüchtern zu bleiben, schwierig ist, aber der Mühe lohnt. Was Sie durch solch anstrengende Bemühungen gewinnen würden, scheint sich zu lohnen, da Sie ihre Familie sehr lieben und das tun wollen, was für Sie und für Ihre Familie gut ist." „Nüchtern bleiben" ist die bessere Möglichkeit, das Ziel zu formulieren, als „mit dem Trinken aufhören". Er hat schon versucht, „mit dem Trinken aufzuhören", aber „nüchtern bleiben" erfordert eine andere Verfassung und einen anderen Fokus.

4. Der Therapeut betont, daß es schwierig sein wird, das Ziel zu erreichen, daß es einige Mühe kosten wird, und daß es schwierig sein wird, das Problem zu lösen. In bezug auf unsere Besprechung der Richtlinien für wohlgestaltete Ziele erhöht diese Betonung der harten Arbeit die Motivation des Klienten und hilft ihm, angesichts vergangener Mißerfolge „das Gesicht zu wahren".

Wenn angebracht, ist es hilfreich, der Klientin *Komplimente* zu machen, weil sie vieles zur Lösung ihrer Probleme versucht hat und „an einer Sache drangeblieben ist", wenn es einfacher gewesen wäre, einfach aufzugeben. Durch solche Aussagen sieht sich die Klientin selbst als Mensch, der motiviert ist, seine Probleme zu lösen, wodurch ihre Kooperation als etwas Natürliches erscheint.

5. Aufgaben sollten immer begründet werden. Auch dann, wenn das einzige Ziel am Ende einer Sitzung darin besteht, mit der Klientin eine zweite Sitzung zu verabreden, ist es nützlich, einen Grund für ihr Wiederkommen anzubieten. Eine einfache Aussage wie: „Da Sie und Ihr Bewährungshelfer absolut nicht darin übereinstimmen, was für eine Behandlung Sie wirklich benötigen, sollten Sie nächste Woche wiederkommen, damit wir uns eine bessere Vorstellung davon machen können, wie wir das unter einen Hut bringen können", wird benötigt, um zu erklären, aus welchem Grund der Therapeut es für wichtig erachtet, daß die Klientin wiederkommt. Eine solche Begründung muß aus der Perspektive der Klientin einen Sinn ergeben und muß darum ihrer Meinung nach vernünftig sein und sich lohnen.

Eine hilfreiche Überbrückungsaussage kann mit der folgenden Erklärung anfangen, in der das, was der Klient während der Sitzung sagte, wiederholt wird: „Ich stimme mit Ihnen überein, daß Sie sich sehr viel Mühe gegeben haben"... oder: „Da vieles, was Sie versucht haben, nicht funktioniert hat" oder: „Da Ihr Chef Ihr Problem mit dem Trinken mißversteht ..."

6. Da es schwierig ist, die Botschaft vom Boten zu trennen, verstärken der Stil und die Vortragsweise des Therapeuten die Bedeutung der Botschaft und die dem Klienten angebotenen Vorschläge. Wir empfehlen dem Therapeuten, bestimmt, langsam und mit Autorität zu sprechen.

Individualisierung als Aufgabe

Die Therapeutin muß immer die Art der Beziehung mit dem jeweiligen Klienten berücksichtigen und die Aufgaben entsprechend anpassen. Die folgende Anleitung soll der Therapeutin eine kleine Skizze dessen liefern, was zu tun ist.

Beziehung vom Typ des Besuchers

Wenn die Therapeutin feststellt, daß es sich um eine Beziehung vom Typ eines Besuchers handelt, ist es wahrscheinlich, daß sie und der Klient kein realisierbares Ziel gefunden haben. Der Klient wird vermutlich die Vorschläge oder Aufgaben der Therapeutin nicht ausführen. An diesem Punkt kann man die therapeutische Aufgabe der Beziehung zwischen dem Klienten und der Therapeutin so beschreiben, daß ein realisierbares Ziel aufzustellen ist, das heißt man muß sich Klarheit verschaffen, was der Klient von der Therapie erhofft.

Wenn beispielsweise ein Klient, der im Auftrag eines Dritten (Bewährungshelfer, Arbeitgeber, Eltern) zur Therapie erscheint, mit den vom Auftraggeber angeordneten Zielen nicht einverstanden ist, wäre es klüger, die Therapeutin wiederholte nicht das, was andere ohne Erfolg schon früher gemacht haben, nämlich eine Verordnung zu geben und darauf zu bestehen, daß der Klient einen Vorschlag befolgt. Bei Konsultationen sind wir immer wieder verblüfft, wie oft Therapeuten unbewußt dieselben alten Bemühungen wiederholen, die in der Vergangenheit schon nicht funktioniert haben. Sie werden dadurch nur immer frustrierter.

Wenn man der Klientin über das, was sie Nützliches tut, häufig ein positives Feedback gibt, fördert man ihr Interesse an der Behandlung, da sie sich als kooperativ und fleißig sieht und daran interessiert, das zu tun, was für sie gut ist. Manchmal wird die Therapeutin nach Kleinigkeiten suchen müssen: Die Klientin kam freiwillig zur Therapie, obwohl es nicht ihre eigene Idee war, oder die Klientin bemüht sich, sich gesund zu ernähren, sich Bewegung zu verschaffen oder soziale Beziehungen zu Nichttrinkern aufrechtzuerhalten. Wenn der Klient sechs Monate lang dieselbe Arbeitsstelle hat, die längste Zeitspanne für ihn, und er das seinerseits als positiven Schritt anerkennt, der ihn sehr viel Mühe gekostet hat, dann muß die Therapeutin viel Aufhebens von diesem kleinen, aber bedeutenden Schritt zum Erfolg machen.

Erfolge, ob groß oder klein, müssen hervorgehoben werden. Man muß vorschlagen, sie weiterzuführen. Das folgende Beispiel zeigt, wie wir die Sitzung mit einem Klienten beendeten, der zu uns kam, um seiner Bewährungspflicht nachzukommen. Nach unserer „Denkpause" wurde dem Klienten folgende Botschaft übermittelt:

„Curtis, wir sind äußerst beeindruckt, daß Sie heute hier sind, obwohl es nicht Ihre Idee war. Sie hatten allemal die Möglichkeit, durch Fernbleiben den einfachen Weg zu nehmen. Ihre Bereitschaft, sich viele anscheinend unzumutbare Anforderungen gefallen zu lassen, einschließlich Ihres Besuches heute, zeigt, daß Sie ein Mensch sind, der das Richtige tun will. Es war für Sie nicht einfach, heute hierherzukommen; Sie mußten Ihre Freizeit opfern, über Sachen reden, über die Sie eigentlich nicht reden wollen, mit dem Bus fahren usw. Wir sind von Ihrer Bereitschaft, heute mit uns zusammenzuarbeiten, sehr beeindruckt.

Mir ist klar, daß Sie ein selbständiger Mensch sind, der nicht will, daß andere ihm sagen, was er zu tun hat. Ich stimme mit Ihnen überein, daß man Sie in Ruhe lassen sollte. Es ist Ihnen aber auch klar, daß es Ihnen dabei helfen wird, sich diese Leute vom Hals zu schaffen, und die lassen Sie eher in Ruhe, wenn Sie tun, was man Ihnen sagt. Darum würde ich Sie gerne noch mal sehen, um herauszufinden, was gut für Sie ist. Also treffen wir uns nächste Woche zur gleichen Zeit wieder."

Es ist klug, wenn der Therapeut – außer den Komplimenten für all das von ihm positiv Geleistete – dem Klienten keine Vorschläge unterbreitet, die Verhaltensänderungen erfordern, denn der Klient wird sie vermutlich nicht ausführen.

Obwohl Fachleute befürchten, Komplimente könnten das weitere Trinken des Klienten dulden und verstärken, hat diese Art Botschaft am Ende einer Sitzung bei einem Klienten des Besucher-Typs zwei Vorteile. Erstens ist der Problemtrinker bei dieser Vorgehensweise viel eher geneigt, zu einer zweiten und folgenden Sitzungen wiederzukommen. Im Gegensatz zu dem, was der Klient normalerweise zu hören bekommt (Verweise, Appelle zur Abstinenz, Drohungen mit einem Ultimatum, Erinnerungen an vergangene nicht eingehaltene Versprechungen), beeindrucken diese Botschaften den Klienten als etwas wirklich Neues und Anderes. Wenn es auch sonst nichts bringt, erregt es die Aufmerksamkeit des Klienten, und das ist der erste notwendige Schritt zur Veränderung. Zweitens scheint diese Art von Botschaft die Kooperation und Bereitschaft des Klienten zu fördern, am Behandlungsprozeß teilzunehmen.

Unsere klinische Erfahrung zeigt, daß diese Vorgehensweise es selbst beim vorzeitigen Ausscheiden einer Klientin wahrscheinlicher macht, daß sie den Therapeuten künftig wieder aufsuchen wird, wenn sie sich entscheidet, ihr Alkoholproblem ernsthaft lösen zu wollen. Die Klientin scheint sich an die erste und einzige Begegnung mit unserem Center zu erinnern, weil sie so positiv gewesen ist. Klienten scheinen auch viel schneller wiederzukommen, wenn andere Probleme auftauchen, die vielleicht keinen Bezug zum Alkoholproblem haben.

Beziehungen vom Typ des Klagenden
Diese Art Beziehung ergibt sich, wenn der Therapeut dem Klienten bis zum Ende der Sitzung zu einer gewissen Klarheit verholfen hat, wie die Lösung aussehen könnte (mittels der Wunderfrage), und bei ihm die Erwartung geweckt hat, daß das Problem, das ihn zur Therapie brachte, gelöst werden kann. Da jedoch der Klient immer noch davon ausgeht, daß die Lösung darin liegt, daß sich jemand anders ändert, ist das Bewußtsein, daß *er* Schritte unternehmen

muß, um sein eigenes Problem zu lösen, noch nicht voll entwickelt. Der Klient erwartet also vom Therapeuten, daß er seine Ehegattin davon überzeugt, mit dem Trinken aufzuhören, sie zwingt, an A.-A.-Treffen teilzunehmen usw. An diesem Punkt besteht die therapeutische Aufgabe darin, die Problem- und Lösungswahrnehmung des Klienten zu verändern. Die Klienten beginnen dann häufig zu begreifen, daß nur sie Schritte unternehmen können, um Lösungen für ihre Probleme zu finden.

In dieser Art Beziehung besteht der erste Schritt darin, den Klienten Komplimente zu machen, etwa weil sie wegen des Alkoholproblems eines Familienmitgliedes sehr gelitten haben, weil sie hilfreiche Beobachtungen und Analysen der Geschichte des Trinkers geliefert haben. Es ist auch nützlich, es ihnen als Verdienst anzurechnen, daß sie trotz der vielen Schwierigkeiten dem Problemtrinker treu geblieben sind und die Hoffnung nicht aufgegeben haben, und daß sie vieles versucht haben, um dem Problem beizukommen.

In einer Beziehung vom Typ eines Klagenden richten sich alle Vorschläge des Therapeuten darauf, die Selbstwahrnehmung des Klienten von derjenigen eines hilflosen Opfers zu der eines Menschen mit einer Lösung, die er selber in die Tat umsetzen kann, umzuwandeln. Da der Klient in einer solchen Situation typischerweise *Beobachter* des Problemtrinkers ist, muß sich jede vorgeschlagene Aufgabe auf Überlegungen und Beobachtungen beschränken.

> „Uns ist klar, daß Sie sich viele Gedanken über das Alkoholproblem ihres Mannes gemacht haben und vieles bemerkt haben, was hilft, sein Problem zu verstehen. Es ist klar, daß Sie schon alles mögliche ausprobiert haben, Ihren Mann von der Schwere des Problems zu überzeugen, weil Sie ihn lieben und sich Sorgen um das Wohl der Familie machen. Es ist außerdem klar, daß Sie trotz allem, was Sie durchmachen mußten, die Hoffnung bewahrt haben, daß er eines Tages erkennen wird, wie ernst das Problem ist.
>
> Gleichzeitig sind wir beeindruckt, daß Sie schließlich akzeptiert haben, daß nur er aufhören kann zu trinken, und daß er lernen muß, die Folgen seines Trinkens zu tragen. Darum geht es schließlich beim Erwachsenwerden. Wir sind der Meinung, daß Ihr Besuch hier heute ein erster Schritt zu einer gesünderen Zukunft für Sie beide darstellt und daß

jetzt der richtige Augenblick ist, sich von seinem Trinken zu distanzieren und sich darauf zu konzentrieren, daß Sie lernen, für sich selbst zu sorgen. Wie Sie wissen, wird es allerdings nicht einfach sein. Sie sollten sich also darüber *Gedanken* machen, was Ihnen sonst noch an ihm auffällt, was Sie hoffen läßt, während Sie sich weiterhin von ihm distanzieren."

Beziehung vom Typ des Kunden
Da das charakteristische Merkmal dieser Art von Beziehung zwischen dem Klienten und dem Therapeuten darin besteht, daß der Klient bereit ist, *Schritte zu unternehmen*, um Probleme zu lösen und sich selbst als aktiv bei der Lösungsfindung sieht, muß der Therapeut die Botschaften entsprechend anpassen. Zusätzlich zum inzwischen bekannten Vorschlag, dem Klienten für seine Bereitschaft, sein Alkoholproblem zu lösen, Komplimente zu machen, besteht für den Therapeuten an diesem Punkt die wichtige therapeutische Aufgabe darin, zusammen mit dem Klienten den ersten aktiven Verhaltensschritt zu identifizieren, den er unternehmen muß. Für diesen Klientyp gibt es häufig schon etliche Beispiele für Veränderungen, die sich bereits vor der Sitzung ergeben haben, sowie einige bewußte Ausnahmen, die der Therapeut verstärken und unterstützen muß.

„Ich bin sehr beeindruckt, daß Sie schließlich erkannt haben, daß Sie mit dem Trinken aufhören, mehr Verantwortung zeigen und sich um Ihre Familie kümmern müssen. Es erfordert eine Menge Reife und Stärke, die Realität zu akzeptieren und sich um Ihre eigenen Angelegenheiten zu kümmern [das sind Begriffe des Klienten]. Wir stimmen mit Ihnen überein, daß es harte Arbeit erfordern wird und daß das Schlimmste noch vor Ihnen liegt, aber Ihre Entschlossenheit, Ihren Kindern ein besserer Vater zu sein als Ihr Vater Ihnen einer war, ist beeindruckend.

Aber Sie wissen, es wird harte Arbeit erfordern, und Sie werden alles Mögliche versuchen müssen, um sich selbst beizubringen, wie man ein verantwortungsbewußter Vater wird. Dasselbe gilt für das Nüchternbleiben. Auf Ihrem Weg zu mehr Verantwortung sollten Sie Ihre neu entdeckten gesunden Gewohnheiten beibehalten und Ihre Aufmerksamkeit darauf richten, welche neuen Möglichkeiten Sie finden, Ihre Erfolgschancen zu erhöhen."

Komplimente: Die Macht der Bestätigung

Seit bald 20 Jahren verwendet und studiert das Team am *Brief Family Therapy Center* Komplimente, und wir sind immer wieder überrascht über ihre therapeutische Kraft und ihre Nützlichkeit als Interventionsinstrument. Ungeachtet des Typs der Beziehung zwischen dem Klienten und dem Therapeuten wird das Kompliment wie oben beschrieben bei allen Fällen und im Verlauf des gesamten Behandlungsprozesses eingesetzt. Außer bei seltenen Fällen, in denen es dem Klienten davor graut, Komplimente anzunehmen, und in äußerst seltenen Situationen, in denen es dem Therapeuten nicht gelingt, überhaupt etwas Positives zu finden, scheint uns die Verwendung von Komplimenten die Zusammenarbeit mit dem Klienten zu verbessern. Auch dann, wenn die Beziehung schon positiv ist, tritt eine Verbesserung der schon guten Arbeitsbeziehung ein.

Einer Klientin Komplimente zu machen ist nicht dasselbe, wie ihr destruktives Verhalten zu billigen. Es erkennt ganz einfach an, wie sie ihre Welt sieht, und schenkt ihr Glauben, indem es ihr Selbstverständnis bestätigt, ihre „Geschichte" akzeptiert und sie über ihre Frustration, Mißerfolge eingestehen zu müssen, hinwegtröstet.

Die Verwendung von Komplimenten ist eines der vielen dem Therapeuten zur Verfügung stehenden Instrumente, welches gesellschaftlich akzeptierte Sprachnormen nutzt. Durch unsere kulturübergreifenden und internationalen Präsentationen entdeckten wir, daß Komplimente in allen Kulturen dazu verwendet werden, soziale Beziehungen auf allen Ebenen zu festigen. Doch bestimmt die kulturelle Norm die Art und Weise, wie Komplimente vorgetragen werden.

Eine allgemein akzeptierte Form, in Nordamerika eine positive Beziehung zu garantieren, betont beispielsweise persönliche Leistungen und individuelle Merkmale: „Du siehst heute gut aus, was ist an dir anders?" – „Rot steht Dir gut." – „Dein neuer Schlips fällt echt auf, er sieht gut aus!" – „Das war ein toller Vortrag auf der Sitzung, du hast es wirklich gut gemacht!" – „Ich fand es gut, wie du dich dem Chef gegenüber geäußert hast, es ist wirklich Zeit, daß er deine Vorzüge erkennt" usw. In anderen Kulturen richten sich die Komplimente darauf, was jemand zugunsten der Familie, der Gruppe, des Clans oder des Arbeitgebers macht (z. B. opfert man seine eigenen Wünsche zugunsten der Familienehre) (Berg u. Jaya 1993). Während die Nordamerikaner eine offene, direkte Art bevorzugen, einander

Komplimente zu machen, sind andere Kulturen darin viel subtiler. Das Kompliment wird durch einen Blick, eine hochgezogene Augenbraue oder ein zartes Lächeln ausgedrückt.

Diese einzigartigen kulturellen und ethnischen Unterschiede müssen berücksichtigt werden, wenn ein Therapeut auswählt, was er betonen und worüber er dem Klienten Komplimente machen will. Ein fähiger Therapeut mit einer guten Ausbildung im Zuhören und einer respektvollen Haltung gegenüber dem Klienten wird heraushören, was für den Klienten ein akzeptables und positives Kompliment ist. Wir können nicht genug betonen, daß die vom Therapeuten eingesetzten Komplimente auf jeden Fall echt, ehrlich und aufrichtig sein müssen, damit ihm der Klient Vertrauen schenken kann.

STIMME MIT DEN ZIELEN DES KLIENTEN ÜBEREIN!

Die Stärkung des Selbstbewußtseins des Klienten fängt damit an, daß man seiner Entscheidung über das, was ihm wichtig ist, folgt und sie respektiert. Das unterscheidet sich vom traditionellen Behandlungsmodell, bei dem der Experte entscheidet, was für den Patienten gut ist, und dann eine Behandlung festlegt, die der Patient befolgen muß.

Das von uns befürwortete Behandlungsmodell ist eins der Kooperation, bei dem Klient und Therapeut zusammenarbeiten, um die vom *Klienten* festgelegten Ziele zu erreichen. Wie schon angedeutet, respektiert das Modell nicht nur das Recht der Klientin auf Selbstbestimmung, sondern impliziert auch, daß sie für ihr Problem die Expertin ist, die vielleicht schon Lösungen gefunden hat. Da die Klientin sich aktiv an der Lösungsfindung und ihrer Ausführung beteiligen muß, besteht die klügste Weise, die Selbstbestimmung und Selbsteffizienz zu verstärken, darin, respektvoll den Zielen der Klientin zu folgen. Das hilft uns, eine kooperative Arbeitsbeziehung einzugehen, reduziert die Frustration und das Ausgebranntsein des Therapeuten und verkürzt die Behandlungszeit. Außerdem deutet unser klinischer Pragmatismus darauf hin, daß eine Klientin in den meisten Situationen sowieso das tut, was sie will, egal wie sehr wir etwas anderes wollen oder wünschen, daß sie etwas anderes macht.

Gleichgültig wie das unmittelbare Ziel des Klienten aussieht, ob es darum geht, mit der Familie gut auszukommen, die Arbeitsstelle zu behalten oder Geld zu sparen – es muß als ein gutes Ziel akzeptiert werden. Wie schon erwähnt wurde, müssen alle dem Klienten vom

Therapeuten angebotenen Vorschläge oder Aufgaben als Mittel und Wege beschrieben werden, um die unmittelbaren Ziele des *Klienten* zu erreichen.

Fallbeispiel: Der gute Vater
Jeff, ein 37jähriger Neuling bei der Polizei, wurde von einem psycho-sozialen Dienst wegen „häuslicher Konflikte" überwiesen. Die Überweisungsinformationen deuteten an, daß er an vielen riskanten Aktivitäten beteiligt war, wie bspw. ohne Helm mit hoher Geschwindigkeit Motorrad zu fahren, während Auseinandersetzungen mit seiner Frau wegen ihrer Affäre die Dienstpistole zu zücken und starkes Trinken während dem Reinigen seiner Waffen. Später wurde bekannt, daß er während der letzten Trinkepisode mit seiner Frau in Streit geraten war und in die Decke geschossen hatte, wobei er seine Frau nur knapp verfehlte.

Bei der Aushandlung der Behandlungsziele betonte Jeff ständig sein Ziel, seinem kleinen Sohn ein guter Vater zu sein. Wenngleich der Therapeut dem Ziel des Klienten, ein „guter Vater" zu sein, skeptisch gegenüberstand und sich fragte, ob er die Ernsthaftigkeit seines Alkoholproblems und seines selbstmörderischen und gefährlichen Verhaltens (Fahren unter Alkoholeinfluß) „herunterspielte" und „verleugnete", verhandelte er trotzdem mit Jeff über seine Vorstellungen, was für einen Unterschied es in seinem Leben machen würde, wenn er ein „guter Vater" werden würde.

Das stellte sich als sehr produktiver Schritt heraus. Obwohl der Therapeut anfänglich sehr skeptisch war bezüglich Jeffs angegebenem Ziel, blieb der Klient hartnäckig dabei, ein guter Vater werden zu wollen. Das bedeutete, zu lernen, wie er sich um die Bedürfnisse seines Sohnes kümmern könnte, sich an der Erziehung des Kindes zu beteiligen, bei der Hausarbeit zu helfen, das Trinken sein zu lassen und seinem Sohn beizubringen, wie man Streitigkeiten ohne Gewalt schlichtet. Dieselben Qualitäten gelten auch für ein anderes vom Klienten formuliertes Ziel, nämlich den Wunsch, ein „erstklassiger Polizist" zu sein.

Mache mehr von dem, was funktioniert!
Die zweite Regel unserer zentralen Philosophie, „Mache mehr von dem, was funktioniert!", ist eine einfache Idee, die allerdings auf unseren Ansatz, *mit* Klienten zu arbeiten, tiefgreifende Auswirkungen

hatte. Die Voraussetzung dieser Idee lautet, es gibt keine „richtige" Art, Probleme zu lösen; was auch immer funktioniert, sollte wiederholt werden. Das ist ein wichtiges Resultat unserer tiefen Hochachtung vor der Fähigkeit des Klienten, Probleme zu lösen, sowie unserer Bereitschaft, von unseren Klienten zu lernen.

Eine so einfache Idee kann sehr vielschichtig sein. Was versteht man unter dem, „was funktioniert", und wie bestimmt man das, was funktioniert, aus dem, was nicht funktioniert? Was normal und was „pathologisch" ist, ist weitgehend eine Frage der Definition. Ein weiterer Vorteil der Arbeit mit dem lösungsorientierten Modell besteht darin, daß es einen Rahmen bietet für die Arbeit mit einer Vielzahl kultureller und ethnischer Bedeutungen bezüglich dessen, „was funktioniert".

Diese Voraussetzung, mehr von dem zu tun, was funktioniert, ist eine der einfachen, gesunden Ideen, auf der unsere Arbeit basiert. Da viele der Einzelheiten, wie diese Interventionstechniken einzusetzen sind, in Kapitel 5 beschrieben werden, begnügen wir uns mit einer Auflistung der Interventionsstrategien.

Veränderungen vor der Sitzung auslösen

Etwa 67 Prozent der ambulanten Klienten berichten von „positiven" Veränderungen in der Zeit zwischen der Verabredung eines Termins und der ersten Sitzung (Talmon 1990; Weiner-Davis et al. 1987). Noch mehr überrascht die Tatsache, daß diese „positiven" Veränderungen Probleme betreffen, deretwegen die Klienten zur Therapie kamen. Wir fingen an, in diesen positiven Veränderungen vor der Sitzung eine Grundlage für Veränderungen des Lebensstils zu sehen. Da der Klient schon einen Schritt in Richtung seiner Therapieziele gemacht hat, sollte man diese kleinen Veränderungen nicht abtun, sondern vielmehr auf ihnen aufbauen.

In *Single Session Therapy* (1990) schlägt Talmon nicht nur Kapital aus diesen positiven Veränderungen vor der Sitzung, sondern übernimmt auch den Ansatz, daß ein Therapeut diesen natürlichen Prozeß auslösen kann, indem er eine von de Shazer (1985) beschriebene Standardaufgabe der ersten Sitzung verwendet. Beim ersten Anruf, den der Klient macht, um einen Termin zu vereinbaren, stellt ihm der Therapeut folgende Aufgabe: „Bis zur ersten Sitzung sollten Sie auf alles achten, was in Ihrem Leben gut läuft, und was Sie gerne beibehalten möchten." Dieser erste Anruf kann als erste Sitzung angesehen werden. Dann beginnt die erste wirkliche Sitzung damit, die Klientin zu fragen, was sie über ihr Leben herausgefunden hat, das sie auch in Zukunft gerne so hätte.

Auch wenn man ihnen keine zielgerichteten Fragen stellt, um Veränderungen vor der Sitzung aufzudecken, eröffnen Klienten ihre Sitzungen häufig mit solch spontanen Äußerungen wie: „Auf dem Weg hierher überlegte ich mir, ob ich heute überhaupt kommen sollte, denn seit dem Anruf ist alles irgendwie viel besser geworden." Solche Äußerungen kann man leicht als „Flucht in die Gesundheit" abtun, statt sie als einen ersten positiven Schritt zu betrachten.

Wieder einmal ziehen wir es vor, auf einen günstigen Augenblick im natürlichen Fluß des therapeutischen Gesprächs zu warten und bitten den Klienten dann, seine Erwähnung der Veränderungen vor der Sitzung zu erläutern. Wenn die Therapeutin eine solche Veränderung aufgreift, bietet sich eine kleine Abschweifung an, die der Veränderung durch die folgenden Fragen ein besonderes Gewicht verleiht: „Sie haben Ihren Alkoholkonsum ganz allein eingeschränkt? Wie haben Sie das geschafft? War es nicht schwierig?"

Wenn solche Veränderungen vor der Sitzung herbeigeführt werden, erleichtert das auch die therapeutische Aufgabe des Komplimentemachens, da es natürlich ist, einem Klienten dafür Komplimente zu machen, daß er die Initiative ergriffen hat, den Behandlungsprozeß einzuleiten. Diese therapeutische Haltung stärkt die geringe Selbstachtung der meisten Problemtrinker, da sie gezwungen werden, ihre Selbstsicht von der eines heruntergekommenen Penners zu korrigieren in die eines Menschen, der Eigeninitiative zeigt.

Wenn die Klientin positive Schritte unternommen hat, um ihre Ziele zu erreichen, besteht die therapeutische Aufgabe darin, sie zu überwachen und zu ermutigen, die Richtung beizubehalten und mehr von dem zu machen, was funktioniert. Wir sind von den ungemein kreativen Möglichkeiten der Klienten, ihre Probleme selbst zu lösen, immer wieder beeindruckt. Wir müssen die Kreativität und den Einfallsreichtum der Problemtrinker anerkennen, denn selbst die chronischsten Trinker wissen, was ihnen guttut. Die vom Klienten entwickelten Lösungen können leichter in seinen Lebensstil integriert werden als solche, die von einem Experten vorgeschlagen werden, dem die genauen Lebensumstände des Klienten unbekannt sind. Er hat außerdem viel mehr Interesse daran, erfolgreich zu sein, da es sich um seine eigene Lösung handelt.

Fallbeispiel: Spontanes tun

Calvin, ein 29jähriger arbeitsloser Arbeiter, der mit seiner geschiedenen Mutter zusammenlebt, kam wegen seiner Depression und seiner „Weinkrämpfe", die ihm peinlich waren und ihn beunruhigten, zur Therapie. Obwohl Calvin eine lange Geschichte des Drogen- und Alkoholmißbrauchs hatte, machte er sich anfangs viel mehr Sorgen wegen seiner Depression als wegen seines Alkohol- und Drogenkonsums.

Als er gefragt wurde, was für Veränderungen ihm seit seinem Anruf vor einer Woche im Zusammenhang mit seiner Depression aufgefallen seien, erzählte Calvin, er habe eine Stelle in einem Yachtklub angefangen, weil er genug davon habe, arm zu sein, und daß er seit etwa einer Woche weder Drogen noch Alkohol konsumiert habe. Überrascht und neugierig über diese Eigeninitiative beschloß der Therapeut, auf diese Veränderung vor der Sitzung aufzubauen:

Therapeut: Sagen wir mal, auf einer Skala von 1 bis 10 steht 10 dafür, wie Ihr Leben am Ende der Therapie aussehen soll, und 1 steht für die Zeit in Ihrem Leben, als Sie sich am niedergeschlagensten gefühlt haben. Was meinen Sie, wo Sie heute stehen?
Klient: Ich würde sagen, ich bin heute ungefähr bei 4.
Therapeut: Mann! Das ist eine große Veränderung in einer so kurzen Zeit! Was haben Sie Ihrer Meinung nach gemacht, um auf die 4 zu kommen?
Klient: Ich habe mich genau betrachtet und beschlossen, daß ich so ein Leben nicht will.
Therapeut: Was meinen Sie, was mit Ihnen diesmal anders war, um das zu beschließen?
Klient: Also, ich bin 29, bald 30 und habe nichts vorzuzeigen, was ich mit meinem Leben gemacht habe.
Therapeut: Es hört sich an, als habe es etwas damit zu tun, daß Sie 30 werden. Das hat Ihnen wohl geholfen, die Dinge anders zu sehen. Was müssen Sie aber machen, um das weiterzuführen, auf dem richtigen Kurs zu bleiben?
Klient: Das ist es ja gerade. Ich weiß, daß es schwierig sein wird.
Therapeut: Was würde Ihrer Meinung nach Ihre Mutter sagen, was Sie tun müßten, um auf dem richtigen Kurs zu bleiben?
Klient: Sie wird sagen, die Hauptsache sei das Trinken. Das sei mein Ruin.

Therapeut: Also, wie haben Sie das geschafft, eine ganze Woche lang nicht zu trinken?

Wenn vor der Sitzung eine eindeutig festzustellende Veränderung eingetreten ist, besteht die therapeutische Aufgabe darin, dem Klienten zu helfen, auf dem neuentdeckten nüchternen Kurs zu bleiben. Die folgenden Sitzungen mit Calvin fokussierten darauf, wie es ihm gelang, nüchtern zu bleiben, und welche neuen Methoden er entwickelte, um diesen neuen Kurs beizubehalten. Jedes neue Problem und jede neue Sorge, die Calvin in die Sitzung einbrachte – seine Depression, das Bedürfnis nach mehr Geselligkeit, sein Wunsch, Geld zu sparen – wurden auf ähnliche Weise behandelt, bis Calvin zuversichtlich war, die Fortschritte alleine aufrechterhalten zu können.

Beachte die Ausnahmen!

Seit einigen Jahren untersucht das Team am *Brief Family Therapy Center* die Ausnahmen von Problemen (de Shazer 1985, 1988, 1991) und hat entdeckt, daß diese Ausnahmen in zwei Kategorien fallen: bewußte und spontane.

Bewußte Ausnahmen sind diejenigen Lösungen, die von Klienten ausgeführt werden und die sie detailliert beschreiben können. Es ist wichtig, die Aufmerksamkeit auf die Einzelheiten der Ausnahmen zu richten, denn wenn die Klientin die von ihr unternommenen Schritte identifizieren kann, kann sie sie wiederholen, so daß ein Lösungsmuster entsteht.

Es folgt ein typisches Beispiel eines Gesprächs, in dem eine bewußte Ausnahme hervorgehoben wird (der Klient ist Calvin aus dem vorangegangenen Beispiel):

Therapeut: Also, wie haben Sie es geschafft, eine ganze Woche lang nicht zu trinken?
Klient: Das war ja nur eine Woche. Das habe ich schon oft gemacht. Manchmal schaffe ich es einen Monat lang, sogar einige Monate, ohne zu trinken.
Therapeut: Das ist irre. Wie machen Sie das? Ist es nicht schwer?
Klient: Wissen Sie, wenn man sich erstmal entschlossen hat, denkt man nicht mehr daran.
Therapeut: Das heißt, Sie müssen nicht jede Minute des Tages darum kämpfen?

Klient: Doch, das könnte ich natürlich, wenn ich wollte. Aber wissen Sie, was funktioniert, ist, mich ablenken und nicht daran denken und immer tätig sein.
Therapeut: Dann erzählen Sie mir, wie Sie es diesmal eine ganze Woche lang geschafft haben!
Klient: Ich denke einfach positiv. Immer wenn ich bete, hilft das. Der Besuch der A.-A.-Treffen hilft. Ich war sehr beschäftigt. Wenn ich das Gefühl habe, produktiv zu sein, muß ich nicht trinken.

Durch diese Art Nachforschung erkennt der Klient, daß er es tatsächlich geschafft hat, eine ganze Woche lang nüchtern zu bleiben. Aber noch wichtiger als die relativ kurze Periode der Nüchternheit ist seine Entdeckung, wie er nüchtern blieb. Wenn der Therapeut die Einzelheiten nicht erfragt hätte, hätte dieser Klient wahrscheinlich nicht darüber nachgedacht, was er eigentlich getan hat, um nüchtern zu bleiben, noch hätte er dem Bedeutung beigemessen. Sowie der Klient sich seiner eigenen Strategien bewußter wird, zum Beispiel sich zu beschäftigen, A.-A.-Treffen zu besuchen, nicht an die Möglichkeit des Trinkens zu denken usw., entdeckt er, daß er einige nützliche Methoden entwickelt hat, um nüchtern zu bleiben.

Fallbeispiel: Wie schaffen Sie das?

Mark, ein fleißiger, ehrgeiziger junger Mann Ende Zwanzig, machte sich Sorgen wegen seines Trinkens. Er berichtete, daß er sich häufig mit seiner Freundin, die er sehr liebt und eines Tages heiraten möchte, über sein Trinken streitet. Obwohl sie mit ihm zusammen trank, als sie sich kennenlernten, ist sie inzwischen laut Mark „häuslich" und „ruhiger" geworden und regt sich über sein Trinken furchtbar auf. Nach der Beschreibung seines Trinkmusters stimmte der Therapeut mit ihrer Ansicht überein, daß Mark entsprechende Schritte unternehmen müßte.

Ein detaillierter Bericht über Marks Trinkverhalten brachte zutage, daß er nur am Wochenende übermäßig trank und auch dann nur, wenn er und seine Freundin mit anderen „feierten". Ihre schwerwiegenden Auseinandersetzungen, in deren Verlauf beide drohten, den anderen zu verlassen, folgten auf diese Trinkepisoden. Da er gerade ein neues Immobiliengeschäft angefangen hatte, besuchte er häufig solche Feste. Wenn er mit seiner Freundin zu Hause war oder mit ihr allein Essen ging, trank er nur mäßig, meistens nicht mehr als ein paar Drinks. Seine Beschreibung deutete schon auf Ausnahmen hin. Der Therapeut beschloß, das Muster des Nichttrinkens detaillierter zu erforschen.

Da er wußte, daß Mark durch das Immobiliengeschäft oft gezwungen war, am Wochenende zu arbeiten, fragte ihn der Therapeut, wie er sich verhalte, wenn er am Wochenende arbeiten müsse. Mark sagte, wenn er am Wochenende „Bereitschaftsdienst" habe, betrinke er sich nie, auch nicht auf „wilden Parties", bei denen es nichts koste. Erstaunt darüber fragte der Therapeut, wie er es schaffe, dann nicht zu trinken. Mark erklärte ganz ernst, daß es sehr wichtig sei, daß er in diesem neuen geschäftlichen Unternehmen Erfolg habe und daß er das Risiko nicht eingehen wolle, im Immobiliengeschäft enorme Schulden zu machen und seine Glaubwürdigkeit einzubüßen. Darum trinke er am Wochenende überhaupt nicht, wenn er „im Dienst" sei oder montags einen wichtigen Termin mit einem potentiellen Kunden habe. Der Therapeut fragte wiederholt, was er genau mache, um bei großer Versuchung abstinent zu bleiben. Mark beschrieb, was er mache, um zu solchen Zeiten nüchtern zu bleiben. Dazu gehörte, nur Mineralwasser zu trinken, in der Nähe seiner Freundin zu bleiben oder sicherzugehen, daß er in einem entspannten Zustand auf solche Feste ging.

Die therapeutische Intervention fokussierte zuerst darauf, ihm bewußter zu machen, daß er die Fähigkeit hatte, seine Verhaltensweisen in bezug auf Nüchternbleiben zu kontrollieren, und dann darauf, was er machen müsse, um diese Verhaltensweisen bei anderen Festen zu wiederholen.

Fallbeispiel: Bewußte Ausnahmen unterwegs
Jim, ein Fernfahrer Anfang Dreißig, bat unmittelbar nach einem gewalttätigen Wutanfall, bei dem er seine Frau krankenhausreif ge-schlagen hatte, um eine Notfallbehandlung. Er war es leid, sein gereiztes Wesen nicht unter Kontrolle zu bekommen. Ständig geriet er durch sein Naturell in Auseinandersetzungen, wobei er während eines Streits beinahe jemanden umgebracht hätte. Wenn er getrunken hatte, wurden seine Wutanfälle schlimmer, obwohl sie auch bei Nüchternheit auftraten.

Der Therapeut war neugierig, wie Jims Wutanfälle sein Verhalten unterwegs beeinflußten, da er fünf bis dreißig aufeinanderfolgende Tage alleine war und bei jedem Wetter mit unterschiedlichen Verkehrsbedingungen zurechtkommen mußte. Jim berichtete, daß er „bei der Arbeit" sowohl seine Wutanfälle als auch sein Trinken ohne Probleme kontrollieren konnte; bei solchen Gelegenheiten war es für ihn keine Alternative, einen Wutanfall zu bekommen. Während den zwölf Jahre des Fernfahrens hatte er sogar noch nie einen Unfall gehabt und hatte viele Sicherheitsauszeichnungen bekommen. Eine weitere Ausnahme entdeckten wir in seinem Verhalten zu seinen fünf und sieben Jahre alten Söhnen. Es war klar, daß er sie sehr liebte und es mit ihnen keine solchen Vorfälle gegeben hatte. Das war ein weiterer Hinweis für ein erstaunlich verantwortliches Verhalten.

Da der Therapeut erkannte, daß lange Fahrzeiten voller Streß und sehr langweilig sein mußten, drückte er sein Erstaunen und seine Neugier darüber aus, wie sich Jim sein unterschiedliches Verhalten „unterwegs" und „zu Hause" eigentlich erklären könne. Ohne zu zögern erwiderte er, der Hauptunterschied bestehe darin, daß er sich dadurch, daß er „bei der Arbeit" sei und die Verantwortung für den teuren Lastwagen sowie für die Fracht habe, von der Dummheit anderer Verkehrsteilnehmer distanzieren könne und die Möglichkeit des Trinkens ihm nicht einmal einfalle.

Der Therapeut, der noch nicht von diesem erstaunlich hohen Grad an Selbstkontrolle überzeugt war, bohrte weiter nach Jims Verständnis dieser Unterschiede. Jim sagte, er brauche diese Arbeit, um für seine Familie zu sorgen, insbesondere für die zwei Jungen, die er sehr liebe, und es sei seine Sache, das Geld nach Hause zu bringen. Deswegen beherrsche er sich bei anderen Fahrern, die ihn unterwegs nervten, und er käme nicht in Versuchung zu trinken, weil das seine Arbeitsstelle gefährden würde. Seine Jungen provozierten ihn nicht, weil er das, was sie machten, normalerweise lustig und nicht lästig fand.

Diese beiden Fälle stellen eindeutige Beispiele für bewußte Ausnahmen dar. Da es beiden Klienten schon gelungen war, für sich allein erfolgreiche Strategien zu entwickeln, die erstaunlich gut funktionierten, mußte der Therapeut sie unterstützen und ermutigen, „mehr" von dem zu tun, was funktionierte, und die von ihnen identifizierten Ausnahmen auszubauen.

Am Ende der Sitzung machte der Therapeut Mark dafür Komplimente, daß er sich Zeit genommen hatte, zur Sitzung zu kommen, um das zu tun, was gut für ihn war. Es wurde darauf hingewiesen, daß er die Beziehung zu seiner Freundin offensichtlich schätzte und daß ihm die Verpflichtung, in dem neuen Geschäft erfolgreich zu sein, wichtig war. Er wurde auch dafür gelobt, seine Prioritäten herausgefunden zu haben: der starke Wunsch, sowohl im Geschäft als auch in der persönlichen Beziehung erfolgreich zu sein. Da wir der Meinung waren, die Beziehung sei eine vom Typ eines Kunden, schlugen wir ihm vor, in der nächsten Woche, das, was für ihn funktionierte, weiterzumachen und „darauf zu achten, welche anderen Methoden Ihnen helfen, die Trinkerei unter Kontrolle zu halten." Wir vereinbarten, daß er nach einer Woche wiederkommen sollte. Nachdem er mit der Information über neue und unterschiedliche Möglichkeiten, wie er sein Verhalten bei Festen kontrollieren könnte, wiederkam, wurde die Behandlung recht schnell abgeschlossen.

Jim, der zweite Klient, bekam Komplimente wegen seiner Entscheidung, Hilfe zu suchen, da dies ein äußeres Zeichen dafür war, daß er die Schwere seines Problems mit den Wutanfällen und mit dem Trinken erkannt hatte. Der Therapeut war wiederum erstaunt über seine Fähigkeit, sich darauf zu konzentrieren, ein guter „Familienvater" zu sein, und darüber, daß er sich eine Auszeichnung als „hervorragender Fahrer" verdient hatte. Das zeige, daß es ihm wichtig war, für seine Familie dazusein. Der nächste therapeutische Schritt bestand darin, seine Definition „bei der Arbeit" auf das Familienleben zu erweitern. Da es sich eindeutig um eine Beziehung vom Typ eines Kunden handelte, wurde Jim gebeten, das, was für ihn funktionierte, weiterzumachen und seine Aufmerksamkeit darauf zu richten, was er sonst noch während „der Arbeit" machte. Als er mit einer beeindruckenden Liste von Strategien wiederkam, untersuchten Jim und der Therapeut jeden einzelnen Punkt und besprachen, was er tun müsse, um sie auf seine „Arbeit" zu Hause zu übertragen. Der Fall wurde in vier Sitzungen abgeschlossen.

Spontane Ausnahmen sind solche, bei denen eine Klientin über offensichtliche Ausnahmen von ihrem Trinkverhalten berichtet, jedoch die Schritte, die sie unternommen hat, um sie einzuleiten, nicht beschreiben kann. Aus ihrer Sicht scheinen diese Ausnahmen spontan aufzutreten; sie entdeckt nur, daß sie auf rätselhafte Weise nicht trinkt. Häufig schreiben Klienten diese Abstinenz dem Zufall zu: Sie hatten kein Geld, oder sie waren in einer Situation, die sich für das Nichttrinken eignete. So, wie sie sich selbst sehen, als Menschen, die keine Kontrolle über ihr Trinken haben, sehen sie sich auch als

Menschen, die keine Ahnung haben, wie sie ihr Trinken einschränken oder damit aufhören können.

Da eine solche Klientin sich für die Ausnahmen vom Trinken nicht verantwortlich fühlt, leugnet sie implizit die Verantwortung für das Trinken. Dieser Klientin muß man helfen, zu erkennen, daß sie es von selbst schafft, nicht zu trinken, damit sie solche zufälligen Ereignisse in bewußte umwandeln kann. Die Klientin braucht die Hilfe des Therapeuten, um zu entdecken, daß sie selbst ein erhebliches Maß an Kontrolle über ihr Trinken ausübt, vielleicht mehr, als sie denkt. Das wäre der erste Schritt zum Eingeständnis der Eigenverantwortung für das Problemtrinken. Dieser Ansatz macht Klienten verantwortlich für ihr Trink- und Nichttrinkverhalten.

Fallbeispiel: Nur an Wochentagen
Gail, Mitte Dreißig, kam zur Therapie wegen Depressionen. Sie war sich über die Ursachen nicht ganz sicher und konnte nur global beschreiben, daß ihr Leben allgemein nicht gut und nicht so verlaufe, wie sie es wünschen würde. Sie beschrieb dann ihre Beschwerden. Mit ihrer beruflichen Position, die in einer Sackgasse zu sein schien, war sie nicht zufrieden. Sie habe hart gearbeitet, um das College zu schaffen, und hatte gedacht, es garantiere ihr Erfüllung und Glück, aber so sei das gar nicht. Ihre Beziehungen zu Männern seien „so lala". Das Leben sei nicht so, wie sie es sich vorgestellt habe, und sie war allgemein enttäuscht und gleichgültig in bezug auf ihre Zukunft.

Als der Therapeut Gail fragte, wie sie zurechtkam, sagte sie: „Nicht sehr gut." Sie sagte, sie mache sich tatsächlich etwas Sorgen, daß sie zuviel trinke. Da sie aus einer Familie mit einer langen Geschichte des Problemtrinkens kam, war Gail besorgt über ihre Neigung, bei Depressionen zu trinken, und fragte sich, ob sie ein Trinkproblem habe.

Eine weitere Diskussion der Depression und ihres Trinkverhaltens zeigte, daß Gails Beschwerden vage und unklar waren. Der Zusammenhang zwischen ihrer Depression und ihrem Trinken war ihr auch unklar. Da sie noch nicht bereit war zuzugeben, daß das Problem im Trinken bestand, fragte der Therapeut, ob es Zeiten gäbe, in denen Gail es schaffe, nicht zu trinken, auch wenn ihr Leben nur „so lala" sei. Gail erwiderte, es gäbe trotz der Tatsache, daß ihr Leben nicht besonders gut verlief, viele Gelegenheiten, bei denen sie nicht trank. Zum Beispiel habe sie in der vorigen Woche an einem geselligen Beisammensein teilgenommen, bei der viel getrunken wurde, und „irgendwie" habe sie es geschafft, überhaupt nicht zu trinken. Andererseits habe sie sich bei einem Betriebsfest vor einigen Monaten blamiert und sich geschämt, am nächsten Tag ihren Kollegen gegenüberzutreten. Im allgemeinen war sie sehr vage darüber, was die Tage, an denen sie trank, von denen, an denen sie nicht trank, unterschied.

Der Therapeut mußte Gail dazu verhelfen, ihre Ziele deutlicher auszudrücken, die Ursachen ihrer vagen Unzufriedenheit zu verdeutlichen und das Ausnahmemuster hervorzuheben. Am Ende der ersten Sitzung machte der Therapeut folgende Bemerkungen.

> „Es ist Ihnen offensichtlich nicht leicht gefallen, heute hierherzukommen, aber ich freue mich, daß Sie beschlossen haben, etwas zu unternehmen, was für Sie gut ist, das heißt etwas gegen Ihre Depression und Ihr Trinken zu machen. Es gibt einen positiven Hinweis, daß es Tage gibt, an denen Sie kein Interesse daran haben, zu trinken, allerdings ist der Bezug zwischen Ihrer Depression und Ihrem Trinken noch unklar. Es ist noch etwas rätselhaft, daß Sie gute und schlechte Tage haben ohne klare Verbindung zu anderen Aspekten Ihres Lebens.
>
> Mir scheint, wir könnten beide sehr davon profitieren, mehr über die Tage, an denen Sie nicht trinken, zu erfahren. Also wäre es nützlich, wenn Sie die nächste Woche alles notieren, was Sie tun, wenn Sie in eine Situation geraten, die das Trinken fördert, aber es schaffen, nicht zu trinken. Schreiben Sie detailliert auf, was Sie statt zu trinken tun. Wir werden das beim nächsten Treffen durchsprechen."

Gail kam mit einer beeindruckenden Liste detaillierter Informationen über Ihr Verhalten an den Tagen, an denen sie nicht trank, wieder. Was also zuerst als zufälliges Ereignis des Nichttrinkens erschien, wurde zur bewußten Ausnahme, die die Klientin jetzt wiederholen konnte, da ihr klarer war, was für Schritte sie unternehmen mußte. Als sie begann, ein Tagebuch zu führen, entdeckte sie außerdem, daß es eine Beziehung zwischen ihrer Depression und den Trinktagen gab. Das führte zu der Erkenntnis, daß sie noch bewußtere Ausnahmen vom Trinken durchführen mußte, um das Ziel, mit der Depression zurechtzukommen, zu erreichen.

In Kapitel 5 wird unsere aktuelle Auffassung, daß das Interview den Weg zur Lösungsfindung darstellt, ausführlich diskutiert. Hier beschränken wir uns also darauf, den Leser an die unzähligen Möglichkeiten des Interviews zur Beeinflussung der Entscheidungen der Klientin bezüglich ihrer Zukunft, ihrer Selbstwahrnehmung und ihres eigenen Einflusses auf die sie umgebenden Menschen zu erinnern. Es folgen einige nützliche Interviewstrategien für den Therapeuten, der die Interaktion mit dem Klienten als Intervention ansieht.

Den meisten Klienten, die Alkohol mißbrauchen, ist es furchtbar wichtig, was andere von ihnen halten, wenn sie dies auch anfangs leugnen. Für den Klienten werden seine Wahrnehmungen anderer zu etwas Realem. Wie er mit seinen Nächsten interagiert, hängt von diesen Wahrnehmungen ab. Das, was wir sehen, beeinflußt das, was wir glauben, und das, was wir glauben, beeinflußt das, was wir mit den Menschen unserer Umgebung tun, was seinerseits einen Einfluß darauf hat, wie uns andere begegnen. Dies wiederum beeinflußt das, was wir sehen (Mead 1934). Dieser Interaktionskreislauf liefert wichtige Informationen, die Klienten dazu benutzen, das, was für sie real ist, zu konstruieren und zu modifizieren (Watzlawick 1984). Es ist also klug, wenn der Therapeut dem Klienten nicht nur dabei hilft, seine Wahrnehmung der Wahrnehmungen anderer über sich selbst zu erkennen, sondern auch, dies als potentielle Quelle der Verbesserung seiner Interaktion mit ihm wichtigen anderen Personen anzusehen.

Es folgen Beispiele für Fragen zum Aufspüren von Ausnahmen, die der Kliniker dem Klienten stellen kann:

Therapeut: Sie sagen, Sie haben seit zwei Jahren nicht getrunken? Wie haben Sie das angesichts des vielen Ärgers in Ihrem Leben geschafft?
Klient: Das war nichts Besonderes. Ich habe einfach beschlossen, daß ich genug davon hatte.
Therapeut: Wie haben Sie das geschafft, ich meine, nicht zu trinken?
Klient: So schwer war das nicht. Ich mußte herausfinden, ob ich es schaffe. Und ich entdeckte, daß ich es kann.
Therapeut: Wenn ich Ihre Frau fragen würde, was würde sie Ihrer Meinung nach sagen, was es für Sie damals bedeutete, mit dem Trinken aufzuhören?
Klient: Ich nehme an, sie würde sagen, daß es nicht einfach war. Ich war in einem schlimmen Zustand. Sie war mir eine große Hilfe. Ich

habe mich dauernd beschäftigt, mied meine Saufkumpel, machte viel Sport. Ich wurde eigentlich richtig fit. Es hat mir unheimlich Spaß gemacht, Sport zu treiben und ein richtig gesundes Leben zu führen. Ich habe vernünftiger gegessen und hörte sogar eine Zeitlang auf zu rauchen.

Therapeut: Was würde Ihre Frau sagen, was an Ihnen damals anders war?

Klient: Sie würde wahrscheinlich sagen, ich sei ruhiger gewesen. Vielleicht sogar selbstsicherer. Ich habe viel mehr Zeit mit den Kindern verbracht.

Therapeut: Was würde sie sagen, sei an Ihrer Beziehung zu ihr in der Zeit anders gewesen?

Klient: Sie würde sagen, daß ich zu der Zeit nicht so zornig war. Wir kamen besser miteinander aus.

Therapeut: Was müßten Sie ihrer Meinung nach tun, um das wieder zu schaffen?

Klient: Eigentlich gar nichts. Ich muß es nur wollen. Ich habe es schließlich zwei Jahre lang gemacht.

Therapeut: Was würde Ihre Frau sagen, was Sie machen müssen, um es zu schaffen?

Klient: Ich muß nur morgens früh aufstehen und joggen gehen. Wenn ich meinen Kindern sage, ich bin zu einer bestimmten Zeit zu Hause, dann bin ich da. Ich habe es gehaßt, von meinem Vater enttäuscht zu werden, und als die Kinder auf die Welt kamen, habe ich mir geschworen, ich würde immer halten, was ich ihnen versprochen habe.

Therapeut: Es ist Ihnen sehr wichtig, ein guter Vater zu sein, nicht wahr?

Klient: Ja, sie brauchen mich. Sie sind so klein und hilflos. Ich bin jetzt ihr Held. Ich weiß, daß es nicht so bleiben wird, aber ich werde es genießen, so lange ich kann.

Therapeut: Also, ich weiß, daß Ihre Kinder das nicht ausdrücken können, aber wenn sie es könnten, was würden sie sagen, was an Ihnen in den zwei Jahren, als Sie zu trinken aufgehört hatten, anders gewesen ist?

Klient: Sie würden wahrscheinlich sagen, daß ich früher nach Hause kam, mit mir und mit ihnen glücklicher war, mehr Selbstvertrauen hatte und sie keine Angst vor mir hatten.

Therapeut: Was würden die Kinder sagen, inwiefern Sie anders waren, als Sie nicht tranken?

Klient: Sie würden wohl sagen, alle seien ruhiger gewesen. Sie waren auch ruhiger. Wenn ich mir's recht überlege, waren sie auch in der Schule besser. Wissen Sie, ich sollte eigentlich ganz mit dem Trinken aufhören. Ich habe es zwei Jahre lang geschafft. Ich kann es wieder schaffen.
Therapeut: Was wäre für Sie denn der erste Schritt, um mit dem Trinken aufzuhören?
Klient: Ich werde ganz einfach aufhören müssen, und damit basta! Ich weiß, was ich tun muß.
Therapeut: Also, was wäre für Ihre Frau das erste Anzeichen, daß Sie wieder aufgehört haben zu trinken?

Wenn man Fragen stellt, wie der Klient sich von anderen wahrgenommen sieht, werden viele nützliche Ideen über die Problemlösung erzeugt. Als der Klient diese Fragen beantwortete, erkannte er, wie ihn seine Frau und seine Kinder in der Zeit sahen, als er nüchtern war, und welchen Einfluß es auf sie hatte. Die Entdeckung, daß es in seinem Leben andere Menschen gibt, die durch seine Trinkprobleme beeinflußt werden, hat auf den Klienten, der völlig mit sich selbst beschäftigt war, oft eine erschreckende Wirkung. Wir meinen, das ist eine viel wirkungsvollere Methode als Konfrontation oder eine Standpauke.

Der Blick in die Zukunft: Nach dem Wunder

In dieser Adaption der auf der Arbeit von Milton Erickson (Rossi 1980) basierenden Kristallkugeltechnik, die von de Shazer (1985) weiterentwickelt wurde, kommen die aus der Wunderfrage gewonnenen Lösungen zur Durchführung. Wie das folgende Gespräch zeigt, sind die Ergebnisse oft frappierend.

Fallbeispiel: Ein Wunder für die Familie

Therapeut: An welcher Veränderung werden Sie erkennen, daß dieses Wunder geschehen ist?
Klient: Mensch, ich weiß es nicht. Ich nehme an, mir wird zuerst auffallen, daß meine Frau gut gelaunt ist. Ich würde ihr vielleicht „guten Morgen" sagen, womöglich umarmen und küssen wir uns und reden über den Tagesablauf. Ich stehe auf und mache den Kindern das Frühstück, damit meine Frau sich Zeit lassen kann beim Aufstehen. Ich gehe zur Arbeit. Das eigentliche Wunder geschieht

aber abends. Ich komme pünktlich nach Hause und spiele mit den Kindern, bis das Essen fertig ist.
Therapeut: Was würde Ihre Frau sagen, welche Veränderung ihr an Ihnen an diesem Wundertag auffallen würde?
Klient: Ich bin mir nicht sicher, aber sie würde wahrscheinlich sagen, daß ich nüchtern nach Hause kommen werde, gut gelaunt und pünktlich.
Therapeut: Nehmen wir an, daß Sie sofort gut gelaunt nach Hause kommen. Was würde sie anders machen, was sie jetzt nicht macht?
Klient: Sie wäre wahrscheinlich zuerst geschockt, aber ich glaube, sie wäre wirklich glücklich, mich bei guter Laune zu sehen. Das kommt nicht oft vor, wissen Sie.
Therapeut: Welche Veränderung an Ihnen würde den Kindern an diesem Wundertag auffallen?
Klient: Ich nehme an, den Kindern würde zuerst auffallen, daß wir uns nicht streiten. Wir werden ruhig sein und gut miteinander auskommen und nicht wütend aufeinander sein.
Therapeut: Was müßten Sie als erstes machen, um so einen Wundertag zu haben?

Diese letzte Frage geht davon aus, daß der Klient Schritte unternehmen wird, um seinen „Wundertag" einzuführen. Durch die Beantwortung dieser Frage wird der Klient dazu gebracht, sein künftiges Verhalten zu betrachten, wobei er die Haltung annimmt, die Verantwortung für die Auslösung dieser erfolgreichen Interaktion zu übernehmen.

Durch die Frage: „Wann haben Sie zuletzt so einen Tag erlebt?" lenkt der Therapeut die Aufmerksamkeit des Klienten darauf, seine vergangenen Erfolge und die Ausnahmen vom Trinken zu überdenken, wodurch seine Selbstwahrnehmung als jemand, der nie einen erfolgreichen Tag gehabt hat, etwas verändert wird. Diese Frage geht davon aus, daß der Klient tatsächlich Erfolge *hatte*, sie jedoch, aus welchen Gründen auch immer, vergessen hat. Wenn diese Frage erfolgreich weitergeführt wird, impliziert sie die nächste Frage: „Was müssen Sie tun, um diese erfolgreiche Zeit zu wiederholen?"

Wenn der Therapeut fragt: „Was wäre nach Meinung Ihrer Frau nötig, damit Ihre Familie einen Wundertag erlebt?", fokussiert er auf die Familie als Ganzes, und da das Wunderbild des Klienten die Familie umfaßte, kann man diese brauchbare Alternative aufgreifen. Es ist also nützlich, diese Frage zu stellen, wenn die aktuelle Einschätzung darauf hindeutet, daß der Klient auf seine Ehe wert legt und in seiner Frau eine wichtige Quelle der Unterstützung findet.

Für welche der drei möglichen Fragen die Therapeutin sich auch entscheidet, jede wird zu einem anderen Weg führen. Welchen Weg die Therapeutin nimmt und welchen sie ignoriert, hängt hauptsächlich von ihrer klinischen Intuition, dem Timing und anderen Anhaltspunkten ab, die ihr sagen, wie der jeweilige Klient zu behandeln ist.

Wenn der Klient eine klare, konkrete und detaillierte Vorstellung davon hat, was er anders tun wird, wenn das Problem gelöst ist, und wenn die Beziehung eine vom Typ eines Kunden ist, könnte der Therapeut den Klienten anweisen: „Tun Sie so, als ob ein Wunder geschehen sei, während Sie schliefen, und das Problem, weswegen Sie hier sind, gelöst sei." Dies folgt auf die Komplimente und die Überbrückungsaussage, die dem Klienten eine Begründung für die Weisungen liefern. Ein wichtiger Zusatz zu diesem Vorschlag besteht darin, den Klienten anzuweisen, „darauf zu achten, was für einen Unterschied es in Ihrem Leben ausmacht. Kommen Sie wieder und erzählen Sie es uns." Diese Frage nach dem Unterschied verweist darauf, daß künftige Sitzungen nicht auf das „So-tun-als-ob-ein Wunder-geschehe-sei", fokussieren wird, sondern darauf, „was für einen Unterschied" es im Leben des Klienten macht.

Viele Beobachter unserer Arbeit sind über die auffallenden Veränderungen überrascht, die diese Aufgabe mit sich bringt. Klienten berichten häufiger über bewußte Ausnahmen von ihrem problematischen Verhalten, die sie wegen dieser Übung zurückverfolgen und über die sie detailliert berichten können.

In den folgenden Sitzungen wird den Klienten geholfen, die von ihnen initiierten Veränderungen sowie die daraus resultierenden positiven Ergebnisse zu betrachten. Immer wieder hören wir von Klienten, daß sie sich besser darauf konzentrieren konnten, was sie zu tun hatten, wenn sie das Wunderbild im Hinterkopf behielten. Es fördert ihre Selbstachtung und ihr Selbstvertrauen, ihr Problemtrinken kontrollieren zu können.

MACHE ETWAS ANDERES, WENN SONST NICHTS FUNKTIONIERT!

Es gibt natürlich Ausnahmen von den Ausnahmen. Allen Klinikern sind Situationen bekannt, in denen der Klient nicht fähig oder gewillt ist, das Wunderbild zu konstruieren, in denen es keine brauchbare Ausnahme gibt, auf die man aufbauen kann, oder keine Veränderung vor der Sitzung, die wiederholt werden kann. In solchen Situationen müssen sowohl der Klient als auch der Therapeut *etwas anderes machen*. Im folgenden werden einige Beispiele lösungsorientierter Interventionen aufgeführt, die andere Strategien anwenden, um die Erfolgschancen zu verbessern. Diese sanften und humanen Ansätze verbessern die Aussichten auf die dringend nötigen Erfolge. Das Ergebnis ist eine Verkürzung der Behandlungszeit und, noch wichtiger, die Übernahme der vollen Verantwortung für seine eigene Behandlung durch den Klienten.

Behalten Sie das im Auge, was Sie tun, um Ihr Trinken zu überwinden!

Bei diesem Ansatz ist die Gewichtung der Therapeutin entscheidend: Durch den Tonfall impliziert sie, daß die Klientin etwas Positives *tun* wird, *sobald* sie den Drang zu trinken überwindet. Die Therapeutin sagt nicht „wenn" sondern „*sobald*", als handle es sich um ein äußerst natürliches und erwartetes Ereignis, das nur überwacht werden muß. Der Vorschlag reflektiert die dem Modell zugrundeliegende Annahme, daß die Klientin weiß, was ihr guttut.

Diese Intervention wird sehr stark vom Bereich der Hypnotherapie beeinflußt. Der Vorschlag beabsichtigt, die Aufmerksamkeit des Klienten auf erfolgreiche Aktivitäten zu lenken, die er vielleicht schon unbewußt ausführt. Dadurch liegt die Betonung auf erfolgreichen Lebensstrategien anstatt auf problematischen Verhaltensweisen. Wenn sie dem Klienten entschlossen vorgetragen wird, vermittelt ihm diese Aufgabe die Überzeugung des Therapeuten, daß er seine Ziele erreichen wird.

Das, was in Ihrem Leben gut funktioniert, behalten Sie im Auge!

Dieser Vorschlag wurde zuerst als „Standardaufgabe der ersten Sitzung" (de Shazer 1989) verwendet und war eine der vielen Interventionen, die bahnbrechend waren für die Entwicklung des lösungsorientierten Modells. Hier ein Beispiel, wie wir diese Aufgabe in eine Botschaft umwandelten.

> „Sie haben offensichtlich ein sehr kompliziertes und schwieriges Problem zu lösen. Wir fangen gerade erst an, die Komplexität der Themen zu begreifen, die mit Ihrem Trinkproblem

zusammenhängen, und würden Ihnen gerne einen Vorschlag machen. Das würde uns helfen, Ihre Probleme etwas besser zu verstehen. Wir haben eine einigermaßen gute Vorstellung davon, was das Problem ist, aber wir müssen das Fehlende noch verstehen, um uns ein vollständigeres Bild machen zu können. Wir möchten also, daß Sie *das, was in Ihrem Leben gut funktioniert, wovon Sie möchten, daß es immer wieder geschieht, bis zur nächsten Sitzung im Auge behalten*. Schreiben Sie Ihre Beobachtungen auf und behalten Sie sie für sich. Diskutieren Sie darüber nicht mit Ihrer Familie."

Diese Aufgabe dient dazu, eine präzise „Erfolgsliste" aufzustellen. Da die meisten Klienten dazu neigen, sich auf die „Liste der schmutzigen Wäsche" ihrer Probleme zu konzentrieren und sich davon überwältigen zu lassen, ziehen wir es vor, sie eine Erfolgsinventur machen zu lassen und sich auf die Zukunft zu konzentrieren. Achten Sie auf die Formulierung der Aufgabe. Der Vorschlag zielt darauf ab, den Fokus der Klientin auf erfolgreiche Aspekte ihres Lebens zu lenken, die sich bis zur nächsten Sitzung ereignen werden. Dadurch, daß die Therapeutin sich überhaupt nicht auf die Vergangenheit bezieht (de Shazer 1989), wird impliziert, daß die Betonung auf der Zukunft liegt.

Diese Aufgabe ist dann besonders geeignet, wenn der Klient eine Vielzahl von Problemen hat und sich nicht auf ein vernünftiges, realistisches Ziel konzentrieren kann. Eine weitere klinische Situation, bei der diese Aufgabe gut geeignet ist, besteht dann, wenn die Klientin sich von vielen Seiten belagert fühlt und von ihr verlangt wird, daß sie sich „entweder" ändert „oder" die schlimmen Folgen tragen muß. Die am Ende dieser Botschaft gegebene Anweisung, diese Aufgabe nicht mit anderen zu besprechen, ermutigt die Entwicklung eines neuen, anderen Interaktionsmusters mit diesen wichtigen anderen Personen, was die Erfolgsaussichten weiter erhöht, und hilft, die unproduktiven Interaktionsmuster auszulöschen.

Diese Aufgabe läßt sich leicht den dringenden vorgebrachten Problemen des Klienten anpassen. Wenn der Klient beispielsweise Wutanfälle als die dringende Beschwerde präsentiert und die Lösung dieses Problems das unmittelbare Ziel ist, kann der Therapeut vorschlagen, daß der Klient „das im Auge behält, was im Leben gut funktioniert, wenn Sie Ihre Wutanfälle beherrschen". Es wird impliziert, daß die Wutanfälle beherrscht werden müssen, und demnach die Aufgabe des Klienten bei der Lösung des Problems der Wutanfälle darin besteht, sich alles zu merken, was er macht, wenn sein Leben gut ist. Das Sich-Merken und Im-Auge-Behalten all dessen, was einen Bezug zur Beherrschung der Wutanfälle hat, hebt die Erfolge des Klienten hervor und liefert Hinweise für das, wovon er „mehr tun" muß.

Spaltung zwischen Therapeut und Team
Stellen Sie sich eine klinische Situation vor, in der ein Paar über die Frage in eine Sackgasse geraten ist, wer sich zuerst verändern muß: Entweder muß der Ehemann aufhören zu trinken, oder die Ehefrau muß aufhören zu nörgeln; oder einen Fall, bei dem die Eltern verlangen, daß ihr Teenager seine Vertrauenswürdigkeit unter Beweis stellt, bevor sie ihm die Benutzung des Familienautos gestatten, während der Teenager auf das mangelnde Vertrauen der Eltern etwa so reagiert: „Was soll's? Ich kann sie eh' nicht überzeugen. Scheiß drauf."

Stellen Sie sich einen nichttrinkenden Partner vor, der die Qual der Wahl hat, aus der Ehe auszusteigen und allein der Zukunft gegenüberzustehen oder mit dem Problemtrinker zusammenzubleiben und einer ebenso ungewissen Zukunft mit ihm gegenüberzustehen. Bei der Behandlung von Problemtrinkern sind Klienten nicht selten, die mit zwei gleichermaßen zwingenden Begründungen für eine „Entweder- oder"-Entscheidung konfrontiert sind und sich deshalb nicht entscheiden können.

Diese Situationen geben Klinikern die Gelegenheit, als Schiedsrichter, Vermittler oder sogar Richter aufzutreten. Sie kommen in Versuchung, den Experten zu spielen und ein abschließendes Urteil über verschiedene von Klienten präsentierte Dilemmata zu verkünden. Und natürlich zeigt die Erfahrung, daß ein Therapeut, der diesen Forderungen oder Versuchungen nachgibt, einen äußerst kontratherapeutischen Schritt macht, um nicht zu sagen den frustrierendsten, den er machen könnte, denn eine solche Reaktion funktioniert nicht.

Es ist allerdings nicht schwer zu verstehen, wie ein Therapeut dazu kommt, Ratschläge zu geben, wenn er dem Kampf und dem Leid des Klienten gegenübersteht, insbesondere dann, wenn die Lösung dem Therapeuten so einfach erscheint. Wir müssen zugeben, daß wir keine Ausnahmen von dieser klinischen Falle darstellen und wir unseren Teil an Fehlern gemacht haben. Wir haben außerdem viele der Fehler untersucht, die Therapeuten während der Konsultation und Supervision „schwieriger Fälle" begangen haben.

Wir halten die folgende Methode der Präsentation und Reflexion des Klientendilemmas für sehr nützlich, wenn man sich solchen klinischen Situationen gegenübersieht. Für die Klientin ist es eine Bestätigung, daß ihre Anstrengungen und ihre Frustration angesichts der unmöglichen Umstände, in denen sie sich befindet, berechtigt sind. Durch die Reflexion und Hervorhebung des Dilemmas, mit dem die Klientin fertigwerden muß, bestätigt der Therapeut die Klientin und stimmt mit ihr überein, daß es schwierig ist, eine Lösung zu finden und durchzuführen.

Der Therapeut und das Team nehmen bezüglich des Dilemmas gegensätzliche Positionen ein. Wie wir im folgenden Beispiel zeigen, ist es jedoch wichtig, daß diese Polarisation zwischen dem Team und dem Therapeuten der Klientin glaubhaft präsentiert wird.

Fallbeispiel:
Die Spaltung zwischen dem Therapeuten und dem Team
Ein junges Paar kam zur Therapie, und beide äußerten den Wunsch, mit dem Trinken aufzuhören. Doch beide tranken gern und hatten Schwierigkeiten, ihren Alkoholkonsum einzuschränken, der häufig bis zur Gewalttätigkeit eskalierte. Gefühle des Verlustes und der langjährige Konkurrenzkampf in ihrer Beziehung gaben ihrer Forderung, der andere sollte zuerst mit dem Trinken aufhören, eine zusätzliche Schärfe. Sobald der eine zu trinken aufhöre, so berichtete das Paar, trinke der andere mehr, wodurch er die Anstrengungen des ersten Partners sabotierte. Nach kurzer Zeit schon nahmen sie ihr gewohntes Trinkmuster wieder auf.

Ihre Schwierigkeiten wurden verstärkt durch ihre Erfolglosigkeit und weil sie sich verraten fühlten. Sie stimmten aber beide überein, daß ein alkoholfreies Umfeld ihre Gesundheit und ihre Ehe verbessern und sicherlich zu ihrer Entscheidung, eine Familie zu gründen, beitragen würde. Das Paar konnte sich nicht entscheiden, wer zuerst aufhören sollte, doch waren beide genauso besorgt wegen des Trinkverhaltens des anderen und interpretierten die Fähigkeit des anderen, einen gesunden Lebensstil zu beginnen, als Ausdruck seines Engagements in der Beziehung. Die Untersuchung der Ausnahmen und eines Wunderbildes lieferten dem Therapeuten keinen brauchbaren

Anhaltspunkt. Nach einer Besprechung mit dem Team berichtete der Therapeut den Klienten wie folgt.

„Das Team und ich sind sehr beeindruckt, wie sehr Sie sich trotz langwieriger Probleme dennoch bemühen, einen gesunden Lebensstil zu führen. Sie haben beide erkannt, daß es sowohl für Ihre Gesundheit als auch für die Beziehung gut wäre, Ihre „schlechte Gewohnheit" gegen einen gesunden Lebensstil zu tauschen. Es ist offensichtlich, daß Ihre Unstimmigkeit darüber, wer zuerst aufhören soll, aus Ihrer gegenseitigen Sorge herrührt.

Allerdings sind das Team und ich uns uneinig, wer zuerst damit anfangen sollte, nüchtern zu sein. Das Team war der Meinung, daß Sie, Tom, die Führung übernehmen und mit dem gesunden Leben anfangen würden, nicht um Ihrer selbst willen, sondern auch wegen Darlene, um ihr zu zeigen, wie viel sie und eure gemeinsame Zukunft Ihnen bedeuten. Ich dagegen glaube, daß Sie, Darlene, zuerst anfangen werden nüchtern zu sein, als Zeichen Ihres Engagements gegenüber Tom. Wir konnten uns nicht einigen, welche Seite recht hat. Wir möchten, daß Sie es sich überlegen und uns nächste Woche mitteilen, wer sich entschlossen hat, das stärkere Engagement zu zeigen, indem er als erster einen gesunden Lebensstil beibehält."

Die Behandlung von Paaren, die ihre Hauptenergie darauf richten, zu konkurrieren, wer „mehr recht" hat oder „sich mehr engagiert", ist für die meisten Kliniker ein Alptraum. Versucht die Therapeutin auszuhandeln, wer recht hat und wer unrecht hat, wird die Situation für sie wie für die Klienten hoffnungslos. Man fühlt sich versucht, die Partner einzeln zu sehen, unter der falschen Annahme, daß ihre individuellen Persönlichkeitsprobleme eher der Lösung bedürfen als die Beziehung. Wenn die Therapeutin solche Paare einzeln behandelt, ist sie unweigerlich gezwungen, bei den Konkurrenzkämpfen des Paares Partei zu ergreifen, wodurch eine ohnehin schon schwierige Situation eskaliert. Wird dieser Fehler gemacht, wird das „Gewinnen" des Konkurrenzkampfes durch einen Partner zu einem wertlosen Sieg.

Es ist vorteilhafter, das Paar gemeinsam zu behandeln und ihr Dilemma durch Anwendung der Intervention als gespaltenes oder dreifach gespaltenes Team deutlich zu machen. So wird ihre konkurrierende Energie in eine positive Richtung geleitet: Wer wird mehr dazutun, um die Beziehung so aufzubauen, daß beide „gewinnen" können? Die Spaltung zwischen Therapeutin und Team wird erfolgreich angewandt, wenn die Beziehung zwischen der Therapeutin und dem Klienten in die Kategorie des Klagenden fällt, denn die Botschaft bietet die Möglichkeit, die Sichtweise des Klienten zum Problem zu verändern.

In manchen Fällen reicht die Spaltung des Teams nicht aus. Da der Zweck der meisten therapeutischen Vorschläge darin liegt, Lösungsmöglichkeiten oder -wege zu verbessern und die Kompetenz und Wahlfreiheit des Klienten zu stärken, bietet die dreifache Spaltung häufig mehr Möglichkeiten. Es folgt ein gutes Beispiel dafür, wie diese Intervention ein nützliches Instrument darstellen kann.

Fallbeispiel: Die dreifache Spaltung
Carey brachte ihren Mann Kevin zur Therapie und bat den Therapeuten, ihn davon zu überzeugen, zu den Anonymen Alkoholikern zu gehen. Sie war davon überzeugt, daß seine Teilnahme an den A.-A.-Treffen für ihn die einzige Möglichkeit sei, seinen Alkoholkonsum einzuschränken, da sie selbst auf genau diese Weise ihr Ziel erreicht hatte. Carey berichtete, daß die Anonymen Alkoholiker ihr das Leben gerettet haben und sie außerdem über sich etwas gelernt habe. Was sie also betraf, würde sie nicht lockerlassen, ihn davon zu überzeugen, bis Kevin die A.-A.-Treffen besuchte.

Kevin bestand seinerseits genauso unnachgiebig darauf, nicht zu den A.-A.-Treffen zu gehen. Sein Standpunkt war, beide hätten das Recht, die Methode, wie sie Nüchternheit erreichen wollten, selbst zu wählen, und Carey sollte seine Wahl respektieren, nicht an den A.-A.-Treffen teilzunehmen. Er stimmte mit Carey sogar darin überein, daß es für sie und für die Ehe gut gewesen sei, zu den Anonymen Alkoholikern zu gehen; er allerdings würde das nicht machen, egal was komme. Er berichtete noch, daß er quasi dazu „überredet" worden sei, einige A.-A.-Treffen mitzumachen, was ihn davon überzeugt habe, daß es nichts für ihn sei. Er war bereit, zur Therapie zu kommen und Hilfe bei seinem Trinkproblem zu erhalten mit dem Ziel, seinen Alkoholkonsum einschränken zu lernen.

Kevin reagierte auf die bekannte Weise: Je mehr sie „nörgelte" oder auf seiner Abstinenz bestand, desto rebellischer und hartnäckiger wurde er und desto mehr trank er. Er rühmte sich seiner Unabhängigkeit und „ein Mann zu sein, der sich von keiner Frau herumkommandieren läßt". Die anderen Ergebnisse der Exploration zeigten, daß sein Alkoholkonsum nur dann problematisch war, wenn seine Frau betroffen war und wenn sie sich stritten. Seine Frau stimmte überein, daß sein Trinken tatsächlich in anderen Bereichen seines Lebens nicht problematisch sei. Jeder verschwendete eine beträchtliche Energie darauf, nicht nur den Standpunkt des anderen zu bestreiten, sondern auch seine jeweilige Position zu verteidigen.

Das Patt dieses Paares verlangte nach einer dreiteiligen Spaltung. Wie bei den meisten klinischen Fällen, die starr definierte Ansichten präsentieren, besteht der nützlichste Vorschlag des Therapeuten anfangs darin, beide Möglichkeiten als nicht brauchbar zu annullieren (oder zu dekonstruieren) und ihnen Alternativen vorzuschlagen. Das Team und der Therapeut hatten Verständnis für Careys und Kevins Dilemma und betrachteten die Uneinigkeit als äußerst starken Wunsch beider Partner, innerhalb der Ehe unabhängig zu bleiben, da sie wußten, daß Unabhängigkeit zur Integrität einer Ehe beiträgt. Als sich allerdings die Frage stellte, was zu tun sei, war die Hälfte des Teams der Meinung, der Mann habe recht, während die andere Hälfte der Meinung war, die Frau habe recht. Der Therapeut war verwirrt und hatte keine Ahnung, was er vorschlagen sollte.

Sowohl das Team als auch der Therapeut stimmten jedoch überein, daß es eine dritte Alternative geben müßte. Das heißt, wenn das Paar miteinander besser auskam, bevor sie den Versuch unternahmen, die Frage „A. A. oder nicht A. A." zu lösen, war es vielleicht möglich, Lösungen zu finden, die beide akzeptieren könnten. In den folgenden Sitzungen berichtete das Paar, daß sie angefangen hätten, zusammen auszugehen, zu Hause hätten sie mehr Spaß, und der Ehemann habe seinen Alkoholkonsum auf zwei Drinks pro Woche einschränken können. Nach Ansicht der Frau war dies eine enorme Verbesserung.

Was tun, wenn es kein Team gibt?
Wie die meisten Kliniker sind wir trotz des Vergnügens, der Aufregung und der Kreativität, die beim Teamansatz in der Arbeit mit Kollegen entstehen, durch die ökonomische Realität eingeschränkt und finden,

daß der Teamansatz nicht generell als Arbeitsgrundlage verwendbar ist. Darum kommt es häufig vor, daß die Kollegen des *Brief Family Therapy Center* Therapien ohne die Vorteile eines Teams durchführen. Häufig taucht die Frage auf, wie die Methode des gespaltenen Teams in einem klinischen Setting ohne Verwendung eines Teams benutzt werden kann. Die Adaptation dieser Methode ist recht einfach. Wenn der Therapeut feststellt, daß eine Spaltung vonnöten sei, kann man den folgenden Ansatz verwenden:

„Ein Teil von mir neigt dazu, mit Ihren Freunden und Ihrer Familie übereinzustimmen, daß Sie auf jeden Fall jemanden verdienen, der besser wäre als Pat, und daß Sie ihn deshalb verlassen sollten. Andererseits erkennt der andere Teil von mir, daß das gar nicht so einfach geht, weil Sie ihn immer noch sehr lieben und seine guten Qualitäten sehen, wenn er Ihnen diese Seite zeigt. Es wundert mich nicht, daß es Ihnen schwerfällt, sich zu entscheiden, in welche Richtung Sie gehen sollen, ob Sie nach Ihrem Kopf handeln oder Ihrem Herzen folgen sollen. Manche Entscheidungen werden durch den Kopf getroffen, andere durch das Herz, auch wenn es keinen Sinn macht und für andere ganz schön blöd aussehen mag. Wir müssen es uns noch mal überlegen und uns wieder treffen."

Die Klienten reagieren gewöhnlich mit einem Seufzer der Erleichterung. Diese Intervention dient dazu, den inneren Druck des Klienten, eine Entscheidung treffen zu müssen, zu vermindern – wenn der Druck nachläßt, fällt die Entscheidung leichter.

Die dreifache Spaltung kann für den Therapeuten, der ohne Team arbeitet, so aussehen:

„Ich bin Ihnen heute vermutlich keine große Hilfe, aber hören Sie sich an, was ich darüber denke. Meine jahrelange Erfahrung bei der Arbeit mit solchen Trinkproblemen wie den Ihren sagt mir, daß ich Ihnen empfehlen sollte, das Trinken ganz sein zu lassen. Das wäre die logische Behandlung. Wie Sie wissen, würden die meisten in diesem Feld beschäftigten Leute sagen, Abstinenz sei die einzige Lösung für Ihre Situation. Auf der anderen Seite, je mehr ich Sie kennen lerne und erfahre, was Sie alles trotz widriger Umstände geschafft haben, desto mehr zweifle ich, ob totale Abstinenz die einzige Lösung wäre. Ich verstehe jetzt, insbesondere da Sie viele gute Ideen gehabt haben, wie Sie Ihren Alkoholkonsum einschränken können und auch einige bemerkenswerte Erfolge damit erzielten, warum Sie glauben, daß Sie es schaffen. Deswegen bin ich echt verwirrt darüber, was für Sie im Moment die beste Lösung wäre. Es müßte für Sie eine Lösung für diese schwierige Entscheidung geben, aber Ihre einzigartige Situation läßt nicht eindeutig erkennen, welchen Weg Sie einschlagen müßten. Es könnte sogar eine dritte Möglichkeit geben, die wir noch nicht berücksichtigt haben! Ich möchte also, daß Sie sich noch einmal Gedanken darüber machen, und ich werde das selbstverständlich auch noch einmal tun, und beim nächsten Mal besprechen wir weiter, was für Sie am besten wäre."

Erstaunlicherweise berichten Klienten in der nächsten Sitzung in der Regel von einer Abnahme des Alkoholkonsums und beschreiben, wie sie das erreicht haben. Sobald diese Ausnahmen beschrieben worden sind, besteht die nächste therapeutische Aufgabe darin, in Begriffen des „Mehr-tun-von-dem-was-funktioniert" zu denken. Der Klient, der die oben beschriebene Botschaft bekam, erschien zur folgenden Sitzung mit vielen Ausnahmen von seinem gewöhnlichen Trinkmuster. Obwohl er anfangs protestierte, als sein Arzt darauf bestand, daß er völlig abstinent sein müßte, entschied der Klient schließlich selbst, daß es viel einfacher war, Abstinenz zu erreichen, als er gedacht hatte.

Eine Münze werfen
„Eine Münze werfen" ist ein anderer Vorschlag, der Klienten dabei hilft, aus einer ausweglosen Situation herauszukommen. Dieser Vorschlag kann angewandt werden, wenn eine Beziehung vom Typ des Kunden besteht. Indem er sich an die Form der Interventionsmitteilungen hält, die wir in diesem Kapitel umrissen haben, kann der Therapeut den Klienten zuerst für das loben, was er macht, das ihm guttut; zweitens kann er eine Begründung für eine Aufgabe liefern; und drittens einen positiv formulierten Vorschlag machen. Manchmal kann eine solche Aufgabe als Experiment beschrieben werden, um mehr Informationen zu bekommen, oder als ein Schritt zur Erreichung seines Zieles.

Die Botschaft könnte so lauten:

„Um uns zu helfen, den nächsten Schritt besser zu verstehen, schlage ich vor, daß Sie, bis wir uns das nächste Mal treffen, das folgende tun sollten: Jeden Tag nach dem Aufstehen werfen Sie als erstes eine Münze. Bei Kopf stellen Sie sich vor, ein Wunder sei geschehen, und Sie machen all das, was Sie für einen Wundertag beschrieben haben. Bei Zahl machen Sie das, was Sie an einem gewöhnlichen Tag machen würden. Sie sollen darauf achten, wie sich das auf Ihr Trinkverhalten auswirkt."

Die meisten Klienten, die bereit sind, etwas zu unternehmen, sind von diesem Vorschlag fasziniert. Sie sind neugierig zu erfahren, was beim Münzewerfen herauskommt, und freuen sich darauf, ihr „Glück" zu versuchen. Manche Klienten haben sogar Spaß an diesem anscheinend kindlichen Spiel und passen sich der Stimmung des Vorschlags an, weil sie erkennen, daß ihre vorherigen ernsthaften Lösungsversuche nicht funktioniert haben. Sie berichten oft enthusiastisch über die bewußten Ausnahmen.

Die Vielseitigkeit dieser Aufgabe ermöglicht es dem Therapeuten, sie den jeweiligen Umständen und Problemen des Klienten anzupassen. Beispielsweise kam eine deprimierte junge Frau zur Therapie und beklagte sich bitterlich über ihren Mann, der sich weigerte, zur Sitzung zu kommen, da das Problem des Paares durch ihre „Dummheit" und „Verrücktheit" verursacht werde. Sie erzählte, wenn sie ihrem Mann ihre Entscheidung, zur Therapie zu gehen, mitteilen würde, bestätige das ja nur seine Theorie, daß sie „verrückt" sei.

Sie beschloß, es ihrem Mann zu verheimlichen, um weitere Auseinandersetzungen mit ihm zu vermeiden. Während der Sitzung stimmte sie zu, daß es unwahrscheinlich sei, daß er sich jemals ändern würde, und sie müßte vielleicht diejenige sein, die sich änderte, gleichgültig wie unfair das sei. Sie stimmte auch zu, daß sie wahrscheinlich mehr Interesse daran habe als er, daß die Ehe in Ordnung kam.

Nach dem Kompliment und der Bestätigung, daß das Problem wahrscheinlich nur unter großen Anstrengungen gelöst werden könne, schlug der Therapeut der Klientin vor, jeden Abend vor dem Schlafengehen eine Münze zu werfen. Bei Kopf solle sie sich vorstellen, für sie beide sei ein Wunder geschehen. Bei Zahl solle sie sich vorstellen, es sei ein ganz gewöhnlicher Tag. Sie solle diese Aufgabe vor ihrem Mann weiterhin verheimlichen.

Zwei Wochen später kam die Klientin sehr verwirrt, aber glücklich in die Sitzung. Sie erzählte, wie aufmerksam ihr Mann ihr gegen-über gewesen sei; er habe ihr zum ersten Mal seit Jahren Blumen geschenkt. Sie hätten die besten zwei Wochen seit langem erlebt; sie sei ruhiger und hätte positive Gefühle für ihren Mann, und „ich verkniff mir Bemerkungen über sein Trinkverhalten". Zu ihrer Überraschung stellte sie fest, daß er viel weniger trank. Sie freute sich über diese positive Änderung und war zudem neugierig, wieso ihr Mann sich geändert hatte, da er immer noch nichts von ihrer Therapie wußte. Sie vermutete, daß er vielleicht mehr auf ihre eigenen Veränderungen reagierte, als daß er sich tatsächlich selbst verändert hatte. Da sie zuversichtlich war, diese Änderungen auch in Zukunft beibehalten zu können (das wurde durch Skalenfragen festgestellt), wurde der Fall nach drei Sitzungen erfolgreich abgeschlossen.

Wenn sich Klienten zu entscheiden versuchen, ob sie bereit sind, mit dem Trinken aufzuhören und das Nötige dazu zu tun, kann man ihnen oft durch diese Aufgabe beim entscheidenden Schritt helfen. An dem Tag, an dem beim Münzewerfen „Kopf" erscheint, soll der Klient sich vorstellen, daß er ungeachtet der Umstände an diesem Tag beschlossen habe, nicht zu trinken. Wenn „Zahl" erscheint, soll er seiner Gewohnheit folgen, das heißt trinken wie gewöhnlich. Der Klient soll beobachten, wie sich das auf sein Trinkverhalten auswirkt.

Wenn sie gefragt werden, was sie zwischen den Sitzungen über sich selbst lernen, sind die meisten Klienten darüber erstaunt, daß sie sich entschließen, an einem Tag, an dem sie normalerweise getrunken hätten, nicht zu trinken. Da der Zweck aller Aufgaben darin besteht, bewußte Ausnahmen vom Trinkmuster auszulösen, kann die aus dieser Aufgabe resultierende Einsicht benutzt werden, um zu bestimmen, was der Klient tun muß, um das neue Muster des Nichttrinkens zu wiederholen.

Fallbeispiel: Gehen oder bleiben
Lisa, die man leicht als „Mitabhängige" beschreiben könnte, schwankte einige Jahre lang zwischen dem Wunsch, ihren Freund Tim verlassen zu wollen, wenn er sich betrank, und ihn heiraten und eine Familie gründen zu wollen, wenn er nüchtern war. Es war schwer, mit ihrer

tiefen Frustration zurechtzukommen, nicht zu wissen, was sie tun sollte. An manchen Tagen rief sie ihn in seiner Stammkneipe an und bettelte darum, daß er nach Hause kommen möge, an anderen Tagen war sie „gehässig", wenn er nicht wie versprochen zu Familientreffen erschien. Sie hatte immer Angst davor, in was für einem Zustand er sein würde, wenn er nach Hause kam. Wenn er dagegen manchmal sogar ein oder zwei Wochen lang nicht trank – er machte das, um ihr zu beweisen, daß er kein „Alkoholiker" sei –, sprachen sie darüber, Geld für ein Haus zu sparen, zu heiraten und Kinder zu kriegen. Tim wurde so beschrieben: „Wenn er brav ist, ist er sehr brav; wenn er böse ist, ist er sehr böse."

Lisas Therapieziel bestand darin, eine Entscheidung über die Beziehung zu treffen. Sie werde „nicht jünger" und sie spüre, wie „die biologische Uhr tickt". Den Rat eines früheren Therapeuten, zu den Anonymen Alkoholikern zu gehen, hatte Lisa abgelehnt. Sie sah den Grund für ihre Schwierigkeit, zu einer Entscheidung zu kommen, in Tims Alkoholismus, und es machte für sie keinen Sinn, sich von seiner Trinkerei zu „distanzieren".

Aus ihrer Sicht gab es nur einen Weg, wie „es funktionieren könnte": Tim müsse sein Problem anerkennen, sich einer Behandlung unterziehen und völlig aufhören zu trinken. Lisa berichtete allerdings, daß Tim sich weigere, sich behandeln zu lassen, da er seinen Alkoholkonsum jederzeit kontrollieren könne, wenn er nur wolle. Er beschuldigte Lisa, sein Leben kontrollieren zu wollen, und behauptete, daß sie einen „Klapsdoktor" brauche, um ihre Probleme zu lösen. Die logischen Ratschläge von Familie und Freunden waren, daß Lisa besser daran tun würde, Tim zu verlassen. Das wollte sie aber auch nicht, da sie zwei Jahre ihres Lebens in Tim investiert hatte.

Mit dem Ziel, Lisa bei der Entscheidungsfindung zu helfen, schlug der Therapeut Münze werfen vor. An „Kopf"-Tagen sollte Lisa sich vorstellen, sie habe sich entschlossen, die Beziehung aufrechtzuerhalten, gleichgültig was Tim den ganzen Tag über treibe, und sich dementsprechend verhalten. An „Zahl"-Tagen sollte sie sich vorstellen, sie habe sich entschlossen, Tim zu verlassen, unabhängig davon, was er tue.

Dieser Vorschlag sollte Lisa dabei helfen, Wege zu finden, sich von Tims Trinkerei zu distanzieren, indem sie tatsächlich erfuhr, was sie sich bloß vorgestellt hatte. Es war uns klar, daß ihr Verhalten stark von Tim abhing; das heißt wenn Tim besoffen nach Hause kam, war

Lisa wie vorauszusehen „gehässig" und zornig. Im Gegensatz dazu spürte Lisa, daß sie keine Kontrolle hatte, daß ihr Leben unvorhersehbar war. Um ein gewisses Maß an Vorhersehbarkeit herzustellen, „nörgelte" sie herum und versuchte, Tims Trinkerei zu „kontrollieren". Offensichtlich hatte Tim die Kontrolle darüber, ob er und Lisa einen angenehmen oder unangenehmen Abend verbringen würden.

In der nächsten Sitzung, zwei Wochen später, berichtete Lisa von der schockierenden Entdeckung, daß das Problem mehr ihres als Tims sei. Sie wurde sich ihrer eigenen Reaktionen und Unsicherheiten schmerzlich bewußt, wie sehr sie immer wissen mußte, was Tim mache, und wie sehr sie Angst davor hatte, allein zu sein. Es wurde ihr klar, daß sie Tim vielleicht mehr brauchte als er sie, und daß das keine gute Basis für eine solide Beziehung war.

Aufgaben des Voraussagens
Der Therapeut verwendet die Voraussage-Aufgabe, indem er dem Klienten vorschlägt:

„Bis wir uns das nächste Mal treffen, schlage ich folgendes vor: Jeden Abend vor dem Schlafengehen sagen Sie voraus, wie Sie am folgenden Tag trinken werden, und notieren das. Am nächsten Tag fangen Sie ihren Tag wie gewöhnlich an, aber am Ende des Tages vergleichen Sie Ihre Aktivitäten mit der Voraussage, um festzustellen, ob sie sich erfüllt hat. Schreiben Sie auch auf einem Blatt Papier auf, welche Unterschiede Sie in Ihrem Leben feststellen. Dann machen Sie eine neue Voraussage für den nächsten Tag. Sie wiederholen das eine Woche lang und bringen dann Ihre Ergebnisse mit. Sie sollten alles aufschreiben, damit ich genaue Informationen bekomme."

Der Therapeut kann wieder eine Variation dieser Aufgabe vorschlagen, um sie den Lebensumständen des Klienten anzupassen. Wir halten diesen Vorschlag für sehr nützlich, wenn die Klientin glaubt, keine Kontrolle über Ihr Trinken zu haben und daß es spontan geschieht. Solche Klienten glauben, Ihr Trinken hänge vom Verhalten anderer ab oder von Zufällen, die außer ihrer Kontrolle sind. Wir sind fest davon überzeugt, daß Klienten ermutigt werden, unverantwortlich zu sein, wenn man in der Therapie diese Vorstellungen akzeptiert, und daß ihnen das erlaubt, ihr Verhalten mit der Haltung „der Teufel hat mich dazu getrieben" zu entschuldigen. Das ist unserer Meinung nach nicht nur unverantwortlich, sondern auch unethisch. Es ist eine viel respektvollere Herangehensweise an dieses schwierige Problem, wenn man den Klienten für Erfolge verantwortlich macht.

WAS TUN, WENN ANSCHEINEND NICHTS FUNKTIONIERT?

Wie alle Kliniker haben auch wir unseren Anteil an Fällen, die uns demütig machen und uns unsere Grenzen aufzeigen. Wir sind bei unseren Lehrtätigkeiten in der ganzen Welt auf unzählige Fälle gestoßen oder haben von Fällen gehört, die viele kompetente und qualifizierte Therapeuten vor ein Rätsel gestellt und frustriert haben. Dieses Phänomen hat uns neugierig gemacht. Inzwischen sehen wir es so, daß uns diese Fälle die Gelegenheit bieten, zu lernen. Es scheint bei einer genaueren Untersuchung Gemeinsamkeiten zu geben – gleichgültig ob es sich um unsere eigenen Fälle oder solche von anderen Klinikern handelt –, die uns veranlassen, diese Fälle neu zu überdenken.

Wohlgestaltete Ziele

Eine der häufigsten Gemeinsamkeiten, auf die wir stoßen, bezieht sich auf die Klarheit der Therapieziele. Der Therapeut und der Klient müssen die Therapieziele immer wieder gemeinsam überprüfen. Wir ziehen es vor, das jede Sitzung zu wiederholen. Bei Fällen, die als „festgefahren" gelten, führt uns die Überprüfung eines jeden Schrittes unweigerlich zu einer Überprüfung der Therapieziele.

Wann immer wir gebeten werden, Fälle mit unseren Kollegen zu beraten oder Supervision zu machen, fangen wir die Sitzung mit den Skalenfragen an: „Nehmen wir an, 10 steht dafür, wie Ihr Leben bis zur Beendigung der Therapie aussehen soll, und 1 steht dafür, wie es aussah, als Sie mit der Therapie anfingen. Wo stehen Sie Ihrer Meinung nach heute?" Die meisten Klienten, die von ihren Therapeuten als „festgefahrene" oder „frustrierende" Fälle beschrieben werden, antworten: „Ich würde sagen, ich bin bei 7 oder 8." Manche Klienten geben sogar an, sie seien bei 9 oder 10. Wenn wir fragen: „Wie lange glauben Sie, daß Sie schon bei 7 oder 8 sind?", lautet die Antwort gewöhnlich: „Oh, ich würde sagen, seit sechs oder sieben Monaten." Es hat den Anschein, daß die Klientin durchaus zufrieden ist mit dem, was sie in der Therapie erreicht hat, während der Therapeut meint, es müsse noch mehr harte Arbeit geleistet werden.

Ein weiterer Punkt ist, daß der Therapeut wirklich *zuhören* muß, was der Klient sagt, und daß er nichts einfach annehmen darf. Eine so einfache und grundlegende Voraussetzung einer klinisch fundierten Therapie ist oft schwer zu praktizieren, da Kliniker oft dem Klienten einige Schritte *voraus* sind und entscheiden, was im besten Interesse des Klienten ist. Wir werden häufig daran erinnert, wie ehrgeizig Therapeuten für ihre Klienten sind, vielleicht wesentlich mehr, als wir rechtens sein dürften. Die erfolgreiche Beendigung der Behandlung wird dadurch sichergestellt, daß man den Wünschen des Klienten möglichst entspricht und ihm nicht die des Therapeuten aufzwingt.

7. Strategien, um Fortschritte aufrechtzuerhalten und zu fördern

> Es ist nichts so erfolgreich wie der Erfolg.
> Alexander Dumas der Ältere, *Ange Piton* (1854)
>
> Durch das Versprechen, etwas *nicht* zu tun, wird man am sichersten dazu gebracht, es gerade zu tun.
> Mark Twain, *Die Abenteuer von Tom Sawyer* (1876)

Es ist für alle Therapeuten, die mit Problemtrinkern arbeiten, ein wichtiges Anliegen, die Behandlungsfortschritte sowohl während als auch nach der Behandlung beizubehalten. In der Alkoholikerbehandlung erfahrene Fachleute sind mit Rückschlägen während der Behandlung vertraut, und zahlreiche Untersuchungen haben gezeigt, daß eine alarmierend hohe Prozentzahl (90 %) von Problemtrinkerklienten bei dem Versuch, Fortschritte nach der Behandlung aufrechtzuerhalten, bis zu einem gewissen Grad scheitern (Gottheil et al. 1982; Helzer, Robins, Taylor et al. 1985; Polich, Armor u. Braiker 1981). Angesichts dieser Ergebnisse bemerkte einer unserer Kollegen gerne, daß „es jeder schaffen kann, einen Problemtrinker *vorübergehend* vom problematischen Trinken abzuhalten, ... daß es jedoch eigentlich darum geht, ihm zu helfen, *dauerhaft* mit dem Problemtrinken aufzuhören".

Ein Ansatz zu diesem Problem bestand darin, Nachsorge- und Nachbehandlungsprogramme einzurichten. Solche Programme waren traditionell verknüpft mit stationärer Behandlung in Institutionen, bei denen die formale Behandlung und die Nachbehandlung aufgrund des Behandlungssettings getrennt sind. Im traditionellen Ansatz bestehen solche Nachsorgeprogramme in der Regel aus einer Kombination von ambulanten Behandlungskontakten und der Teilnahme an Selbsthilfegruppen, die der gegenseitigen Unterstützung dienen.

Niemand kann den wichtigen und positiven Einfluß bezweifeln, den die gegenseitige Unterstützung in Selbsthilfegruppen auf die Patientengruppe der Problemtrinker hatte. Jahrelang waren solche Programme das einzige, was Problemtrinkern zur Verfügung stand, da sie von den psychiatrischen Experten weitgehend ignoriert wurden. Das Hauptproblem dieses Ansatzes besteht darin, daß diejenigen Problemtrinker, die die Treffen am nötigsten hätten, nach Beendigung des formalen Behandlungsprozesses am wenigsten zu einer Teilnahme bereit sind. Aus diesem Grund läßt sich argumentieren, daß die Hilfe für Klienten, die zum Ziel hat ihre Behandlungsziele aufrechtzuerhalten, ein integraler Bestandteil der Behandlung sein sollte.

Marlatt und Gordon (1980) haben als erstes einen anderen, als „Rückfallverhinderung" bekanntgewordenen Ansatz beschrieben, der von vielen kopiert und in verschiedenen Behandlungssettings integriert wurde. Da sie erkannt hatten, wie hoch der Prozentsatz der Klienten ist, die es nicht schaffen, die Veränderungen nach der Behandlung aufrechtzuerhalten, entwickelten diese Forscher und Kliniker einen speziell dafür geplanten Ansatz, um die Wahrscheinlichkeit und Problematik eines solchen Scheiterns zu reduzieren.

Während beim traditionellen Modell davon ausgegangen wird, daß die Rückfallquote bei Alkoholproblemen nur die hinterlistige, täuschende und übermächtige Natur des Alkoholismus widerspiegelt und als Beweis für die Notwendigkeit gilt, sich dem Behandlungsmodell total zu verschreiben, postulierten Marlatt und Gordon (1985), daß ein Rückfall aufgrund von fehlerhaften, unzulänglichen oder fehlenden Strategien für das Zurechtkommen der Klienten in „risikoreichen Trinksituationen" ein natürliches Phänomen sei.

Basierend auf dieser Ansicht entwickelten Marlatt und Gordon (1980, 1985) und andere (Annis 1982, 1986; Annis u. Davis 1989; Annis, Graham u. Davis 1987; Marlatt u. George 1984) ein System, um risikoreiche Trinksituationen zu klassifizieren, und eine Behandlungsmethode, um den Klienten bei der Entwicklung von Strategien zu helfen, mit solchen Situation zurechtzukommen. Die Methode ist dem Individuum angepaßt und besteht aus Techniken, die den Klienten dabei helfen, bestehende Strategien des Zurechtkommens zu identifizieren, um sie in risikoreichen Situation einzusetzen, sich graduell risikoreichen Trinksituationen auszusetzen und Reaktionen in risikoreichen Situationen zu planen und zu proben.

Wie der Name impliziert, lenkt die Rückfallvermeidung einen Großteil der therapeutischen Energie auf die *Möglichkeiten*, zu scheitern. Klienten lernen, wann, wo, mit wem und unter welchen Umständen sie höchstwahrscheinlich versucht sein werden, wieder mit dem Trinken zu beginnen. Die klinische und persönliche Zeit wird dann damit verbracht, strategisch zu planen, zu erproben und zu praktizieren, was der Problemtrinker tun muß, um diese Möglichkeiten zu scheitern zu *meiden*.

Wie wir in Kapitel 3 ausgeführt haben, ist jedoch der Versuch, etwas zu verhindern (z. B. einen Rückfall), kein „wohlgestaltetes" therapeutisches Ziel. Solche Ziele schaffen ein Paradoxon, indem der Klient gezwungen wird, über eine verbotene Aktivität nachzudenken. Außerdem ist der Versuch, jemanden davon abzuhalten, etwas zu tun, eine viel schwierigere Aufgabe, als auf Aktivitäten aufzubauen und diese zu fördern, die ein Klienten schon tut (z. B. vergangene und gegenwärtige Erfolge). Wenn das festgelegte Behandlungsziel schließlich darin besteht, etwas zu vermeiden oder sein zu lassen, wird es sowohl für den Therapeuten als auch für den Klienten schwierig festzustellen, wann die Behandlung abgeschlossen ist, da qua definitionem ein „Rückfall" immer eintreten kann.

Auch bei sorgfältigster individueller Strategieplanung wird es unmöglich sein, jeden Notfall in Betracht zu ziehen, der vielleicht eine Episode des Problemtrinkens auslösen könnte. Anstatt die Behandlung ausschließlich auf risikoreiche Situationen zu fokussieren, konzentriert sich folglich der lösungsorientierte Ansatz auf erfolgversprechende Situationen. Wir verbringen die meiste klinische Zeit damit, jene Situationen zu verbessern und zu fördern, in denen der Klient mit großer Wahrscheinlichkeit am erfolgreichsten ist. Wenn Rückschläge auftreten, werden sie als normal angesehen oder sogar als ein Zeichen des Erfolges (Sanchez-Craig et al. 1984). Schließlich kann man keinen Rückschlag erleben, wenn es keinen Erfolg gegeben hat! Anstatt viel Zeit mit der Analyse zu verschwenden, weshalb es zu dem Rückschlag kam, wird die Behandlung sofort darauf gerichtet, den Klienten wieder auf seine vorherige Funktionsstufe zu orientieren.

Unser primäres Interesse, den Klienten bei der Aufrechterhaltung von Behandlungszielen zu helfen, anstatt sie vor Rückfällen zu bewahren, führte uns dazu, unseren fünften Schritt des Modells als „Aufrechterhaltung des Ziels" zu bezeichnen.

DIE AUFRECHTERHALTUNG DES ZIELS –
DIE ZWEITE SITZUNG UND DANACH

Häufig beschreiben Klienten zu Beginn der zweiten Sitzung eventuelle Veränderungen in ihrem Leben seit der ersten Sitzung wie folgt: (1) „Die Dinge haben sich ein wenig gebessert"; (2) „Es hat sich nichts verändert"; oder (3) „Es ist schlimmer als vorher". Wir haben die Erfahrung gemacht, daß die meisten unserer Klienten im großen und ganzen berichten, daß „es sich ein wenig gebessert hat", wenn sie zur zweiten Sitzung kommen. Wenn das präsentierte Problem in vagen Begriffen ausgedrückt wird, wie zum Beispiel „es" oder „mein Leben als Ganzes", ist es leichter, etwas Positives zu finden, auf dem man aufbauen kann.

Was immer die Position der Klientin auch ist, die therapeutische Aufgabe besteht darin, ihr zu helfen, ihrem Problemtrinken und ihrem Leben gegenüber eine aktive Haltung einzunehmen. Wie wir schon in Kapitel 5 andeuteten, gibt die zirkuläre Klient-Therapeut-Interaktion dem Therapeuten die Möglichkeit, inhaltlich viele Dinge anzusprechen. Da der Therapeut entscheidet, was er zu beachten, aber auch, was er zu ignorieren gedenkt, bestimmt er sowohl den Fokus der Sitzung als auch weitgehend das Ergebnis. Aus diesem Grund ist es nicht ungewöhnlich, wenn ein Therapeut an unserem Center die zweite Sitzung mit der Frage beginnt: „Was ist besser geworden?" Klienten sind momentan etwas verwirrt, weil sie immer noch erwarten, daß sich der Therapeut auf das Problem konzentriert. Das folgende ist die typische Reaktion eines Klienten:

Therapeut: Was ist denn besser geworden?
Klient: Hä?
Therapeut: Was ist Ihnen denn aufgefallen, was sich in Ihrem Leben seit der letzten Sitzung gebessert hat?
Klient: Äh, hm ... warten Sie mal ... Da muß ich wohl sagen, daß ich nicht mehr so viel trinke, nein, ich habe tatsächlich überhaupt nichts getrunken, seit ich hier war.

Therapeut: Hoi, das ist ja 'n Ding! Wie machen Sie das?
Klient: Ich konzentriere mich halt auf meine Arbeit und denke über das nach, was Sie mir empfohlen haben ... Wissen Sie, es war überhaupt nicht schlimm.
Therapeut: Wenn Ihre Mutter hier wäre und ich sie fragen würde, was ihr in der letzten Woche an Ihnen aufgefallen ist, was würde sie wohl sagen?

Nachdem er unsere Arbeit beobachtet hatte, entschied sich einer der vielen Kollegen, die uns besuchen, dafür, unser Therapiemodell „Hoi-Therapie" zu nennen. Er erklärte, daß der Therapeut einen gewaltigen Respekt hatte vor den Erfolgen der Klientin und jedesmal mit einem „hoi" oder „phantastisch" reagierte, wenn die Klientin von der erfolgreichen Verhandlung einer schwierigen Situation mit ihrem Problemtrinker-Ehemann berichtete. Wir neigen dazu, unserem Kollegen zuzustimmen. Ehrlich gesagt sind wir oft verblüfft, welche Geistesstärke und Mut Klienten zeigen, wenn sie sich den Herausforderungen des Lebens stellen. Wir sind auch oft überrascht, wie gut sie ihre Sache machen, trotz ihrer unglaublichen Schwierigkeiten und schmerzhaften Erlebnisse.

Hatten Klienten zu Beginn der Sitzung die Gelegenheit, über ihre Erfolge zu sprechen, scheint die nachfolgende Diskussion anderer, schwieriger Probleme weniger niederschmetternd und entmutigend zu sein.

Wenn man den Klienten dazu anregt, erfolgreiche Aktivitäten zu diskutieren, so heißt das, daß man nahe am Ziel bleibt, das sich Therapeut und Klient während der ersten Sitzung gesetzt haben. Jede Sitzung sollte die erfolgreichen Schritte des Klienten reflektieren, überwachen und ihn zu weiteren anfeuern (Kral u. Kowalski 1989). Der Therapeut sollte den Einfallsreichtum, die Weisheit und den gesunden Menschenverstand des Klienten, die sich daran zeigen, daß er kleine, aber wichtige Schritte zum Ziel hin unternommen hat, bewundern. Der folgende Dialog gibt ein Beispiel, wie das erreicht werden könnte:

Therapeut: Was müssen Sie weitermachen, um auf Kurs zu bleiben?
Klientin: Ich muß einfach entspannt bleiben, weiterhin hart arbeiten und mich selbst gut behandeln. Und ich muß daran denken, daß ich meine Familie zusammenhalten und nicht im Knast landen möchte.

Therapeut: Wie zuversichtlich sind Sie, daß Sie das, was Sie letzte Woche gemacht haben, weitermachen können?
Klient: Ah, ja, Ihre Zahlen. Ich habe darüber nachgedacht. Ich würde sagen, ich bin bei 5. Ich habe das Gefühl, daß ich ungefähr bei der Hälfte von dem bin, wo ich mit meinem Leben gerne hin möchte.
Therapeut: Hoi, das ist ja in einer Woche ein großer Fortschritt, von 3 auf 5. Wie haben Sie das gemacht?
Klient: Ich weiß. Ich habe mir noch nie zuvor so viel zugetraut. Ich denke, daß es einen großen Unterschied macht, daß ich dieses Mal eine Therapie mache, weil ich es will, und nicht weil ich dazu gezwungen werde.
Therapeut: Wenn ich Ihren Freund bitten würde, Sie auf derselben Skala einzustufen, zu welchem Ergebnis würde er wohl kommen?

Die kleinen, aber wichtigen Veränderungen, die der Klient gemacht hat, lassen sich dadurch sichtbar machen und verstärken, daß man zu den Ereignissen, die er beschreibt, detaillierte Fragen stellt. Dieses detaillierte Fragen kann während des Nachuntersuchungsgesprächs leicht bis zu 20 Minuten dauern. Wenn man nach der Ereigniskette, nach der Reihenfolge und danach fragt, wer die Veränderungen sonst noch bemerkt hat, verstärkt das auch die positiven Veränderungen: Wann ist das geschehen? Was haben Sie getan? Wer hat es sonst noch bemerkt? Was haben die anderen getan, als sie sahen, was Sie gemacht haben? Wie wissen Sie, daß die anderen die Veränderungen an Ihnen wahrgenommen haben? Was hat es dort gegeben, was Ihnen geholfen hat, das so zu machen? Was haben Sie sonst noch gemacht?

„Wie haben Sie das gemacht?"

Wir halten diese einfache Frage von allen Fragen, die ein Therapeut stellen kann, für diejenige, die den Klienten am meisten den Rücken stärkt. Je nach dem Tonfall des Therapeuten, seinem Gesichtsausdruck, seiner Wortwahl, kann sie durch eine ganze Anzahl subtiler Nuancen zur Stärkung des Selbstbewußtseins der Klientin beitragen. Es gibt zahlreiche Variationen zu dieser Frage, die alle der Klientin nahelegen, daß sie es ist, die die positiven Veränderungen hervorruft, die sie macht, und nicht die Ereignisse, andere Leute oder die Situation: Wodurch wußten Sie, daß das klappen würde? Was hat Sie veranlaßt, es so zu versuchen? Sie mußten eine Ahnung gehabt haben, daß es funktionieren würde, wodurch haben Sie gewußt, daß es funktionieren würde? Wie kamen Sie auf die Idee, es so zu versuchen? Ist das für Sie etwas Neues? Wie hat Ihnen das geholfen? Wie hat das Ihrer Familie geholfen? Was hat Ihr Mann gemacht, als er bemerkte, daß Sie das so machen? Wie hat ihm das geholfen?

„Was sonst noch?"

Diese einfache Frage ist ein wertvolles Instrument, um dem Klienten zu helfen, seine eigenen Ressourcen und Stärken, die er vielleicht noch nicht erkannt hat, zu entdecken. Wenn diese Frage nicht gestellt wird, tendieren nach unserer klinischen Erfahrung die Klienten dazu, ihre Erfolge als etwas Unerhebliches, Triviales oder Gewöhnliches abzutun, das jeder tun kann. Aber das Leben besteht natürlich aus kleinen, alltäglichen, gewöhnlichen Dingen, und der Erfolg besteht darin, diese Dinge gut zu machen. Therapeuten und auch Klienten müssen daran erinnert werden, daß die Ausführung dieser gewöhnlichen, kleinen Schritte dazu beiträgt, das Kompetenz- und Erfolgsgefühl der Betroffenen zu stärken. Fragen wie: „Was haben Sie gemacht?" oder: „Sagen Sie das noch einmal?", die mit einem ungläubigen oder bewundernden Blick gestellt werden, sind ein bedeutendes Mittel, um das Kompetenzgefühl des Klienten zu stärken.

Viele Therapeuten, die gerade dabei sind, die lösungsorientierte Behandlungsmethode in ihrer Praxis anwenden zu lernen, werden daran erinnert, diese Frage häufig zu stellen. Diese Frage impliziert, daß der Klient verborgene Erfolge erzielt hat und daß der Therapeut an jedem Detail interessiert ist. Wenn der Klient seine Erfolge als unwichtig oder unbedeutend abtut, kann der Therapeut die Ansicht des Klienten ändern, indem er darauf hinweist, daß nicht jedermann das tun kann, was er getan hat. Diese beiden häufig gestellten Fragen verstärken nicht nur die Veränderungen, die der Klient macht, sondern helfen ihm auch, seine Erfolge als etwas Eigenes zu erleben.

Fallbeispiel: Warmes Bier am 4. Juli

Der 32jährige André ist ein hart arbeitender junger Mann, der während seiner Zeit beim Militär zu trinken begann. Er berichtet, daß die Kombination von Einsamkeit, der Trinkatmosphäre seiner Kaserne und der Verfügbarkeit billigen Alkohols im Militärladen zu seinem Gewohnheitstrinken geführt haben. Er hatte einige Versuche mit stationärer Behandlung und Selbsthilfegruppen gemacht, aber jedesmal hatte er bald wieder stark zu trinken angefangen.

Fünf Tage vor Beginn der ersten Sitzung hatte er freiwillig aufgehört, Hochprozentiges zu trinken, um gegenüber der Behandlung „eine Vorgabe zu haben". Es gab viele reichhaltige und detaillierte Beschreibungen von erfolgreichen Strategien, die er identifizieren konnte, und wegen seiner hohen Motivation war die Behandlung in den ersten drei Sitzungen gut vorangekommen. Sein Behandlungsziel war es, sein „Verlangen nach dem harten Zeugs" zu überwinden. Er machte eine klare Unterscheidung zwischen dem Verlangen nach Alkohol und dem Denken an das Trinken. Er erklärte, daß er mit dem Denken an das Trinken ganz gut zurechtkäme, beim „Verlangen" jedoch versage. Er hatte viele erfolgreiche Strategien recht gut umgesetzt, um sich davon abzulenken, an das Trinken zu „denken", und er traute sich in diesem Bereich auch recht viel zu. Allerdings war er nicht sehr zuversichtlich, was den Umgang mit dem „Verlangen" betraf. Wir betrachteten die folgenden Sitzungen als Aufrechterhaltung des Ziels, nämlich sein Verlangen in den Griff zu bekommen. Das folgende Gespräch spielte sich in der vierten Sitzung ab.

Klient: Ich muß Ihnen erzählen, was am 4. Juli passiert ist.
Therapeut: Okay. Erzählen Sie, was passierte.
Klient: Ich war bei einem Picknick bei Dorothys Mutter. Das findet jedes Jahr statt. Ich habe Ihnen ja erzählt, daß ihre gesamte Familie stark trinkt. Normalerweise hätte ich sofort mitgetrunken. Ich war jedoch spät dran, weil ich das Badezimmer reparieren mußte. Als ich dann nachmittags dort ankam, war das kalte Bier ausgegangen, weil sie alle eine Menge getrunken hatten. Ich hab' mir also ein warmes Bier geschnappt und mich auf den Rasen gesetzt. Stellen Sie sich vor, ich habe dieses Bier nicht einmal ausgetrunken. Seitdem habe ich nichts getrunken, nicht einmal Bier.
Therapeut: Hoi, das ist ja erstaunlich. Ist das für Sie was anderes? Ich meine, bei einem Picknick und Familientreffen das erste Bier nicht auszutrinken?
Klient: Ja, Mann. Ich hab' doch sonst mehr gesoffen als alle anderen, und Dorothy war dann immer sauer auf mich, und wir haben uns dann gestritten.
Therapeut: Wie haben Sie das denn gemacht? Was war am 4. Juli anders?
Klient: Ich weiß nicht. (Lächelt) Mann, das war das erste Mal.
Therapeut: Ich bin erstaunt. Was meinen Sie, haben Sie dieses Mal anders gemacht?

Klient: Ich war entspannt. Ich habe das Badezimmer, wegen dem mir Dorothy seit Monaten in den Ohren lag, fertig gemacht. Da habe ich mich gut gefühlt. Vielleicht lag es daran. Daß ich mich im Innern gut gefühlt habe. Wissen Sie, Dorothy hat sogar gesehen, wie ich mir ein Bier geschnappt habe, und sie hat keinen Ton gesagt. Das hat auch geholfen.

Da der Klient darauf verweist, daß es ihm, zusätzlich zu seinem guten Gefühl im Innern, hilft, wenn Dorothy wegen seines Trinkens nicht auf ihm herumhackt, beschloß der Therapeut, die Veränderungen in seiner Beziehung mit Dorothy aufzugreifen. Den Therapeuten interessierte, wie seine neu entdeckten erfolgreichen Verhaltensweisen die Beziehung mit Dorothy beeinflußten.

Therapeut: Welche Veränderung ist Dorothy nach Ihrer Meinung am 4. Juli an Ihnen aufgefallen?
Klient: Sie ist in letzter Zeit wirklich in Ordnung gewesen. Sie hat kein Wort über mein Trinken verloren. Ich glaube, sie weiß, daß ich es dieses Mal ernst meine mit der Therapie. Sie weiß, daß ich es dieses Mal für mich tue.
Therapeut: Was würde Dorothy Ihrer Ansicht nach sagen, was Sie tun, um sie wissen zu lassen, daß Sie das für sich selbst tun?
Klient: Sie würde sagen, daß ich mehr mit ihr rede. Wir reden in letzter Zeit viel mehr miteinander, und ihr gefällt das. Mir ist aufgefallen, daß Sie mir mehr vertraut, und sie kontrolliert mich nicht mehr wie früher.
Therapeut: Welches Verhalten führt dazu, daß Dorothy Ihnen mehr vertraut?
Klient: Sie muß mir nicht mehr alles aus der Nase ziehen. Ich erzähle ihr mehr. Das ist wohl die Hauptsache.
Therapeut: Wie zuversichtlich sind Sie denn, daß Sie mit dem weitermachen können, was Sie gerade gemacht haben? Sagen wir, 10 bedeutet, daß Sie bereit sind, Ihr Geld darauf zu setzen, daß Sie weitermachen können, und 1 bedeutet, daß Sie an Ihrer Fähigkeit, so weiterzumachen, zweifeln. Wo würden Sie sich auf der Skala einordnen?
Klient: Ich würde sagen, ich bin bei 6 oder 7. Ich will nicht zu zuversichtlich sein.
Therapeut: Ich glaube, Sie sind recht realistisch. Was müssen Sie nun tun, um sagen zu können, daß Sie bei 7 oder 8 sind?

Der Therapeut entschied sich dafür, auf Andrés Erfolge zu fokussieren: Was brachte ihn zu dem Entschluß, endlich das Badezimmer fertigzumachen, wie hat er es geschafft, nicht mitzutrinken und entspannt zu bleiben, wie hat er es geschafft, mit Dorothy mehr zu reden? Werden Klienten auf diese Art und Weise angesprochen, sind sie unserer Erfahrung nach eher bereit als sonst, Beinahefehltritte und Rückschläge zu diskutieren.

Da wir in Kapitel 3 detailliert diskutiert haben, wie der Therapeut der Klientin helfen kann, Behandlungsziele so zu formulieren, daß sie im Verlauf des Behandlungsprozesses ihre eigenen Fortschritte einschätzen kann, sei der Leser darauf hingewiesen, die Richtlinien für das Zielesetzen nachzulesen. Wir behaupten, daß es eine viel respektvollere Kooperationsweise mit den Klienten ist, wenn wir ihnen helfen, ihre eigenen Erfolge oder Mißerfolge in der Behandlung einzuschätzen, anstatt sich auf die Vorhersage von Erfolg oder Versagen durch den Therapeuten zu verlassen. Ferner ermutigt es zur Übernahme von Verantwortung für die Behandlung und bringt den Klienten allmählich den Begriff der Eigenverantwortung nahe.

In jeder aufeinanderfolgenden Sitzung bewerten sowohl Therapeut als auch Klient die Fortschritte, die der Klient macht, bis beide zuversichtlich sind, daß sie die Therapie beenden können. Unsere Erfahrung zeigt, daß die Häufigkeit der Sitzungen abnimmt, wenn der Klient jene Bereiche ausdehnt, in denen er sich zuversichtlich fühlt. Deshalb ist es im allgemeinen so, daß sich Klient und Therapeut alle zwei Wochen treffen, dann eine Zeitlang einmal alle drei Wochen und schließlich allmählich nur noch einmal im Monat zur Überprüfung.

„Was müssen Sie tun, um im Gleis zu bleiben?"
Variationen zu dieser Frage werden im Verlauf des therapeutischen Kontakts häufig gestellt, insbesondere unmittelbar nachdem ein Erfolg berichtet wurde. Wenn das Ziel, nüchtern zu bleiben, erreicht ist, wenn auch nur für eine kurze Zeitspanne, besteht der nächste Fokus des Therapeuten darin, die Klientin an ihr Ziel zu erinnern. Während dessen besteht die Aufgabe der Klientin darin, „im Gleis zu bleiben" oder „mehr von dem zu tun, was funktioniert", bis sie zuversichtlich ist, daß sie ihren neuen Lebensstil in ihre Alltagsgewohnheiten integriert hat.

Gründliche und detaillierte Diskussionen sollten sich in dieser Zeit um frühe Anhaltspunkte drehen, die den Klienten oder seine Familie ermuntern, die Behandlungsziele im Auge zu behalten. Dieser Schritt ermutigt den Klienten, sich für die verschiedenen Optionen der Nachuntersuchungs- und Selbstverantwortungsstrategien verantwortlich zu fühlen, die ihm helfen, den Fokus auf sein ursprüngliches Ziel aufrechtzuerhalten.

Fallbeispiel: Eine langandauernde Geschichte
Der 54jährige Roger, der sich selbst als Alkoholiker beschrieb, unterzog sich einer stationären Behandlung im Rahmen eines 28 Tage dauernden Programms, nachdem er einen zwei Monate dauernden „Rückfall" gehabt hatte. Roger hatte ein Leben lang Probleme mit Alkohol, und zahllose Behandlungsversuche waren „fehlgeschlagen". Eine Krankenhauseinweisung wurde „wegen der chronischen Natur seines Alkoholproblems und des Scheiterns der früheren Behandlungen unbedingt für erforderlich" gehalten.

Im Rahmen einer Versicherungsüberprüfung trafen wir den Patienten am zweiten Tag seines Krankenhausaufenthalts. Bei dem Treffen mit dem Patienten erkundigten wir uns danach, ob es früher *erfolgreiche* Versuche gegeben habe, sein Alkoholproblem in den Griff zu bekommen. Zuerst schien Roger von der Frage etwas verwirrt zu sein. Offensichtlich hatte ihm vorher noch niemand diese Frage gestellt. Mit einer überraschten Stimme berichtete Roger von lange anhaltenden Zeiträumen (Monaten, Jahre), in denen er seine Probleme mit Alkohol erfolgreich bewältigt hatte.

Tatsächlich hatte Roger unmittelbar vor dieser jüngsten Episode zwölf Jahre lang mit Alkohol keine Probleme gehabt. Als wir ihn genauer befragten, konnte er angeben, was er in dieser Zeit anders gemacht hatte, um Erfolg zu haben. Roger gab beispielsweise an, daß er zumindest einige A.-A.-Treffen pro Woche besuchte und vor gesellschaftlichen Anlässen neue Freunde über seine Alkoholabstinenz informierte. Schließlich habe er die Gewohnheit entwickelt, sich mindestens einmal täglich „etwas zu gönnen", indem er jeden Tag eine „gute" Mahlzeit zubereitete.

Nachdem festgestellt worden war, was während seiner erfolgreichen Zeiten anders gewesen war, wurde Roger einfach gefragt, was nötig sei, damit er mit dem fortfahren könne, was früher schon funktionierte. Roger äußerte sich recht zuversichtlich, daß er zumindest damit anfangen könnte, einige dieser Dinge zu tun. Nach der medizinischen Untersuchung wurde Roger am Morgen des dritten Tages aus dem Krankenhaus entlassen. Nach seiner Entlassung hielten wir mit Roger zwei weitere Sitzungen ab. Im Verlauf dieser Sitzungen wurden die erfolgreichen Perioden als Grundlage eines erfolgreichen Behandlungsergebnisses benutzt. Einige Zeit nach der letzten Sitzung sandte Roger das Duplikat seines einjährigen Nüchternheitsabzeichens an das Center.

Was tun, wenn es nicht besser wird?
Wenn die Klientin berichtet, daß sich die Situation „nicht gebessert" hat, bedeutet das in der Mehrzahl der Fälle, daß die Veränderungen nicht dramatisch und schnell genug sind, um ihren Erwartungen zu entsprechen, bzw. daß sie große Veränderungen erwartet. Nachdem sie viele Jahre lang mit dem Problemtrinken gelebt haben, sind sowohl die Klientin als auch die Familienmitglieder ungeduldig, rasch drastische Veränderungen zu bewirken. Folglich müssen solche Frustrationsgefühle anerkannt werden, während die Aufmerksamkeit der Klientin gleichzeitig auf die „kleinen" Veränderungen, die sie macht, gelenkt werden muß, wobei diese kleinen Veränderungen als bedeutsam herauszustreichen sind. Bedenken Sie, daß ein schlechter Tag unmittelbar vor der Sitzung die Wahrnehmung der Klientin für den Rest der Woche völlig verzerren kann, obwohl die Woche vielleicht ganz gut verlaufen ist.

Die hilfreiche Reaktion in einem solchen Fall besteht darin, die Wahrnehmung des Klienten als wohlbegründet zu akzeptieren und die Woche detailliert zu überprüfen. In diesem Prozeß entdecken die Klienten häufig, daß es Situationen gegeben hat, in denen sie sich anders verhielten und dadurch eine Veränderung hervorriefen. Eine der in Kapitel 1 diskutierten grundlegenden Prämissen besteht in unserer Überzeugung, daß Veränderungen unvermeidlich sind und ständig auftreten. Folglich besteht unsere therapeutische Aufgabe darin, diese Veränderungen als Kontextmarker aufzuspüren (O'Hanlon u. Wilk 1987). Wenn man Klienten hilft, Veränderungen zu identifizieren, sind sie eher bereit, sich entsprechend ihrer Wahrnehmungen zu verhalten.

Das folgende ist ein gutes Beispiel dafür, wie in der zweiten Sitzung Fortschritte erzielt werden, obwohl die Klientin berichtet, daß alles schlimmer geworden ist. Steve de Shazer ist der Therapeut, der mit einer Frau arbeitet, die Hilfe gesucht hatte, weil sie völlig durcheinander war und nicht wußte, ob sie ihren prügelnden Ehemann, der auch Problemtrinker war, verlassen sollte.

Fallbeispiel: Wie man seinen eigenen Verstand schärft
Therapeut: Was hat sich gebessert, seit Sie das letzte Mal hier waren?
Klientin: Nichts. Sie meinen wohl, was sich verschlimmert hat.
Therapeut: Sind Sie sich sicher? (Lächelt)
Klient: Absolut sicher. (Lächelt)
Therapeut: Wie kommt das?
Klient: Es ist einfach so. Es gibt überhaupt nichts Positives (schüttelt ihren Kopf).
Therapeut: Wie war das, Sie waren letzten Montag hier. Wie lief es am Montag?
Klient: Es war okay. Einfach okay.
Therapeut: Wie haben Sie das hingekriegt?
Klient: Ich habe mehr geredet als sonst. Ich habe mit meiner Freundin geredet, ich nehme an, mehr als gewöhnlich.
Therapeut: Okay. Wie sieht es mit Dienstag aus?
Klient: (schaut nach oben) Es ging eigentlich gut. Dienstag, Mittwoch und Donnerstag, bis Samstag. Alles war okay. Ich mußte mir von niemandem was sagen lassen. Ich habe das gemacht, was ich wollte. Dann, Freitag, hu, war nicht gut.
Therapeut: Wie war es am Samstag? Sind Sie am Samstag wieder hochgerutscht?
Klient: Nein, es war so lala. Sonntag war auch irgendwie okay. Dann habe ich heute den ganzen Tag geweint, mehr oder weniger.
Therapeut: Also ging es am Montag, Dienstag, Mittwoch und Donnerstag ganz gut. Wie haben Sie das gemacht? Sie sagten, Sie hätten mehr geredet, was noch?

Die Versuchung, detailliert zu diskutieren, was dazu geführt hat, daß die Klientin „den ganzen Tag geweint" hat, ist an diesem Punkt natürlich groß. Wenn man der Versuchung erliegt, den Fokus auf das Problemgespräch zu richten, führt das unvermeidlich dazu, daß der Therapeut mit der Klientin übereinstimmt, daß „es schlimmer geworden ist". Eine Rückkehr zu einem solchen „Problemgespräch" sollte so lange wie möglich hinausgeschoben werden, denn wenn es neben die Erfolge gestellt wird, scheint das Problem für die Klientin weniger überwältigend zu sein und eher in den Griff zu bekommen.

Klient: Es ging mir besser, weil mich niemand geärgert hat. Ich meine, all das Gezeter darüber, was ich tun sollte oder was ich nicht gut mache, und all so ein Zeug. Ich habe mich sehr gut selbst kontrolliert.
Therapeut: Wie haben Sie das gemacht?
Klient: Wie ich das gemacht habe? Ich muß wütend werden, um es machen zu können. Ich bin so, daß ich sage, vergiß es, ich mache das, was ich will. Damit ich zu diesem Punkt komme, muß schon einiges geschehen.
Therapeut: Das war für Sie jedoch okay.
Klient: Hm. Ich bin dabei herauszufinden, was ich will.
Therapeut: Und Sie wußten, was Sie wollten, und blieben den ganzen Tag dabei.
Klient: Genau.
Therapeut: Und waren Sie auch weniger durcheinander?
Klient: Ich war eigentlich überhaupt nicht durcheinander, echt, nicht mehr seit ich hier war.
Therapeut: Wie kommt das? (Überrascht und zufrieden)
Klient: Es hat gut getan, letzte Woche, mit jemanden zu sprechen. Es hat wirklich geholfen.

Die Klientin schreibt ihr Gefühl der größeren Kontrolle über sich selbst immer noch etwas Äußerlichem zu, daß sie „mit jemand gesprochen hat". Wenn das nicht in Frage gestellt wird, wird die Klientin auch weiterhin glauben, daß die Veränderung (in diesem Fall, „zu wissen, was sie will", und klarer zu erkennen, was sie aus ihrem Leben machen will) von außen kommt, und sie wird für die Lösung ihrer Schwierigkeiten weiterhin nach etwas oder jemand anderem suchen.

Therapeut: Ja, Sie hatten aber auch eine ganze Woche, um wieder durcheinander zu sein. Wie kommt es, daß Sie nicht durcheinander sind?
Klient: Ich weiß nicht. Verstehen Sie mich nicht? (Lacht)
Therapeut: Noch nicht, aber machen Sie sich deshalb keine Sorgen. Also am Montag, Dienstag, Mittwoch, Donnerstag waren Sie überhaupt nicht durcheinander, Sie wußten, was Sie wollten, und dabei blieben Sie. Ich frage mich immer noch, wie Sie das geschafft haben.
Klient: Seltsam, nicht wahr? (lacht)

Therapeut: Wenn Sie wüßten, wie Sie es gemacht haben, könnten Sie es immer tun.
Klient: (lacht) Ich weiß. Leute regen mich einfach auf. Ich weiß nicht, wie ich das gemacht habe. Ich habe es einfach gemacht.
Therapeut: Hm. Können Sie es wiederholen? Wissen Sie, was Sie machen müssen, so wie letzten Montag, Dienstag, Mittwoch und Donnerstag?
Klient: Ich habe es einfach gemacht. Ich bin nicht sicher, wie ich es gemacht habe.
Therapeut: Hm. Okay, geben wir diesen Tagen eine 10 und den schlimmsten Tagen, die Sie in letzter Zeit hatten, sagen wir, bevor Sie herkamen, um mich zu sehen, eine 1, was würden Sie dem Freitag geben?
Klient: Freitag war 1.
Therapeut: Was würden Sie dem Samstag geben?
Klient: Ich würde sagen, ungefähr 5.
Therapeut: Und was ist mit heute?
Klient: Ich weiß nicht, wie es heute aussieht. Ich würde sagen, ungefähr 5.
Therapeut: Wie haben Sie es am Samstag geschafft, von 1 auf 5 zu kommen?

Neue Probleme

Klienten erwähnen häufig neue Probleme, die sie zurückgehalten hatten, während das Problemtrinken behandelt wurde. Nachdem nun das dringende Problem des Problemtrinkens unter Kontrolle ist, kann das „wirkliche Problem" oder eine seit langem anstehende Frage angesprochen werden. Wenn man zustimmt, jedes neue Problem, das auftaucht, zu diskutieren, wird der Behandlungsprozeß verlängert und der Fokus der Sitzung unscharf. Es ist wichtig, dem Klienten zu helfen, das Wunderbild während der gesamten Behandlung im Auge zu behalten und sich nicht von vielen Problemen ablenken zu lassen.

Fallbeispiel: Altmodische versus neumodische Ehe

Während der vierten Sitzung mit Carole und Bob tauchte das „wirkliche Problem" ihrer Ehe auf, nachdem Bob jetzt seit zwei Monaten aufgehört hatte zu trinken. Carole war wütend auf Bob, daß er nicht für sie eingetreten war und sie vor seinen früheren Saufkumpanen beschützt hat, die sie „aufziehen und belästigen", weil sie gemein und herrisch sei. Carole verlangte, daß Bob sie in Schutz nehmen und seine Freunde zurechtweisen müsse, um klar zu machen, daß er es nicht zulasse, daß irgend jemand seine Frau schlecht behandle. Bob entgegnete, Carole sei überempfindlich gegenüber dem, was diese „Säufer" sagten, und sie sollte sie einfach ignorieren.

Carole berichtete, daß sie schon immer eine altmodische Ehe habe führen wollen, in der sie sich von ihrem Mann beschützt fühlen könne, während Bob dies in der heutigen Zeit für eine dumme Ansicht hielt und der Meinung war, daß Carole lernen sollte, für sich selbst einzutreten. Dies führte zu einem heftigen Streit zwischen dem Paar, wobei beide darauf insistierten, daß sich der andere ändern müsse.

Nach umfangreichen Verhandlungen mit dem Paar stimmten wir zu, daß es tatsächlich eine wichtige Frage war, herauszufinden, welche Art von Ehe sie nunmehr, da Bob nicht mehr trank, führen wollten. Ihr Beharren auf diesen unterschiedlichen Vorstellungen sei ihre Art sicherzustellen, daß sie beide ihren Beitrag leisteten, um die bestmögliche Ehe aufzubauen. Wir vertraten jedoch die Meinung, daß sie beide mehr Zeit benötigten, um über diese wichtige Frage nachzudenken und auszuhandeln, wie sie zwischen den beiden Möglichkeiten eine Balance finden könnten. Wir gaben ihnen auch die Empfehlung, angesichts rascher Veränderungen in allen möglichen Bereichen, wie zum Beispiel in ihrem neuen Lebensstil ohne Alkohol, die nächsten Schritte etwas langsamer anzugehen. In der Zwischenzeit sollten sie sich auf das konzentrieren, was *gut funktioniert*.

Was tun, wenn ein Klient von einem Rückfall berichtet?

Das „blaue Buch", die Grundlage für die Anonymen Alkoholiker, und die „zwölf Schritte", befürworten als Ziel keine lebenslange Abstinenz. Vielmehr wird darin vertreten, daß die wahre Bedeutung der Aussage „jeder Tag für sich" darin liege, an jedem Tag das Ziel, nüchtern zu bleiben, im Auge zu behalten und die entsprechenden Strategien zu verbessern. Wenn demnach das Ziel erreicht ist, müssen Therapeut und Klient die erfolgreichen Strategien und die Wege, um sie zu wiederholen, überprüfen und noch einmal eingehend besprechen.

Erfahrene Kliniker wissen, daß periodische Rückfälle ein Faktum des Lebens sind und damit gerechnet werden muß. Man sollte keine Angst vor ihnen haben. Wenn eine Klientin von ihrem Ziel, nüchtern zu bleiben, abkommt und mit einem Rückfall konfrontiert ist, verliert sie womöglich die Perspektive und wird von Gefühlen der Scham, der Enttäuschung, dem Gefühl, ein Versager zu sein, von Schuld und Selbstablehnung gepeinigt. Dieses Gefühl, gescheitert zu sein, das Versprechen sich selbst und anderen gegenüber gebrochen zu haben, bewirkt häufig, daß sie sich entmutigt und hoffnungslos fühlt, und dies kann wieder zum ständigen Trinken führen. Die Rolle des Therapeuten ist an diesem Punkt von entscheidender Bedeutung, denn er muß der Klientin helfen, ihre vor dem Rückfall erzielten Erfolge zu sehen und darauf hinweisen, daß die Aufgabe darin besteht, so schnell wie möglich zu den ursprünglichen Zielen zurückzukehren. Zu diesem Zweck stellen wir die folgenden Fragen:

- Wie haben Sie es damals geschafft, mit dem Trinken aufzuhören? Wie haben Sie gewußt, daß es genug ist, als Sie bei fünf Bier aufhörten?
- Wie haben Sie es geschafft, bei fünf Drinks aufzuhören und nicht noch mit einem sechsten weiterzumachen? Was haben Sie anders gemacht?
- Was für Anhaltspunkte hatten Sie, aufzuhören, als Sie aufhörten? Was hat Ihnen gesagt, daß es Zeit war aufzuhören? Was werden Sie tun, um gegenüber diesen Hinweisen sensibler zu werden?
- Was würde Ihrer Ansicht nach Ihre Partnerin sagen, was Sie anders gemacht haben, um nach fünf Drinks aufhören zu können?
- Welche Verhaltensweisen Ihrer Partnerin haben Ihnen in dieser Zeit geholfen?

Die Annahmen, die diesen Fragen zugrunde liegen, bestehen darin, daß es für die Klientin nützlicher ist, darauf zu fokussieren, was sie gemacht hat, um mit dem Trinken aufzuhören, als darauf, was sie veranlaßte, wieder mit dem Trinken anzufangen. Wir sind der Meinung, daß die Klientin jedesmal, wenn sie ihr Verhalten rechtfertigen muß, gezwungen wird, plausiblere Antworten auf die Fragen zu finden. Je öfter die Klientin diese Antworten wiederholt, um so überzeugter wird sie, daß diese Entschuldigungen echt sind. Weil die Klientin den

Wunsch hat zu gefallen und den Wünschen anderer zu entsprechen, ist es wichtig, Informationen darüber zu sammeln, wie sich die Klientin von ihren Bezugspersonen gesehen meint. Während sie diese Fragen beantwortet, wird sie beginnen, ihr Gefühl für die Kontrolle über ihr Leben zu verändern, und dadurch wieder die Zuversicht gewinnen, daß sie auf dem Weg der Besserung weitergehen kann.

- Worin unterscheidet sich dieser Rückfall vom letzten?
- Was haben Sie dieses Mal anders gemacht (hörten Sie früher auf zu trinken, wechselten Sie den Ort, die Reihenfolge der Ereignisse, usw.)?
- Wie sind Sie darauf gekommen, es so zu machen, damit Sie eher aufhörten zu trinken?
- Wer hat was, wie, wann und wo getan, damit es dieses Mal anders war?
- Was würden Ihrer Meinung nach Ihre Partnerin (Eltern) sagen, was dieses Mal anders ist?
- Was müssen Sie tun, um die Veränderungen zu stabilisieren?
- Welchen Unterschied würde es machen, wenn Sie das tun?

Wie wir in Kapitel 2 beschrieben haben, haben wir eine unserer grundlegenden Annahmen von der Prämisse der Buddhisten abgeleitet, daß Veränderungen ständig geschehen und Stabilität eine Illusion ist. Da das Leben einem ständigen Wandel ausgesetzt ist, ist auch die Trinkgewohnheit des Klienten ständig im Fluß. Folglich gehen wir von der grundlegenden Annahme aus, daß jeder Rückfall, den ein Klient erfährt, anders ist. Etwas hat sich in seinem Trinkmuster verändert und *wird* sich verändern.

Wenn eine Klientin diese Unterschiede entdeckt, merkt sie, daß sie Fortschritte machen kann, daß sie bei einem Rückfall jedesmal eher aufhört zu trinken. Jeder Rückfall ist anders, weil die subjektive Erfahrung der Klientin anders ist, obgleich sich externe Faktoren ihres Lebens nicht verändert haben.

- Was haben Sie aus dieser Episode über sich gelernt?
- Erzählen Sie mir, was Sie aus diesem Rückfall über Ihr Trinkproblem gelernt haben (Strategien, um mit Streß umzugehen, Fragen der Selbsteinschätzung, persönliche Pflege, etc.)?

- Was werden Sie deshalb anders machen?
- Was würde Ihrer Meinung nach Ihre Mutter sagen, was Sie aufgrund dieses Lernprozesses über sich selbst anders machen werden?
- Was wird sie dann Ihrer Meinung nach anders machen?
- Welche Veränderung werden Ihre Kollegen (Ihr Partner) an Ihnen bemerken, wenn Sie mit dieser neuen Sache beginnen?
- Welchen Unterschied würde es in der Beziehung zu Ihren Kollegen ausmachen?
- Wie zuversichtlich wird Ihr Ehemann sein, daß Sie die Art und Weise ändern, wie Sie mit der Sauferei Ihrer Mutter umgehen?
- Was werden Ihrer Meinung nach Ihre Eltern als Ergebnis dieser Sache anders machen?

Eine detaillierte Diskussion über das, was die Klientin aus jedem Rückfall über sich selbst und ihr Problemtrinken gelernt hat, ist für die Klientin eine sanfte Erinnerung, daß Veränderung beständig ist und daß sie lernt und Fortschritte macht, während sie ein neues Leben leben lernt.

Beachten Sie die Art und Weise, in der die Fragen gestellt werden. Die Frage „Werden Sie aufgrund dieses Rückfalls Ihren Lebensstil ändern?" weckt vollkommen andere Erwartungen als „Was werden Sie anders machen ...?" Es dient der Klientin als sanfte ‚aber doch beständige Erinnerung, daß sie sich anpassen, wachsen und in kleinen Schritten verändern muß.

- Was müssen Sie vermehrt tun?
- Wie können Sie sicherstellen, daß Sie es tun?
- Wie wird das Ihrer Meinung nach Ihr Leben beeinflussen?
- Was wird Ihrer Meinung nach Ihr Partner sagen, was Sie vermehrt tun müssen?
- Welchen Unterschied würde es in Ihrer Beziehung zu Ihrem Partner machen, wenn Sie mehr von dem tun?
- Was würde er Ihrer Meinung nach daraufhin anders machen?
- Welchen Unterschied würde es in Ihrer Beziehung zu ihm machen? Zu Ihren Kindern? Zu Ihrem Arbeitgeber?

Wiederum liegt die Betonung darauf, daß der Klient mehr von dem tut, was bei ihm funktioniert, nicht auf dem, mit dem er aufhören muß. Das zu verbessern, was funktioniert, ist sicherlich der leichtere Weg zum Erfolg, als zu versuchen, ein unerwünschtes Verhalten zu *beenden*. Wenn ein Klient erst einmal weiß, was er zu tun hat, fällt es leicht herauszufinden, welchen Weg er einschlagen muß, um in die von ihm gewünschte Richtung zu gehen.

- Könnte dies Ihre unbewußte Methode sein, um sich selbst zu erinnern, daß Sie immer noch ein Trinkproblem haben?
- Welche anderen Mittel und Wege haben Sie, um sich selbst zu erinnern, daß Sie immer noch ein Trinkproblem haben?
- Was würde Ihnen Ihrer Meinung nach Ihr bester Freund (Ihr Partner, Ihre Eltern, etc.) zu tun vorschlagen, damit Sie sich erinnern?

Nicht selten testen Klienten, die eine lange Geschichte des Problem-Trinkens haben, wie sehr sie auf ihre Nüchternheit vertrauen können, indem sie wieder versuchen zu trinken. Als Ergebnis kommt dabei heraus, daß der Klient ein weiteres Mal erfährt, daß er sein Trinken nicht kontrollieren kann. Manche Klienten werden völlig entmutigt, wenn sie die Realität ihres Problemtrinkens aufs neue entdecken. Anstatt den Klienten ob seines Schadens noch zu verspotten, sollte der Therapeut nach Mitteln und Wegen suchen, um die Sache umzudrehen und sein Verhalten mit einer positiven Motivation zu belegen.

Das folgende Fallbeispiel illustriert detailliert die Verwendung dieser Fragen.

Fallbeispiel: Gerade noch rechtzeitig
Dotty, eine 44jährige Amerikanerin, hatte ein Jahr lang mit einem Mann zusammengelebt. Weil Dotty ihn aufgrund ihres Trinkproblems vernachlässigt und mißbraucht hatte, war ihr 14jähriger Sohn in ein Pflegeheim eingewiesen worden. Es war ihr Wunsch, ihren Sohn wieder bei sich zu haben. Dotty wurde von einer Krankenschwester, die sie im Zuge einer medizinischen Nachuntersuchung regelmäßig besucht, zur Sitzung gebracht.

Bei einem kürzlichen Besuch war Dotty offensichtlich zusammengebrochen und hatte angefangen zu weinen wegen ihres unkontrollierbaren Zwangs, wieder zu trinken, obwohl sie seit ihrem letzten

Gelage, nachdem sie fast an einer Zirrhose gestorben war, ein Jahr lang abstinent gewesen war. Die Schwester machte sich wegen Dotty große Sorgen und beantragte eine Notbehandlung. Wir erfuhren, daß viele ihrer Freundinnen nach einem Jahr Abstinenz an Zirrhose gestorben waren, nachdem sie wieder angefangen hatten zu trinken. Da sie ungefähr ein Jahr lang nüchtern geblieben war, befürchtete sie, als ihr Verlangen nach Alkohol wieder auftrat, sie könnte das gleiche Schicksal erleiden wie ihre Freundinnen.

Therapeut: Was würden Sie als Ergebnis Ihres Besuches hier gerne geändert sehen?
Klientin: Ich weiß gar nicht, weshalb ich überhaupt hier bin. Es hat mit meinem Trinken zu tun. Manchmal würde ich gerne trinken aber ich darf nicht.
Therapeut: Sie trinken nicht?
Klientin: Ich darf nicht trinken. Anweisung des Arztes. Ich wünschte, Ich dürfte.
Therapeut: Wie lange haben Sie nicht getrunken?
Klientin: Seit über einem Jahr. Aber ich würde gerne trinken.
Therapeut: Hoi, seit über einem Jahr! Wie machen Sie das?
Klientin: Ich darf nicht. Sonst lande ich im Krankenhaus und sterbe. Deshalb trinke ich nicht. Ich will nicht sterben. Wollen Sie?
Therapeut: Natürlich nicht. Wie machen Sie das?
Klientin: Ich nehme an, daß ich mich selbst verabscheue.
Therapeut: Was verabscheuen Sie?
Klientin: Ich habe einen Heißhunger nach fettem Essen. Ich kann nichts Fettes essen. Sonst lande ich wieder im Krankenhaus. Ich mußte sechs oder sieben Medikamente nehmen. Jetzt nur noch eins für meinen Blutdruck, und ich nehme Vitamine.
Therapeut: Sind Sie jetzt gesünder als früher?
Klientin: Ja, mir geht es jetzt viel besser als vorher.
Therapeut: Hoi, wie machen Sie das?
Klientin: Was?
Therapeut: Gesund bleiben. Wie bleiben Sie gesund?
Klientin: Ich muß. Ich mach' es einfach.
Therapeut: Aber *wie* machen Sie das?
Klientin: Ich bin schließlich eine erwachsene Frau. Ich bin 44 Jahre alt.
Therapeut: Sie sagen, daß Sie ein Trinkproblem hatten, daß Sie eine Menge gesundheitlicher Probleme hatten, daß es Ihnen nicht gut ging.

Und jetzt geht es Ihnen besser, rundum. Wie machen Sie das?
Klientin: Ich achte auf mich selbst etwas mehr, das ist alles. Ich fühle mich jetzt besser, auch hier oben (zeigt auf ihren Kopf).
Therapeut: Was haben Sie gemacht, um heute an diesem Punkt zu sein? Sie habe einen langen Weg hinter sich.
Klientin: Das stimmt.
Therapeut: Wie haben Sie das gemacht?
Klientin: Mein Freund hilft mir dabei. Er trinkt auch nichts. Er hat schwer getrunken aber jetzt trinkt er nichts mehr.
Therapeut: Tut es ihm gut, nichts zu trinken?
Klientin: Ja, natürlich, und er hilft mir.
Therapeut: Das klingt, als ob Sie ihm auch helfen.
Klientin: Ich nehme es an. Er hat eine Menge getrunken, aber er sagt, daß er nicht trinkt, weil ich nicht trinke. Das sagt er.
Therapeut: Er könnte viel trinken, aber Sie müssen ihm wohl viel bedeuten.
Klientin: Na, ich weiß nicht. Ich nehme es an. (Lächelt breit) Er könnte trinken, wenn er wollte.
Therapeut: Also hat er sich dafür entschieden, nicht zu trinken.
Klientin: Ja.
Therapeut: Und Sie haben sich dafür entschieden, nicht zu trinken.
Klientin: Ja, ich habe mich dafür entschieden, nicht zu trinken.

Im Verlauf der Diskussion erfährt Dottys Sicht von sich selbst einen graduellen Wandel. Anfangs „konnte" sie viele Dinge nicht tun, und der einzige Grund für ihren Erfolg liegt in den ihr auferlegten Verboten. Allerdings weigert sich der Therapeut, ihre Prämisse zu akzeptieren, da sie ein Jahr lang nüchtern war, und stellt durch wiederholtes Fragen ihre Annahmen über ihre mangelnde Kontrolle in Frage. Im Verlauf der Diskussion ändert Dotty ihre Haltung. Der Therapeut schließt sich Dottys Ansicht an und fordert sie dann heraus anzuerkennen, daß es ihre Entscheidung ist, *nicht* zu trinken, ihr Freund entscheidet sich auch dafür, *nicht* zu trinken, obwohl er die Wahl hat. Jedesmal wenn Dotty ihre Entscheidung, nicht zu trinken, wiederholt, fällt es ihr leichter, daran zu glauben, daß sie eine aktive Entscheidung trifft und nicht die passive Empfängerin der Anweisung ihres Arztes ist.

Der Therapeut beschloß, sie für ihre Weisheit zu loben, einen Mann gewählt zu haben, der sie genug liebt, um wegen ihr nicht zu trinken, und er lobte sie ferner dafür, daß sie ihm hilft, nicht zu trinken, was wiederum gut ist für ihn. Das Gefühl der Wechselseitigkeit in ihrer Beziehung mit ihrem Freund erinnert Dotty sanft daran, daß sie nicht nur Hilfe erhält, sondern auch zu seinem Wohlbefinden beiträgt. Im weiteren erörtert der Therapeut, was Dotty zu tun beschließt, wenn sie wieder den Drang zu trinken verspürt. Dabei erkennt Dotty, daß sie viele gute Strategien hat, wie zum Beispiel ins Auto steigen und eine Spazierfahrt machen, einen Einkaufsbummel machen, ins Kino gehen, nichttrinkende Freunde besuchen, spazierengehen etc.

Klientin: Manchmal langweile ich mich so, verabscheue mich so sehr, daß ich einfach trinken möchte. Wie heute.
Therapeut: Wenn Sie so mit Abscheu erfüllt sind, was hält Sie davon ab (mit einer Trinkgeste)? Wie schaffen Sie es, nicht zu trinken?
Klientin: Ich darf mit dem Ersten nicht anfangen. Wenn ich einen nehme, trinke ich immer mehr.
Therapeut: Was hält Sie davon ab, den Ersten zu nehmen?
Klientin: Wissen Sie, was mich davon abhält? Ich werde es Ihnen sagen. Es ist mein Sohn. Ich möchte, daß er zurückkommt, um bei mir zu wohnen.
Therapeut: Sie müssen ihn sehr liebhaben.
Klientin: Natürlich. Ich bin seine Mutter. Würden Sie ihn nicht liebhaben?
Therapeut: Ja, ich würde ihn auch liebhaben. Sie machen also viele Dinge, die Ihnen helfen, nicht zu trinken. Gibt es sonst noch etwas, was Sie tun, das Ihnen hilft, nicht zu trinken?
Klientin: Ich lese gern. Meist Western und Liebesgeschichten.

Wiederum wurde ein Großteil der Sitzung damit verbracht aufzulisten, was Dotty macht, um sich von ihrem Verlangen nach Alkohol abzulenken.

Therapeut: Ich bin erstaunt, daß Sie die Tatsache, daß Sie nicht trinken dürfen, akzeptiert haben. Wie akzeptieren Sie die Tatsache, daß Sie nicht trinken dürfen? Wie machen Sie das?
Klientin: Es ist mein Arzt.
Therapeut: Er hilft Ihnen, das zu tun?
Klientin: Ja, tut er.

Therapeut: Was macht er richtig?
Klientin: Er sagt mir einfach, daß mir Alkohol nicht gut tut.
Therapeut: Und Sie hören auf ihn?
Klientin: Sicher, ich hör' auf ihn (mit einem Lächeln).
Therapeut: Wie Sie wissen, es gibt eine Menge Leute, die nicht auf ihren Doktor hören.
Klientin: Ich weiß. Aber ich hör' auf meinen. Einige meiner Freundinnen haben das nicht getan, und jetzt sind sie tot.
Therapeut: Sie sind klug.
Klientin: Oh ja. Ich weiß.
Therapeut: Ich meine, Sie haben einen gesunden Menschenverstand, wenn Sie auf Ihren Arzt hören.
Klientin: Oh sicher, ich höre auf ihn und tue, was er mir sagt.

Jedesmal wenn Dotty wieder darauf verfällt, ihre Erfolge jemand anderen als Verdienst anzurechnen, erinnert sie der Therapeut daran, daß sie es ist, die die Entscheidungen trifft, viele gute Dinge für sich selbst zu tun. Später in der Sitzung fokussiert der Therapeut darauf, was Dotty tun muß, um weiterhin auf sich selbst zu achten und nüchtern zu bleiben.

Therapeut: Was müssen Sie tun, um nüchtern zu bleiben?
Klientin: Es hilft, wenn ich an meine Freundinnen denke, die gestorben sind.
Therapeut: Was hilft Ihnen das, wenn Sie an Ihre Freundinnen denken?
Klientin: Sie haben eine Menge getrunken, die ganze Zeit, und jetzt sind sie tot. Ich möchte nicht sterben.
Therapeut: Das hilft also. Sich an sie zu erinnern. Was noch?
Klientin: Ich gehe spazieren, fahre spazieren, wir kehren nicht mehr ein, ich lese viel. Ich denke viel an meinen Sohn. Ich möchte ihn zu Hause haben. Er möchte auch nach Hause kommen.
Therapeut: Das ist großartig. Wie zuversichtlich sind Sie, daß Sie diese Dinge weitermachen können? Sagen wir, auf einer Skala von 1 bis 10 würde 10 bedeuten, daß Sie sehr zuversichtlich sind, 1 bedeutet, Sie sind es nicht. Wo befinden Sie sich auf dieser Skala heute?
Klientin: Ich würde sagen, ich bin bei 7 oder 8.
Therapeut: Das ist sehr hoch. Wenn Sie zurückblicken, wo würden Sie sich während des vergangenen Jahres, als sie nüchtern waren, einordnen?

Klientin: Ich würde sagen, ich war bei 6 oder 7. Manchmal niedriger. Wie in den letzten paar Tagen, da war ich bei 3 oder 4.

Aus dem Gespräch wird deutlich, daß die Zuversicht der Klientin während der Sitzung deutlich zugenommen hat. Indem auf all die Dinge hingewiesen wird, die die Klientin getan hat, um im letzten Jahr nüchtern zu bleiben, wird ihr klar, daß sie viele erfolgreiche Strategien hat, um nüchtern zu bleiben. Als das Jahr, in dem sie nüchtern geblieben war, mit ihren letzten Wochen voller wiederholtem Alkoholverlangen verglichen wurde, war Dotty in der Lage, sich deutlicher als erfolgreiche Abstinenzlerin zu sehen. Nach einer kurzen Beratung mit dem Team wurde Dotty die folgende Zusammenfassung gegeben, um die Sitzung zu beenden.

Therapeut: Als erstes möchte ich Ihnen sagen, wie beeindruckt ich von Ihrem brennenden Wunsch bin, das zu tun, was Ihnen guttut. Sie achten auf Ihren Körper, Sie hörten auf zu trinken, Sie essen gut. Nicht nur das, Sie haben den gesunden Menschenverstand, auf einen guten Rat zu hören, Sie hören auf Ihren Arzt, auf Ihre Krankenschwester, und Sie wissen, wann Sie Hilfe brauchen. Sie wissen, was Sie für sich selbst tun können und wann Sie Hilfe brauchen.
Klientin: Hm ... ja, stimmt.
Therapeut: Ich finde es erstaunlich, welche Fortschritte Sie erzielt haben, wenn man bedenkt, was Sie durchgemacht haben.
Klientin: Ja, durch mein Trinken habe ich meine drei Kinder verloren.
Therapeut: Sie haben viel verloren. Ihre engsten Freundinnen sind wegen Ihres Trinkens gestorben, Sie haben Ihre Kinder verloren. Aber Sie sind eine starke Frau. Sie haben all das überlebt. Und Sie sind heute hier, weil Sie sicherstellen wollen, daß Sie nicht wieder anfangen zu trinken und alles verlieren, wie Ihre Freundinnen.
Klientin: Ja, das stimmt. Ich will das festhalten, was ich habe.
Therapeut: Natürlich wollen Sie das. Sie tun viele gute Dinge, um sich selbst zu helfen, damit Sie das festhalten, was Sie haben. Sie fahren und gehen spazieren, essen das Richtige, denken an Ihre toten Freundinnen, usw.
Klientin: Meine Schwägerin starb auch durch das Trinken. Ich möchte so nicht sein. Mein Mann starb auch durch das Trinken, er ist der Vater meines Sohnes.

Therapeut: Sie machen viele gute Dinge, um sicherzustellen, daß es Ihnen nicht passiert. Sie waren umgeben von Leuten, die Trinkprobleme hatten.
Klientin: Das kann man sagen. Das macht mir am meisten Angst.
Therapeut: Natürlich haben Sie Angst. Aber Sie haben auch genug Verstand, um einen Mann zu finden wie Bill, der gut zu Ihnen ist, er trinkt nicht. Sie haben das Richtige gemacht, als Sie aufhörten zu trinken. Und Sie haben auch das Richtige gemacht, als Sie heute hergekommen sind. Das ist Ihre Art und Weise, auf sich selbst zu achten, weil Sie wissen, daß Sie die einzige Person sind, die auf Sie achten kann. Bleiben Sie auf dem richtigen Gleis, indem Sie alles so weitermachen wie im letzten Jahr. Und rufen Sie mich an, wann immer Sie Hilfe brauchen, um auf dem richtigen Gleis zu bleiben.
Klient: Das mach' ich. Ich bin froh, daß ich gekommen bin.

8. Der Wundertag des Herrn Meeks

> Wenn man vorwärtsgeht, ist es schwierig, rückwärts zu gehen.
> Ehemaliger Klient beim *BFTC*

> Wir können nichts, was wir nicht auch vorher konnten.
> Ehemaliger Klient beim *BFTC*

Herr Meeks war ein 53jähriger Afro-Amerikaner, der durch das Landessozialamt an das *Brief Family Therapy Center* überwiesen wurde. Das Sozialamt hatte zur Zeit der Überweisung seit fast drei Jahren als „Zahlungsempfänger" für Herrn Meeks fungiert. Ein Sozialarbeiter vom Sozialamt war angewiesen, die Zahlungen der Sozialhilfe von Land und Bund und die Invalidenrente für Herrn Meeks zu empfangen und zu verwalten. Diese Vereinbarung wurde deshalb getroffen, weil Herr Meeks das Geld in der Vergangenheit für Alkohol ausgegeben hatte. Geldbeträge, die für einen ganzen Monat reichen sollten, wurden häufig innerhalb einiger Tage für Alkohol ausgegeben.

Herrn Meeks' Alkoholprobleme bestanden seit ungefähr 25 Jahren. Während dieser Zeit wurde er in unzähligen ambulanten und stationären Settings behandelt. Jedes Mal brach er entweder die Behandlung vorzeitig ab oder nahm sein problematisches Trinkverhalten nach seiner Entlassung sehr schnell wieder auf. Während seiner Alkoholkarriere war Herr Meeks immer wieder mal obdachlos. Zur Zeit seiner Überweisung zum BFTC war er gerade in die Wohnung seiner Lebensgefährtin und seiner achtjährigen Tochter zurückgekehrt.

Erste Sitzung[1]

Herr Meeks hatte zwei Termine vereinbart und nicht wahrgenommen, bevor er zu seiner ersten Sitzung im *BFTC* erschien. Erst nach der Vereinbarung des dritten Termins schaffte es Herr Meeks, zur ersten Sitzung zu kommen. Er wurde dem Therapeuten vorgestellt und zum Behandlungszimmer gebracht. Nachdem sie sich gesetzt hatten, wurde die Sitzung durch folgende Fragen eröffnet:

Therapeut: Also, was kann ich für Sie tun?
Klient: Also um anzufangen, also … Wie fange ich denn an? (Pause) Erstens, also, zum einen habe ich ein Alkoholproblem.
Therapeut: Hm.
Klient: Ich bin in einer Situation, da geht es auf und ab, und in dieser Zeit, äh … und manchmal haben meine Frau und ich und das Kind äh … Sie wissen ja, Streit miteinander. Und äh, es scheint, daß äh … ich nicht sehe, was ich tu, und sie kommen nicht und sagen es mir, oder nur, um zu sagen: „He, du trinkst zu viel!" Und, also, ich sage dann immer: „Was mache ich denn?"
Therapeut: Hm.
Klient: Weil mein Gedächtnis nicht sehr gut ist, wenn ich trinke. Mein Gedächtnis ist furchtbar schlecht. Also sage ich ihnen: „Warum setzt ihr euch nicht hin und sagt mir, was ich tue?" Ich sage: „Ich weiß, daß ich viel schwätze, aber was sage ich denn eigentlich?"
Therapeut: Hm.
Klient: Irgendwie komm' ich nicht dahinter, was ich denn eigentlich mache. Also … wir hatten gelegentlich deswegen gewalttätige Auseinandersetzungen – körperliche Auseinandersetzungen. Und, äh … ich weiß eigentlich nicht, ob … (Pause). Also, ich weiß, daß das Trinken ein großes Problem dabei ist. Aber was ich nicht einsehen kann, denn *normalerweise* bin ich nie gewalttätig, ich sehe mich einfach nicht als gewalttätiger Mensch, der …
Therapeut: (unterbricht) Also, wie sind Sie denn normalerweise?
Klient: Normalerweise bin ich *so*!
Therapeut: *So*?
Klient: (lächelt und zeigt auf sich selbst) Das bin ich. So bin ich wirklich!

---

1 Therapeut in dieser Sitzung war Stephan Langer.

Therapeut: Erzählen Sie mir ein bißchen mehr, wie *„so"* aussieht. Ich kenne Sie ja noch nicht so gut.
Klient: Also, ich mag Menschen. *So* bin ich sehr höflich, und ich bin scheinbar äh ... ich bin immer freundlich zu Leuten, denen, äh, die nicht so gut dran sind. Und wenn ich jemanden treffe, der nicht so gut dran ist, versuche ich immer zu helfen.

Schon in den ersten Bemerkungen von Herrn Meeks tauchen interessante Informationen auf, die womöglich als therapeutisch bedeutend betrachtet werden könnten. Zum Beispiel könnte man einige seiner Aussagen als Beweis für den Einsatz verschiedener psychologischen Abwehrmaßnahmen auslegen, die typisch für alle „Alkoholiker" sind (z. B. Verleugnung, Projektion, Minimalisierung). Basierend auf dieser Sichtweise könnte sich der Therapeut entschließen, den Klienten zu konfrontieren, um diese Abwehrmechanismen zu durchbrechen. Andere Aussagen deuten eindeutig darauf hin, daß Herr Meeks als Folge seines problematischen Trinkverhaltens Gedächtnisschwund und Blackout erfahren hat.

Bei anderen Behandlungsmethoden könnten diese Daten wiederum benutzt werden, um den Patienten davon zu überzeugen, daß er tatsächlich ein „Alkoholiker" ist. Doch in diesem Fall beschließt der Therapeut, auf eine vom Klienten gemachte Bemerkung, „normal" zu sein, zu fokussieren und ausführlicher darauf einzugehen. Indem er Herrn Meeks bittet, zu beschreiben, wie er „normalerweise" ist, entdeckt der Therapeut die erste Ausnahme vom Problemtrinken. Die Wirkung dieser Frage auf Herrn Meeks wird in seinen nichtverbalen Antworten und dem darauffolgenden Dialog offensichtlich.

Bevor wir zum Dialog zurückkommen, muß man eine weitere Aussage von Herrn Meeks beachten. Darin beschreibt er sein „Alkoholproblem" als eine Situation des „Auf und Ab". Wenngleich es nicht sofort offenkundig ist, impliziert eine solche Beschreibung, daß es Zeiten gibt, zu denen Trinken für diesen Klienten *kein* Problem ist. Ein lösungsorientierter Therapeut wird sich das auf jeden Fall merken, damit zu einem späteren Zeitpunkt der Sitzung detaillierte Fragen dazu gestellt werden können.

Therapeut: Wie haben Sie damit angefangen?
Klient: (ernst) Ich mag einfach, äh ... Also, es war ... in der High-School fing das wohl an. Ich war immer derjenige, der, äh ... ich hab'

nicht getrunken, und ich hab' nicht geraucht wie meine anderen Kumpel, also ...
Therapeut: (ungläubig) Wirklich?! Hm.
Klient: Ich war mehr oder weniger immer der Typ, der sich bei Parties drum kümmerte, daß meine Kumpel nach Hause kamen, wenn sie zu viel getrunken hatten, oder wenn die Mädchen zu viel getrunken hatten. Immer war ich es, der aufpaßte, daß sie ...
Therapeut: (unterbricht) Echt?! Also wirklich!
Klient: (fährt breit lächelnd fort) ... sie kamen dahin, wo sie hin wollten. Und so eine Rolle spiele ich gerne.
Therapeut: Hm.
Klient: Aber ... ich sehe mich einfach nicht als gewalttätig, aber ich weiß nicht, ob ich damit anfing oder ob meine ...
Therapeut: (unterbricht) Wie lange hat das angehalten, daß Sie diese Rolle spielten, die Sie gerne wieder einnehmen möchten?
Klient: Oh, durch die High-School hindurch, während des Militärdienstes, durch meinen äh, ich war sechs Monate lang im Einsatz.
Therapeut: Hm.
Klient: Und, es war die ganze Zeit so und, äh ...
Therapeut: Gut.
Klient: (fährt fort) ... selbst nachdem ich angefangen hatte zu trinken und dann aufhörte, so eine Rolle hab' ich auch noch gespielt, als ich meine Frau kennenlernte.

Der Fokus des Interviews wird in diesem Abschnitt des Transkriptes weiterhin auf die positiven Fakten gerichtet. Der Therapeut beginnt mit einer Frage, die darauf abzielt, die in einer früheren Bemerkung des Klienten enthaltenen positiven Züge, Eigenschaften und Qualitäten als bewußte Tätigkeiten und zielgerichtetes Verhalten zu beschreiben. Durch seine Reaktion auf die Frage akzeptiert der Klient stillschweigend die in der Frage eingebettete Andeutung.

Wenn das Gespräch auf einen Problemfokus zuzutreiben beginnt („... aber ich weiß nicht, ob ich damit anfing, oder ob meine ...") – was für Gespräche am Anfang einer lösungsorientierten Therapie typisch ist – richtet der Therapeut die Diskussion durch eine andere Frage vorsichtig auf einen Lösungsfokus. Der Dialog wird zu einer Art spontaner, lösungsorientierter, psychosozialer Geschichte, in der die Stärken, Fähigkeiten, Erfolge, Ressourcen usw. des Klienten im Umgang mit seinem Problem von größtem Interesse und größter Bedeutung sind.

In der letzten Aussage dieses Abschnitts erwähnt der Klient einen einstigen Erfolg im Umgang mit seinem Trinkproblem, als er bemerkt, daß er einmal aufgehört habe. Irgendwann wird der lösungsorientierte Therapeut im Detail wissen wollen, was der Klient gemacht hat, um erfolgreich zu sein.

Dann konzentrierte sich das Gespräch auf Herrn Meeks Familie. Er erzählte dem Therapeuten insbesondere von seiner Beziehung zu seiner Frau und zu seinem Kind. Der Therapeut erfuhr, daß sich Herr Meeks und seine Frau nach einer zweijährigen Trennung vor kurzem versöhnt hatten. Herr Meeks erwähnte ausdrücklich seinen Wunsch, eine engere Beziehung zu seiner Frau aufbauen und sich mehr um seine Tochter und ihre Erziehung kümmern zu wollen. Auf Nachfrage deutete er an, daß er in diesen Bereichen vor kurzem Erfolge erzielt habe:

Klient: Also, es ist noch eine wacklige Sache, denn äh, wegen unserer Trennung sind das Kind und ich uns nicht sehr nah.
Therapeut: Ändert sich das jetzt?
Klient: Ja, sehr, sehr langsam ... vielleicht etwas zu langsam für mich.
Therapeut: Hm.
Klient: Sehr, sehr, sehr langsam. Weil äh ...
Therapeut: Woran erkennen Sie, daß es sich ändert und daß Sie sich näherkommen?
Klient: Also, äh, ich nehm' sie mit raus, und wir spielen. Ich werfe den Ball, wissen Sie, und mache andere Sachen, die ich mit dem Kind nie gemacht habe.
Therapeut: Ja?
Klient: Überhaupt nie. Ich habe mit meinem Kind in den ganzen acht Jahren nie wirklich gespielt.
Therapeut: Außer jetzt?
Klient: Außer jetzt! Wissen Sie, und wenn ich jetzt darüber nachdenke ... also, ich habe eigentlich noch viel mehr mit ihr gemacht.
Therapeut: Hmm!
Klient: Und das, ich würde sagen, das geht jetzt schon ... seit ein paar Wochen.

Dieser Austausch lief ähnlich wie die vorangegangenen ab: Die positiven Aspekte seines Familienlebens werden betont, und er wurde ermutigt, die schon eingeführten Veränderungen beizubehalten.

Nach weiteren ausführlichen Erläuterungen suchte der Therapeut zu klären, ob und, wenn ja, inwiefern dieser neue Themenbereich eine Beziehung zum Problemtrinken aufweise. Er fragte:

Therapeut: Ich bin mir nicht sicher, ob und inwiefern das einen Bezug zu ihrem Trinkverhalten hat oder zu der Gewalttätigkeit, von der Sie vorhin sprachen?
Klient: Also, ich habe lange getrunken, bevor ... (Pause) Das verstehe ich nicht. Ich weiß es wirklich nicht ... (überlegt), ob mein Familienleben sich verschlechtert, wenn ich trinke ... und ich weiß nicht, fange ich diese Auseinandersetzungen an oder sie, oder liegt es daran, daß ich getrunken habe und mich nicht erinnern kann ... Ich komme wirklich nicht dahinter, weil ich nur ganz wenig davon weiß, was ich tue, wenn ich getrunken habe.
Therapeut: Hm.
Klient: Manchmal wache ich auf, nachdem ich eine Flasche getrunken habe, und ich weiß nicht mehr, wo meine Schuhe sind oder wo ich meine Hose hin hab', wo mein Geldbeutel liegt oder ob ich überhaupt einen Geldbeutel hatte, als ich reinkam, und dann wird erzählt, was ich alles gemacht hab'. Mir werden all die, äh, Kleinigkeiten erzählt, die ich gesagt hab'... Mir wird von den kleinen Gewalttätigkeiten berichtet. Ein paarmal wachte ich im Gefängnis auf und wunderte mich, was zum Teufel ich dort zu suchen hab'.
Therapeut: Hm.
Klient: Und als ich dann am nächsten Tag den Bezirksstaatsanwalt aufsuchte, sagte man mir: „Also, Sie sind Ihrer Frau gegenüber gewalttätig gewesen. Sie haben gedroht, sie umzubringen oder zu schlagen oder verschiedene Dinge mit ihr zu tun." Und ich meine immer, zum Teufel, das weiß ich nicht mehr.
Therapeut: Würden Sie das alles gerne ändern?
Klient: Ich muß es ändern!
Therapeut: (neugierig) Das müssen Sie?
Klient: Ja, weil ... die ganzen Jahre der Trinkerei haben hier oben (deutet auf seinen Kopf) etwas verändert.
Therapeut: Hm.
Klient: Das hat etwas Schlimmes angerichtet ...
Therapeut: Was glauben Sie, was Sie ändern sollten?
Klient: Also, zum einen muß ich sehr hart daran arbeiten, nicht zu trinken.

Therapeut: Oh!
Klient: Ja. Punkt. Sehr hart! Denn das ist ... ich weiß, daß das eines der Haupt... das ist das Hauptproblem.
Therapeut: Tatsächlich?
Klient: Oh doch, ich weiß, daß das ein Hauptproblem ist, weil die Tatsache, daß ich mich nicht erinnern kann, wenn ich getrunken habe ... ich kann mich nicht erinnern.

In den Aussagen zu Beginn dieses Abschnitts sagt Herr Meeks, daß er im Moment nicht genau wisse, ob oder inwiefern es einen Zusammenhang gibt zwischen seinem Trinkverhalten und seinen Familienproblemen. Der lösungsorientierte Therapeut verschwendet keine Zeit darauf, ihn vom Gegenteil zu überzeugen. Im Glauben, der Zusammenhang könne durch „Verleugnung" verdeckt sein, wären manche Behandlungsexperten versucht gewesen zu intervenieren, um Herrn Meeks den Zusammenhang zwischen beiden erkennen zu „lassen". Ein solcher Schritt seitens des Therapeuten wäre an dieser Stelle allerdings unkooperativ.

Im lösungsorientierten Ansatz dagegen akzeptiert der Therapeut die gegenwärtige Sichtweise des Klienten und fokussiert den Dialog auf das, was der Klient ändern will. Dieser Fokus dient dazu, den Klienten weg vom Dialog über das Problem und hin auf eine Diskussion der von ihm gewünschten Ziele zu orientieren. Herr Meeks deutet an, daß sein Trinken das „Hauptproblem" ist und daß er etwas *tun* will, um eine Veränderung herbeizuführen. Alles in allem ergeben diese Hinweise, daß sich eine Beziehung vom Typ des Kunden entwickelt.

Bald nach der Identifizierung des Alkohols als Hauptproblem wies Herr Meeks darauf hin, daß er seit über einer Woche nichts getrunken hatte. Der Therapeut fragte natürlich nach dieser Ausnahme sowie danach, wie Herrn Meeks dieser Erfolg gelungen war.

Therapeut: Okay, also, wie lange geht's ... wie lange bleiben Sie nüchtern?
Klient: Normalerweise trinke ich nicht mehr als vielleicht einen am Tag, höchstens zwei ...
Therapeut: Wie lange machen Sie das schon ...?
Klient: Ungefähr eine Woche.
Therapeut: (sachlich) Eine Woche? Wie haben Sie das geschafft?

Klient: Ich bin, wie ich sagte, ich fange an, äh, ich fange an aufzupassen, mehr oder weniger, weil, äh, es gibt Sachen, an die ich mich nicht erinnern kann. Und außerdem, jetzt merke ich, wenn ich so bin wie diese Woche, daß sich die Familie ein bißchen näher kommt … und …

Therapeut: (während der Klient weiterfährt) Ist das wahr? Also das ist ja 'n Ding!
Klient: Man hat mir Drinks angeboten, und ich wollte sie nicht.
Therapeut: Sie haben sie nicht mal gewollt? Toll!
Klient: Ja, so Typen haben mir was angeboten …
Therapeut: Sie meinen, heute hat Ihnen jemanden einen Drink angeboten?
Klient: Ja, nur ein paar Straßen von ihrer Praxis entfernt, als ich im Bus war.
Therapeut: Donnerwetter!
Klient: Und ich sagte: „Nein!" Ich will es einfach nicht. Und ich kannte den Typen recht gut, weil wir früher gute Saufkumpanen waren.
Therapeut: Also war das ein Freund? Es war also nicht einfach irgend jemand, der ihnen einen Drink angeboten hat?
Klient: Nein, das war ein alter Freund. Mann, mit dem hab' ich vielleicht was weggeschluckt …
Therapeut: Wie haben Sie es geschafft, ihn so abblitzen zu lassen?
Klient: Wissen Sie, für mich als Alkoholiker war es schwer!
Therapeut: Das glaube ich! Wie haben Sie es geschafft?
Klient: (schüttelt den Kopf)

Der Klient „weiß" buchstäblich nicht, wie er es geschafft hat, das Angebot seines Saufkumpanen auszuschlagen, und bringt das nichtverbal zum Ausdruck, indem er den Kopf schüttelt. Aller Wahrscheinlichkeit nach hat er nie über die Abwesenheit seines Problemtrinkens nachgedacht oder wurde nie gebeten, darüber nachzudenken. Wie im folgenden Abschnitt deutlich wird, fällt es dem Klienten viel leichter, die *Anwesenheit* seines problematischen Trinkverhaltens vorauszusagen. Diese Diskussion ist vermutlich der Hauptfokus seiner bisherigen Behandlungserfahrungen gewesen. In diesem Fall allerdings lenkt der Therapeut die Diskussion schnell auf einen Lösungsfokus.

Therapeut: Mann, das hört sich ja wie eine echte Herausforderung an!
Klient: Das war's ja auch! Und es war verdammt schwer. Ich glaube, wenn wir noch etwas weiter gefahren wären, hätte ich vielleicht nachgegeben.
Therapeut: Also, wie haben Sie es geschafft, nicht nachzugeben, bis es Zeit war auszusteigen?
Klient: Ich hatte einfach das Gefühl, daß ich Wichtigeres zu tun hatte.
Therapeut: Oh, okay.
Klient: Doch, ich glaube, diese Sitzung war mir einfach verdammt wichtig, viel wichtiger als ein Drink. Wenn ich nämlich bloß einen getrunken hätte, wäre ich aus dem Bus gestiegen und mit einem anderen Bus wieder zurückgefahren.
Therapeut: Donnerwetter! Also wußten Sie da schon, daß das wichtiger ist, was Sie schon tun und was bei Ihnen schon läuft.
Klient: Klar, und auch meine Familie ist verdammt viel wichtiger als ein Drink, und es sieht so aus, als würde meine Trinkerei mehr als alles andere die Familie zerstören.
Therapeut: Also, wie können Sie wissen, daß Sie es schaffen, Drinks auch in Zukunft abzuschlagen? Weil, wie Sie schon wissen, man Ihnen immer wieder einen anbieten wird.
Klient: Nun, ich habe aufgehört ... ich habe schon mal aufgehört ...
Therapeut: Ja richtig, das haben Sie gesagt.
Klient: Zwölf Jahre lang ... es war wie, äh ...
Therapeut: Zwölf Jahre lang? Wie haben Sie es geschafft, zwölf Jahre lang nüchtern zu bleiben? Das ist eine lange Zeit!

Wie schon angesprochen wurde, reicht es alleine nicht aus, Ausnahmen vom Problemtrinken zu identifizieren. Wenn diese Ausnahmen dazu benutzt werden, Lösungen hervorzubringen, ist es unerläßlich, daß man den Klienten hilft zu erkennen, wie die Ausnahmen zustande kamen. Der Therapeut beginnt nachzufragen, wie Herr Meeks es schaffte, seinem Saufkumpanen im Bus nicht nachzugeben. Anfangs deutet Herr Meeks an, daß er es nicht weiß. Der Therapeut muß längere Zeit nachbohren, um Herrn Meeks dazu zubringen, das Zustandekommen der Ausnahme zu beschreiben. Bald jedoch bringt Herr Meeks diesen Erfolg in Zusammenhang damit, es geschafft zu haben, zwölf Jahre alkoholfrei zu bleiben. Herr Meeks identifizierte viele Faktoren, die seiner Meinung nach zu seinem langjährigen Erfolg beigetragen haben (z. B. sich von Saufkumpanen fernzuhalten, mit der Familie beschäftigt zu sein, Arbeit zu haben, anderen zu helfen usw.)

Bis zu diesem Punkt hat Herr Meeks erkennen lassen, daß das Trinken sein Hauptproblem ist. Außerdem sind einige Ausnahmen vom Problem identifiziert und besprochen worden. Doch obwohl Herr Meeks das Trinken als Hauptproblem identifiziert hat und obwohl die bisher festgestellten Ausnahmen beeindruckend sind und eine starke Basis zu bilden scheinen, auf die eine Lösung aufgebaut werden kann, kann man zu diesem Zeitpunkt noch nicht annehmen, daß das Ziel des Klienten darin besteht, mit dem problematischen Trinkverhalten aufzuhören. Das Ziel des Klienten könnte durchaus etwas völlig anderes sein, bei dem das Trinken ein Mittel darstellt, dieses gewünschte Ziel zu erreichen.

Wie dem auch sei, der Therapeut muß jetzt äußerst vorsichtig sein und darf keine übereilten Schlußfolgerungen bezüglich der Behandlungsziele des Klienten ziehen. Er muß der Versuchung ausweichen, seine eigenen Ziele bezüglich des Konsums bzw. Nichtkonsums von Alkohol dem Klienten aufzuzwingen. Das stellt für diejenigen eine große Herausforderung dar, die die destruktiven Auswirkungen eines problematischen Trinkverhaltens sowohl auf einzelne als auch auf Familien erlebt haben. Doch nach unserer Erfahrung hängt der Erfolg bei der Arbeit *mit* dem Problemtrinker davon ab, die Ziele des Klienten festzustellen und darauf hinzuarbeiten.

Freilich bedeutet das nicht, daß die bisherige Interaktion nutzlos gewesen ist. Der positive Fokus des Interviews hat deutlich geholfen, eine kooperative Arbeitsbeziehung zwischen dem Klienten und dem Therapeuten aufzubauen. An diesem Punkt jedoch muß der Therapeut mit mehr Sicherheit feststellen, was der Klient als Resultat der Behandlung sehen will. Die „Wunderfrage" (siehe Kapitel 5) hat sich bei der Feststellung dessen, was der Klient durch die Behandlung erreichen will – mit anderen Worten: das Ziel des Klienten – als nützlich erweisen.

Therapeut: Ich stelle Ihnen jetzt eine andere Frage, die damit zusammenhängt. Stellen wir uns mal vor, daß Sie heute abend ins Bett gehen, schlafen und ein Wunder geschieht …
Klient: (lacht und fängt an zu lächeln)

Therapeut: (fährt fort) … und morgen früh wachen Sie auf, und das Problem, weswegen Sie hierher zur Therapie gekommen sind, ist gelöst. Wie würden Sie merken, daß dieses Wunder geschehen ist?
Klient: (lächelt breit) Also, es würde sich wohl so anfühlen wie heute! Heute ist ein „Wundertag".
Therapeut: Oh, okay.
Klient: Es wäre wirklich so wie heute. Wissen Sie, ich wäre glücklich, glücklich mit meiner Frau und meiner Tochter, und ich würde Dinge tun … mehr Dinge mit meiner Familie.
Therapeut: Was, zum Beispiel?
Klient: Wie ich vorhin gesagt habe, ich würde mit dem Kind rausgehen und Ball spielen … und nett zu meiner Frau sein.
Therapeut: Okay, und was noch?

In diesem kurzen Abschnitt scheinen Herrn Meeks' Behandlungsziele sich um sein Familienleben zu drehen. In Übereinstimmung mit seinen früheren Aussagen deutet Herr Meeks an, daß Veränderungen zum Besseren schon stattgefunden haben. In der darauffolgenden Interaktion erhielt der Therapeut eine reichhaltige, verhaltensmäßig explizite Beschreibung dessen, was in Herrn Meeks Familienleben an diesem „Wundertag" schon anders war und wie er es sich weiterhin wünschte. Entscheidend war dann, daß der Therapeut Herrn Meeks bat, das Wunder immer genauer zu beschreiben, indem er die entscheidende Frage, „Was noch?", stellte. Zum Beispiel: „Was werden Sie noch feststellen, was an Ihrem ‚Wundertag' anders ist?" Nachdem noch viele Dinge identifiziert wurden, die anders waren und es auch bleiben würden, (z. B., er würde mehr lächeln, geselliger sein, sich nicht mehr in sein „Schneckenhaus" verkriechen), stellte der Therapeut Herrn Meeks noch ein allerletztes Mal die Frage „Was noch?".

Therapeut: Okay. Gibt es noch etwas, was anders wäre und Ihnen sagen würde, dieses Wunder sei geschehen?
Klient: Also, ich würde es wie in dieser letzten Woche schaffen, das Trinken sein zu lassen.
Therapeut: Ich verstehe. Wie hat das geholfen?
Klient: Meine Familie und ich sind uns näher. Wissen Sie, wir kommen besser miteinander aus und … wenn ich es mir überlege … wir haben uns nicht gestritten.
Therapeut: Toll!

Im Gegensatz zu seinen vorherigen Aussagen erkennt Herr Meeks nun an, daß sich sein Trinkverhalten auf das Familienleben auswirkt. Das einzigartige an dieser Sache besteht wohl darin, daß er diese Beobachtung gemacht hat, ohne vom Therapeuten konfrontiert worden zu sein. Nach diesem Austausch diskutierten Herr Meeks und der Therapeut weiter darüber, wie sich die Veränderung seines Trinkverhaltens schon auf zu Hause und das Familienleben ausgewirkt hat und wie sie sich in Zukunft positiv auswirken werde. Es wurde dem Therapeuten und auch dem Behandlungsteam (hinter dem Einwegspiegel) bald sehr klar, daß Herrn Meeks' Behandlungsziel tatsächlich darin bestand, sein Zuhause und sein Familienleben weiterhin zu verbessern. Bezogen darauf war die Kontrolle des Problemtrinkens bloß Mittel zum Zweck. Darum war die frühere Entscheidung des Therapeuten, zu vermeiden, daß das Trinken zum Fokus der Behandlung wurde, sehr weise.

Zu diesem Zeitpunkt war es sowohl dem Therapeuten als auch dem Team klar, daß viele positive Veränderungen schon stattgefunden hatten, bevor der Klient zur Behandlung gekommen war. Er hatte sich zum Beispiel vor kurzem mit seiner Frau versöhnt, er bemühte sich, eine engere Beziehung zu seiner Frau und zu seiner Tochter aufzubauen, und er hatte schon eine Woche lang nicht getrunken. Die Diskussion richtete sich dann darauf, wie Herr Meeks dazu beitragen könnte, die verschiedenen Veränderungen aufrechtzuerhalten.

Therapeut: Es hört sich fast so an, als habe sich das Wunder schon ereignet.
Klient: Hoffentlich, ich hoffe, daß es so bleibt, denn es ist hart, es ist fast wie ... Ich muß von etwas loskommen, um das zu tun, was ich getan habe ...
Therapeut: Wie würden Sie wissen, daß dieses Wunder weiterhin Bestand hat, daß das, was nach dem Wunder da ist, bestehenbleibt?
Klient: Ich müßte warten, ich würde wirklich nicht ...
Therapeut: Ich meine, gibt es Zeichen, an denen Sie das ablesen könnten?
Klient: Ich weiß, daß ich mich einfach wohl fühle. Abgesehen davon ... Ich habe einfach das Gefühl gehabt, jetzt ist die richtige Zeit, alles loszuwerden ... Ich fühle mich einfach großartig. So daß ...
Therapeut: Ich wäre ganz gerne sicher, daß Sie das beibehalten können. Und ich frage mich, wie Sie merken würden, daß das gute Gefühl

Bestand hat. Nehmen wir mal an, dieses Wunder sei schon geschehen. *Wie* würden Sie wissen, daß es Bestand hat, daß es wirklich genau das ist, was bleiben soll?
Klient: Ich würde es wissen, wenn ich nach Hause käme.
Therapeut: Gut, wie würden Sie es wissen?
Klient: Ich würde es wissen, denn normalerweise ist das erste, was ich mache, zu fragen: „Was gibt's heut' zu essen?" Dann gehe ich zu meinem Sessel und mach' den Fernseher an, und dann äh ... langweile ich mich, oder meine Frau und ich legen los, und dann beschließe ich auszugehen und treffe meine Kumpel.
Therapeut: Was wird denn jetzt anders sein?
Klient: Wenn ich nach Hause gehen und den Fernseher vergessen könnte ... (überlegt) ... nicht das Essen! (Lacht) Einfach den Fernseher vergessen, hereinspazieren, meine Frau umarmen und küssen, das Kind umarmen und küssen und sie fragen, was für einen Tag sie gehabt haben und so. Und wenn sie mir über ein paar kleine Probleme erzählt, die sie bei der Arbeit hatte ... (lange Pause) ... wenn ich meiner Frau zuhören könnte, wenn sie von ihrem Leben erzählt, würde ich wissen, daß ein Wunder geschehen ist. (Lacht)

Wie bei der Ausnahme und der Wunderfrage stellt der Therapeut wieder einmal Fragen, die Herrn Meeks helfen, seine Vorstellung des Wunders detailliert zu beschreiben. Die Beschreibung setzte sich noch einige Minuten lang fort. Um Herrn Meeks Engagement einzuschätzen und zu stärken, damit er diese positiven Veränderungen aufrechterhalten kann, verwendete der Therapeut anschließend eine Reihe von Skalenfragen.

Therapeut: Auf einer Skala von 1 bis 10 bedeutet 10, Sie tun alles, damit es so weiterläuft, und 1 bedeutet, es ist eigentlich egal, welche Zahl geben Sie sich?
Klient: 10, denn ich möchte, daß es jeden Tag so läuft wie heute ... Ich weiß, daß es kleine Konflikte geben wird ... meine Frau und ich werden nicht in allem übereinstimmen ... aber so, wie ich jetzt bin, kann ich damit umgehen. Wenn ich auch nur einen Drink zu mir nehmen würde, würde ich sagen: „Hau ab, was soll's!" Also muß ich auch vom Alkohol fernbleiben.
Therapeut: Okay, auf derselben Skala, weil da meiner Meinung nach ein Zusammenhang besteht, bedeutet 10 diesmal, daß Sie absolut

zuversichtlich sind, das, was Sie bisher getan haben, beizubehalten, und 1 bedeutet, Sie sind überhaupt nicht zuversichtlich, welche Zahl würden Sie dem geben?
Klient: Ich glaube, eine 5, weil ich nicht sicher sein könnte ...
Therapeut: Okay.
Klient: (fährt fort) Ich bin mir halbwegs sicher ... aber dem müßte ich eine 5 geben. Ich könnte nicht 10 sagen und behaupten, das könnte nie passieren. Auf keinen Fall!
Therapeut: Also gut. Es freut mich, daß Sie realistisch bleiben ... Hm, was wäre nötig, um bei Zuversicht von 5 auf 6 zu gelangen?
Klient: Tag für Tag! Ich müßte Tag für Tag daran arbeiten, um auf eine 6 zu kommen. Und ich würde sagen ...

Die letzte Antwort des Klienten reflektiert vermutlich eine Idee, die er bei seinen vorherigen Behandlungserfahrungen gelernt hat. Wir befürworten diese „Tag-für-Tag"-Philosophie nicht, noch lehnen wir sie ab. Viel wichtiger ist, ob der Klient die Idee nützlich findet, um seine Ziele zu erreichen. Der Therapeut muß dem Klienten jedoch helfen, solche vagen oder klischeehaften Antworten in spezifischen, konkreten und verhaltensmäßig expliziten Begriffen zu definieren. Das wird im nächsten Abschnitt durch die Rückkehr zu den Skalenfragen erreicht.

Therapeut: (unterbricht) Also, wie würden Sie wissen, ob Sie bei Zuversicht auf einer 6 wären?
Klient: Ich würde sagen, wenn ich so sein könnte wie heute, auch wenn ich mich beim Aufwachen scheußlich fühle. Wenn ich es so machen könnte wie heute ... ungefähr fünf bis sechs Monate ... ohne zu trinken. Einfach nicht zu trinken, das wäre einer der Schlüssel, um auf eine 6 zu kommen...
Therapeut: Okay. Würde es auf dem Weg dorthin Zeichen geben, an denen Sie ablesen könnten, daß Sie sich auf eine 6 zu bewegen ... was für Zeichen?
Klient: Wenn ich die Vater-Tochter-Beziehung weiterhin verstärken könnte.
Therapeut: Und wie würden Sie merken, daß das geschieht?
Klient: Also, wenn ich nicht explodiere. Ich würde nicht ausrasten, wenn sie Wasser umkippt, oder äh ... wenn sie irgend etwas fallenläßt, äh ...

Therapeut: Was würden Sie statt dessen tun?
Klient: Ich würde mit ihr reden, ich würde etwa sagen: „Warum versuchen wir nicht am Tisch zu essen statt im Wohnzimmer?"
Therapeut: Ah ja. Sie würden *mit ihr reden.*
Klient: Ja, anstatt sie anzuschreien und auszurasten, wenn sie diese Sachen macht, Kleinigkeiten, die ich auch machte, als ich ein Kind war ... aber Junge, habe ich da was zu hören gekriegt ...
Therapeut: Fällt Ihnen denn sonst noch etwas ein, wodurch Sie wissen, daß Sie sich auf die 6 zubewegen?
Klient: Ja, wenn ich mit meiner Frau besser auskomme ... ihr gegenüber etwas freundlicher bin.
Therapeut: Wie könnte sie feststellen, daß Sie freundlicher zu ihr sind?
Klient: Na ja, ich sage ihr ab und zu, daß sie gut aussieht.
Therapeut: Oh, okay.
Klient: Wissen Sie, ich mache ihr nie, äh, Komplimente.
Therapeut: (scherzend) Würde sie vielleicht das erste Mal in Ohnmacht fallen?
Klient: (lacht) Nein nein, sie hat es erwähnt, sie sagte: „Nie sagst du mir, daß ich gut aussehe", und ich habe dann meistens gesagt: „Mein Gott! Das habe ich vor zwölf Jahren gesagt, als ich dich geheiratet habe. Warum soll ich das immer wieder sagen?"
Therapeut: (lacht noch) Wenn Sie ihr das seit zwölf Jahren nicht mehr gesagt haben, könnte ich mir vorstellen, daß sie beinahe einen Herzschlag kriegt.
Klient: Früher, wenn ich ein paar Schluck aus der Pulle genommen hatte, hab' ich etwa gesagt: „Na, du siehst heut' dufte aus, Baby!" (macht ein Zeichen mit dem Daumen nach oben und zwinkert)
Therapeut: Was wäre denn jetzt anders?
Klient: Ich würde es jetzt auch nüchtern sagen. Genau.
Therapeut: Okay, gut ... (Pause) ... gibt es noch etwas, wodurch Sie wissen, daß Sie auf der Zuversichtsskala hochklettern?
Klient: Wenn ich im Haushalt eine größere Hilfe bin.
Therapeut: Okay, wie denn?
Klient: Na ja, da ich weiß, daß sie, äh, drei Tage in der Woche arbeitet, würde ich ab und zu helfen, indem ich den Teppich sauge oder dem Kind beim Lesen oder bei den Hausaufgaben helfe oder sonst ein paar Kleinigkeiten erledige.
Therapeut: Das würde helfen?

Klient: Ja, und wenn ich aufhöre, Dinge zu tun, die sie nerven ... wie, äh, zum Beispiel wenn ich reinkomme und mein T-Shirt ausziehe und da landet's (zeigt auf den Boden).
Therapeut: Oh, hmm. Was würden Sie denn statt dessen tun?
Klient: Äh, also, sie ist eine sehr ordentliche Person. Wenn ich meine Sachen also ausziehe ... würde ich meine Schuhe in den Schrank stellen und die Kleider in die Wäsche tun.
Therapeut: Klar.

Dieser letzte Abschnitt ist ein besonders deutliches Beispiel dafür, wie „Skalenfragen" angewandt werden, um dem Klienten zu helfen, spezifische, konkrete und verhaltensmäßig explizite Beschreibungen zu entwickeln – in diesem Fall kann der Klient beschreiben, was er tun muß, um zuversichtlicher zu sein, künftig mehr „Wundertage" zu erleben. In diesem Prozeß benutzt der Therapeut auch Fragen, die dem Klienten helfen, die Beschreibungen in „kleinen Abschnitten" und als „Anwesenheit statt Abwesenheit einer Sache" zu beschreiben. Wie man sich erinnern wird, sind das zwei Qualitäten der in Kapital 3 umrissenen wohlgestalteten Ziele.

Wenn der Klient andeutet, daß er über einen Zeitraum von fünf bis sechs Monaten weitermachen müßte, um auf der Zuversichtsskala auf 6 zu kommen, wird die Frage vom Therapeuten schnell modifiziert, um vorläufige Erfolgszeichen zu erzielen. In bezug auf „Anwesenheit einer Sache" entlockt der Therapeut dem Klienten eine positive Beschreibung des erwünschten Verhaltens, indem er fragt, was der Klient *statt dessen* tun wird, sobald er sein Ziel in negativen Begriffen angibt (z. B.: Ich würde keinen Zorn auf sie bekommen).

Der Prozeß, eine reichhaltige, verhaltensmäßig genaue Beschreibung von Herrn Meeks Zuversicht zu erhalten, erstreckte sich noch über einige Minuten. Dann befragte der Therapeut den Klienten nach seiner Bereitschaft, die schon erreichten Veränderungen fortzusetzen und die von ihm gewünschten einzuführen.

Therapeut: Okay, wir haben uns über Zuversicht unterhalten ... ich stelle Ihnen jetzt noch eine Zahlenfrage, die damit zusammenhängt. Diesmal bedeutet 10, daß Sie sehr bereit sind, das fortzusetzen, was Sie schon angefangen haben, Sie wissen ja, die Veränderungen, die Sie schon erreicht haben ... und daß Sie sogar bereit sind, die anderen Dinge, die wir besprochen haben, durchzuführen, und 1 bedeutet,

daß Sie dazu überhaupt nicht bereit sind. Welche Zahl würden Sie sich geben?
Klient: (mit Gewißheit) Eine 10!
Therapeut: Eine 10? Phantastisch!
Klient: Doch, weil, wie ich schon gesagt habe ... äh, ich muß mich ändern. Das bin ich meiner Familie schuldig.
Therapeut: Toll! Also ...
Klient: (unterbricht) Und, äh, wenn ich es mir überlege ... würde ich sagen, daß es besser geworden ist ... also, äh, ich würde sagen, eine 10.

Nach diesem kurzen Austausch fragte der Therapeut, ob es noch etwas gäbe, was der Klient zu sagen habe, bevor er eine Pause einlege, um sich mit dem Team zu beraten. Es ist am *Brief Family Therapy Center* zum Standard geworden, das Interview mit dieser Frage vor der Beratungspause zu beenden. Wir halten die Frage für nützlich, denn eine Reihe von Klienten liefern mit ihrer Antwort äußerst wichtige Informationen. Doch in diesem Fall, wie auch in den meisten Fällen, gab Herr Meeks zu verstehen, daß er nichts mehr hinzuzufügen habe. An dieser Stelle verließ der Therapeut das Therapiezimmer, um sich zu dem Team hinter dem Einwegspiegel zu begeben.

Die Teambesprechung
Als der Therapeut das Zimmer hinter dem Spiegel betrat, empfingen ihn die Teammitglieder mit Komplimenten und voller Unterstützung. Zusammen begannen sie dann mit „Brainstorming", um mögliche Komplimente für den Anfang der Interventionsmitteilung zu ermitteln, die Herrn Meeks vorgetragen werden sollte. Das ist in der Regel der Prozeß, der beim *BFTC* hinter dem Einwegspiegel abläuft. Die folgende Liste wurde zusammengestellt:

- guter Mensch
  - kümmert sich um andere
  - Geschichte beinhaltet Hilfsbereitschaft anderen gegenüber
- ehrlich
- offen
- setzt seine Prioritäten richtig
  - kam zur Sitzung, anstatt sie sausen zu lassen
  - weiß, was ihm wichtig ist

- hat eine Erfolgsgeschichte
  – schaffte es, zwölf Jahre lang nicht zu trinken
- realistisch
  – ist nicht zu optimistisch
- hat schon viele Veränderungen eingeführt
  – verbringt mehr Zeit mit seiner Tochter
  – bemüht sich, seiner Frau näherzukommen
  – hat vor einer Woche aufgehört zu trinken
  – lehnte ihm angebotenen Alkohol ab
- scheint zu wissen, was er will und was er tun muß
  – die schon eingeleiteten Veränderungen fortsetzen
  – seiner Frau und Tochter näherkommen
  – den Alkohol sein lassen
- bereit
  – die schon eingeleiteten Veränderungen fortzusetzen
  – weitere Veränderungen zu machen

Um die Mitteilung an diesen bestimmten Klienten zu individualisieren, legten verschiedene Mitglieder des Teams Wert darauf, auf etwaige spezifische Redensarten zu achten, die der Klient während der Sitzung verwendet hatte. Die Teammitglieder notierten folgende Ausdrücke:

- „Tag für Tag daran arbeiten"
- mit dem Trinken aufzuhören, ist „schwere Arbeit", eine „Mordssache"
- „Wundertag"

Nach dem Brainstorming wurden Herrn Meeks' Behandlungsziele diskutiert. Für die Gruppe stellte sich die Frage, ob es ein Behandlungsziel gäbe und ob dieses Ziel den Kriterien für ein „wohlgestaltetes Ziel" entspräche. Die Mitglieder des Teams stimmten überein, daß Herr Meeks sein Familienleben verbessern wollte, insbesondere in bezug darauf, ein „guter" Vater zu sein. Mit anderen Worten war das für ihn das wichtigste Ziel. Herr Meeks hatte eine sehr reichhaltige und detaillierte Beschreibung davon gegeben, was geschehen müßte, und hatte sogar einige Veränderungen in der gewünschten Richtung eingeleitet. Aus diesem Grund war sich das Team einig, daß das Ziel eher in kleinen als in großen Begriffen definiert war.

Wir stimmten auch darin überein, daß Herr Meeks sein Ziel erreichen könnte, wenn er sich vom Problemtrinken distanzierte. Er hatte mit seinem problematischen Trinken schon eine Woche lang aufgehört und war schon einmal zwölf Jahre lang erfolgreich gewesen. Doch waren die Teammitglieder und der Therapeut der Ansicht, daß es kein „wohlgestaltetes Ziel" sei, mit dem Problemtrinken aufzuhören, da es die Abwesenheit einer Sache und nicht deren Anwesenheit beschrieb. Zudem stellte das nur eine Möglichkeit dar, wie Herr Meeks sein Ziel erreichen könnte. Aus diesem Grund stellte das Team fest, daß die Fortsetzung der positiven Veränderungen, die er in seinem Verhalten gegenüber seiner Frau und seinem Kind schon gemacht hatte und die als Folge seiner Abstinenz eingetreten waren, betont werden müßten.

Da Veränderungen schon eingetreten waren, waren die Teammitglieder der Meinung, daß die Behandlungsziele im Kontext des Lebens von Herrn Meeks offensichtlich realistisch und erreichbar waren. Schließlich war das Team davon überzeugt, daß Herr Meeks erkannt hatte, daß „harte Arbeit" vonnöten sei, um ein besseres Familienleben zu erreichen, und daß er dafür tatsächlich zu harter Arbeit bereit war. Aufgrund all dieser Faktoren stellte das Team fest, daß ein wohlgestaltetes Behandlungsziel vorhanden war.

Danach wurden die kurz vorher entwickelten Komplimente und Ausdrücke des Klienten mit Blick auf die Behandlungsziele ausgewertet. Nur die Komplimente und Ausdrücke, von denen man annahm, daß ein Zusammenhang mit den Behandlungszielen bestand, wurden verwendet:

- ehrlich
- offen
- setzt seine Prioritäten richtig
  - kam zur Sitzung, anstatt sie sausen zu lassen
  - weiß, was ihm wichtig ist
- hat schon viele Veränderungen eingeführt
  - verbringt mehr Zeit mit seiner Tochter
  - bemüht sich, seiner Frau näherzukommen
  - hat vor einer Woche aufgehört zu trinken
  - lehnte ihm angebotenen Alkohol ab
- scheint zu wissen, was er will und was er tun muß
  - die schon eingeleiteten Veränderungen fortsetzen

- seiner Frau und seiner Tochter näherkommen
  - den Alkohol sein lassen
- bereit
  - die schon eingeleiteten Veränderungen fortzusetzen
  - weitere Veränderungen zu machen
- Ausdrücke des Klienten
  - „Kleinigkeiten"
  - mit dem Trinken aufzuhören ist „schwere Arbeit", eine „Mordssache"
  - „Wundertag"

Im Anschluß an die Diskussion über die Ziele überlegte das Team, was für eine Aufgabe angemessen wäre. Die Teammitglieder und der Therapeut waren sich einig, daß die zwischen dem Klienten und dem Therapeuten bestehende Beziehung die vom „Typ des Kunden" war. Deswegen beschloß das Team, daß es angemessen sei, Herrn Meeks zu bitten, etwas zu „tun". Herr Meeks hatte während der Sitzung zu erkennen gegeben, daß er schon angefangen hatte, Veränderungen zu machen, sowie daß er bereit sei, diese Veränderungen fortzusetzen. Darum beschloß das Team, ihn aufzufordern, einfach das, was schon funktioniere, weiter zu tun. In Kapitel 6 wurde diese Art Aufgabe als „Mache-mehr-davon"-Aufgabe identifiziert. Die Begründung für diese Aufgabe sei, daß der Klient offensichtlich wisse, was er brauche, da er schon mit den Veränderungen angefangen habe.

Diese Diskussion wurde dann zu einer aus den Komplimenten, der Überbrückungsaussage bzw. Begründung und der Aufgabe bestehenden kurzen Botschaft zusammengefaßt, die Herrn Meeks vorgelesen werden sollte. Die Teambesprechung dauerte etwa zehn Minuten. Als der Therapeut sich darauf vorbereitete, zum Besprechungszimmer zurückzugehen, schlug ein Mitglied des Teams vor, dem Klienten vor der Botschaft die Hand zu geben, um die Sicht des Teams zu seinem Erfolg zu betonen.

Die Interventionsbotschaft

Der Therapeut kam ins Zimmer zurück und gab Herr Meeks die Hand, bevor er sich hinsetzte.

Therapeut: Das Team wollte unbedingt, daß ich Ihnen die Hand gebe. (setzt sich) Es gibt einiges, dass uns sehr beeindruckt. All die Dinge, die Sie tun und über die wir heute gesprochen haben, beeindrucken uns wirklich. Dabei wissen wir gar nicht, wo wir anfangen sollen, wenn wir sehen, was Sie alles tun, um die Dinge zu verbessern ...

Klient: (nickt bejahend, lächelt breit) Oh, hmm.
Therapeut: Eine Sache, die mir auffällt, ist Ihre Ehrlichkeit. Das Team hält das für sehr hilfreich. Wir alle wissen Ihre Ehrlichkeit zu schätzen sowie die Tatsache, daß Sie sich entschlossen haben, hierher zu kommen und über alles ehrlich zu sein ...
Klient: (nickt stark) Ja!
Therapeut: ... und offen zu sein für das, was geschieht. Es ist auch beeindruckend, daß Sie genau wissen, was Ihnen wichtig ist ...
Klient: Besonders wenn ich nicht trinke!
Therapeut: Ja, so wie jetzt. Und uns ist klar, daß es Ihnen wichtig ist, ein guter Vater, ein guter Ehemann zu sein und gut zu sich selbst...
Klient: (hat Tränen in den Augen, nickt weiter)
Therapeut: ... und daß Ihnen das alles klar ist. Sie tun schon viele Dinge, Herr Meeks, die in Ihrem Leben einen Unterschied machen. Zum Beispiel tun Sie etwas, um Ihrer Tochter und Ihrer Frau näher zu kommen, Sie helfen bei der Hausarbeit, trinken nicht - kommen sogar zur Beratung. Das erleichtert unsere Arbeit sehr!
Klient: (lacht) Ja.
Therapeut: Wie wir gesehen haben, war heute eine Art „Wundertag", und wir sind, äh, sehr beeindruckt, daß Sie heute einen Wundertag haben.
Klient: (wischt sich die Augen) Es sieht ganz nach einem Wunder aus.
Therapeut: Ja, und wie Sie uns erzählt haben, haben Sie schwere Arbeit geleistet, bis Sie so weit waren.
Klient: Ja, es ist schwer gewesen.
Therapeut: Alles in allem zeigt uns das, daß Sie wissen, daß noch mehr harte Arbeit vor Ihnen liegt, und Herr Meeks, Ihnen ist bewußt, daß Sie das, was Sie schon getan haben, weitermachen müssen, um mehr Tage wie heute zu haben und sie immer wieder zu wiederholen.
Klient: (nickt weiter)
Therapeut: Unser Vorschlag für Sie, Herr Meeks, besteht darin, daß Sie das, was Sie schon tun, um mehr Tage wie heute zu haben, weiterhin tun. Und gleichzeitig achten Sie darauf, was Sie sonst noch tun, um den richtigen Kurs beizubehalten.

Die Kombination aus Kopfnicken, Tränen in den Augen und verbaler Zustimmung interpretierten das Team und der Therapeut so, daß Herr Meeks die Interventionsbotschaft akzeptiert hatte. Nach der Mitteilung gingen der Therapeut und der Klient gemeinsam zum Empfangsbereich, wo ein zweiter Termin vereinbart wurde.

Zweite Sitzung

Nach einer Woche kam Herr Meeks rechtzeitig zur zweiten Sitzung. Er war gut gelaunt, als er sich der Sekretärin vorstellte, und seit der ersten Sitzung hatte sich seine allgemeine äußere Erscheinung verbessert. Wie bei den meisten zweiten und folgenden Sitzungen üblich, fing die Sitzung damit an, daß der Therapeut Herrn Meeks fragte:

Therapeut: Was ist besser?
Klient: Also, zum einen haben meine Tochter und ich diese Woche viel Zeit zusammen verbracht ... Sie wissen ja, gute Zeiten!
Therapeut: Oh, tatsächlich?
Klient: (fährt fort) ... und ich habe Kleinigkeiten im Haus erledigt, sogar solche Dinge, die ich vorher ablehnte, wie Essen kochen und Geschirr spülen.
Therapeut: Toll!
Klient: Ja, es scheint, daß mein „Wundertag" fast die ganze Woche gedauert hat!
Therapeut: Tatsächlich?!

Gemeinsam identifizierten Herr Meeks und der Therapeut viele weitere positive Veränderungen, die im Laufe der Woche eingetreten waren. Diese Veränderungen umfaßten eine allgemeine Verbesserung der Interaktion zwischen ihm und seiner Frau, sowie die Tatsache, daß er das Problemtrinken weiterhin seingelassen hatte. Herrn Meeks Sprache und sein nichtverbales Verhalten ließen erkennen, wie stolz er war, dem Therapeuten seine Leistungen präsentieren zu können. Auf jede berichtete Veränderung folgte ein Ausdruck der Ermutigung bzw. Unterstützung seitens des Therapeuten (z. B. „Toll!"; „Tatsächlich?"; „Das ist ja großartig!"; „Sehr gut!"). In Kapitel 7 wurde dieser Prozeß als „Cheerleading" bezeichnet. Es ist unerläßlich, um dem Klienten zu helfen, die positiven Veränderungen, die zwischen den Sitzungen eingetreten sind (Kral u. Kowalski 1989), aufrechtzuerhalten.

Als Herr Meeks mit seiner Liste fertig war, begann der Therapeut, jede berichtete Veränderung zu verstärken, indem er zum Anfang der Liste zurückging und um mehr Information bat. Eine der in diesem Prozeß verwendeten Fragen war die beziehungsorientierte Frage, die im nächsten Abschnitt veranschaulicht wird:

Therapeut: Also, lassen Sie mich mal schauen, ob ich alles für die Woche auf die Reihe bringe, denn Sie haben vieles angeführt.
Klient: Okay.
Therapeut: Während dieser Woche verbrachten Sie mehr Zeit mit Ihrer Tochter?
Klient: (nickt bejahend) Ja, ich habe viel Zeit mit ihr verbracht, hab' mit ihr etwas unternommen ...
Therapeut: Wenn Ihre Tochter hier wäre, was würde sie mir erzählen, welche Veränderungen sie diese Woche an Ihnen festgestellt hat?
Klient: (überlegt) Hm, ich weiß nicht ... Ich glaube, sie würde sagen, daß es ihr gefallen hat, die Blumen im Arboretum zu sehen ... vielleicht würde sie sagen, es habe ihr gefallen, in den Park zu gehen und zusammen zu spielen, miteinander spazierenzugehen, auf der Straße zu spielen, was wir nie gemacht haben ... wir sind jetzt ein bißchen wie Freunde.
Therapeut: Das ist bestimmt ein gutes Gefühl!
Klient: Ja, ich lerne mein Kind richtig kennen ... weil ich so was noch nie gemacht habe ...

Wie bei der Aufzählung aller zwischen den Sitzungen eingetretenen Veränderungen feuert der Therapeut den Klienten auch während der Erläuterung der einzelnen Veränderungen an. Ein ähnlicher Austausch fand wenig später über die Veränderungen in Herrn Meeks Verhalten zum Haushalt und in seiner Beziehung zu seiner Frau statt:

Therapeut: Sie haben gesagt, Sie hätten im Haushalt geholfen.
Klient: Ja, ich habe an einigen Abenden das Essen gekocht.
Therapeut: Sie haben zweimal das Abendessen gekocht?
Klient: Ja, zwei- oder dreimal! Ja, dreimal habe ich gekocht, lassen Sie mich überlegen ... (zählt an den Fingern ab)

Therapeut: Toll!
Klient: Moment mal, ich habe Hackfleischbraten gemacht, dann hatten wir Hähnchen mit Gemüse, und noch etwas habe ich gekocht … (Pause) Oh! Wir hatten zweimal Hähnchen!
Therapeut: (ungläubig) Sie haben also an drei von sieben Abenden gekocht?
Klient: (lächelt breit) Ja!
Therapeut: (lacht) Und wer hat gespült?
Klient: Ich! Jawohl. Wenn ich mit dem Kind alleine bin, sind wir zum Frühstück und mittags da … also habe ich das Frühstücksgeschirr und nach dem Mittagessen gespült!
Therapeut: Sie haben also jeden Tag Geschirr gespült?!
Klient: Ja. Das heißt, an den Tagen, an denen sie gearbeitet hat …
Therapeut: (verwirrt) Und das sind alles Dinge, die Sie …
Klient: (unterbricht) … die ich normalerweise nicht tun würde!
Therapeut: Oh! Die Sie nicht tun würden … und deshalb haben Sie sich diese Dinge zum Ziel gesetzt?
Klient: Ja, ich habe mir zum Ziel gesetzt, im Haushalt etwas zu tun … Oh, ich habe etwas vergessen! Ich habe staubgesaugt!
Therapeut: (lehnt sich vor) Wie bitte? Toll!
Klient: Kleinigkeiten, wissen Sie, es ist nichts Großartiges, nur Kleinigkeiten, an die ich früher nicht gedacht und die ich nicht gemacht hätte … und ich dachte mir, diese Kleinigkeiten würden vielleicht helfen.
Therapeut: Wenn sie hier wäre, was würde Ihre Frau zu diesen Veränderungen sagen?
Klient: (lächelt breit) Oh, sie ist erstaunt! Sie ist wirklich erstaunt! Sie kam nach Hause und mußte kein Geschirr spülen, dann sah sie sich den Teppich an, und er war schon gesaugt, und kein Hemd und keine Strümpfe lagen irgendwo rum. Ja, sie sah sich um und fragte: „Was ist mit dir los?", und sie faßte mir an die Stirn und sagte: „Geht es dir nicht gut?" (fängt an zu lachen)
Therapeut: (lacht)
Klient: Und dann … dann habe ich ihr gesagt, daß sie hübsch angezogen sei, und sie … (Klient macht den Ausdruck seiner Frau nach: starrer Blick, weitgeöffnete Augen)
Therapeut: Also, wenn Ihre Frau hier wäre, würde sie tatsächlich sagen, diese letzte Woche sei anders gewesen?

Klient: Ja, zur Abwechslung … Nun ja, wir zankten uns schon ein bißchen, aber ich habe herausgefunden, wie man Streit vermeidet.
Therapeut: Wie haben Sie das herausgefunden?
Klient: Also, am frühen Morgen, wenn wir gerade aufgewacht sind, zanken wir uns am meisten … und ich fand heraus, daß wenn ich sie einfach anlächle und ihr zuhöre, dann zu ihr hingehe und mit ihr rumalbere und sie küsse, dann versöhnen wir uns.
Therapeut: Und das macht einen Unterschied?
Klient: Allerdings.
Therapeut: Schlau!

In diesem Abschnitt unterstützt und ermutigt der Therapeut die Berichte des Klienten über Veränderungen durch verbale, nichtverbale und paralinguistische Mittel – mit anderen Worten: durch „Cheerleading". Verbal verwendet der Therapeut weiterhin verschiedene Ausdrücke wie „Toll!" und „Schlau!". Verschiedene nichtverbale Methoden wie Gestik, Haltung und Gesichtsausdruck ergänzen diese verbalen Ausdrücke. Und schließlich setzt der Therapeut Stimmeffekte oder paralinguistische Prozesse ein, um die vom Klienten berichteten Veränderungen zu unterstützen und zu ermutigen.

Außer dem „Cheerleading" verwendet der Therapeut im vorangehenden Abschnitt die Technik der „positiven Schuldzuweisung". Wie Sie aus Kapitel 5 schon ersehen haben, weist diese Interviewstrategie dem Klienten die „Schuld" für die positiven Veränderungen zu, die stattgefunden haben. In diesem Abschnitt wird der Klient „beschuldigt", herausgefunden zu haben, wie er es vermeiden kann, mit seiner Frau zu streiten, und er wird um eine Erklärung gebeten, wie so oft, wenn es um die Schuldzuweisung geht.

Die „positive Schuldzuweisung" und das „Cheerleading" werden fortgesetzt, als Herr Meeks später erwähnt, daß es während dieser Woche kein Problemtrinken gegeben habe.

Klient: Ich hab' auch den Alkohol seingelassen.
Therapeut: (ungläubig) Die ganze Woche über?
Klient: (nickt) Die ganze Woche über! Hm hm.
Therapeut: (positiv) Wie haben Sie denn das geschafft?
Klient: (sachlich) Ich hab' einfach nichts getrunken.
Therapeut: Sie haben einfach nichts getrunken … aber wie haben Sie das gemacht?

An dieser Stelle des Gesprächs kamen zwei der Teammitglieder, die hinter dem Einwegspiegel die Sitzung beobachteten, ins Therapiezimmer.

Teammitglied 1: (ins Zimmer kommend) Die ganze Woche über?
Teammitglied 2: (kommt hinter Teammitglied 1 herein) Sie waren die ganze Woche über abstinent?
Klient: Die ganze Woche!
Teammitglied 1: (schüttelt Herrn Meeks die Hand)
Klient: Jetzt fange ich eigentlich schon die zweite Woche an.
Teammitglied 2: (schüttelt Herrn Meeks die Hand) Gute Arbeit!

Die Teammitglieder verließen dann eilig das Zimmer und nahmen ihre Stellung hinter dem Spiegel wieder ein. Im *Brief Family Therapy Center* ist dieses „Cheerleading" seitens der Teammitglieder nichts Ungewöhnliches. Normalerweise ist es auch kein Ergebnis der formalen Planung oder der Behandlungsstrategie insgesamt. Vielmehr reagieren die Teammitglieder mit solchen Zeichen der Ermutigung und Unterstützung eher spontan, wenn sie sehr bewegt sind. Der Dialog wurde dann wieder aufgenommen, und der Therapeut versuchte noch, Herrn Meeks zu helfen, das zu identifizieren, was er getan hatte, um in bezug auf das Trinken erfolgreich zu sein.

Therapeut: Allerdings, also, wie haben Sie das geschafft?
Klient: Ich glaube, ich „programmiere" mich morgens oder so, und ich sage mir: „Du brauchst das nicht, du solltest das nicht haben, also nimm es auch nicht!"
Therapeut: Sehr gut.
Klient: Und wenn ich dann ausgehe, lasse ich es auch sein! Ich vermeide es, an Orten vorbeizugehen, wo ich davon beeinflußt werden könnte …
Therapeut: Ich verstehe, wo Sie in Versuchung geraten könnten.
Klient: Richtig, ich meide solche Orte … und ich weiß ganz bestimmt, wenn das Kind bei mir ist, fasse ich keinen Alkohol an. Also sogar *sie* hilft mir.
Therapeut: Also wissen Sie, daß es Ihnen hilft, der Versuchung zu widerstehen, wenn Ihre Tochter bei Ihnen ist.
Klient: Ganz bestimmt! Denn wenn sie dabei ist, hält sie mich auf Trab.

Bis hierhin lag der Hauptfokus der Sitzung auf der Identifizierung und Verstärkung der vielen Veränderungen, die in der Woche zwischen der ersten und der zweiten Sitzung eingetreten sind. Um dem Klienten zu helfen, diese neuen Verhaltensweisen beizubehalten, hat sie der Therapeut verbal, nichtverbal und paralinguistisch unterstützt und ermutigt. Unterstützung und Ermutigung zu geben ist zwar notwendig, aber keineswegs ausreichend, um zu garantieren, daß die neuen Verhaltensweisen fortgesetzt werden. Therapeut und Klient müssen außerdem zusammenarbeiten, um diejenigen Faktoren zu identifizieren, die vorhanden sein müssen, damit die neuen Verhaltensweisen fortgesetzt werden können. Zu diesem Zweck untersuchen Therapeut und Klient das, was geschehen muß, damit die Veränderungen beibehalten werden können:

Therapeut: Also, wie werden Sie denn all diese wunderbaren Dinge beibehalten?
Klient: Ich muß einfach weiter dran arbeiten.
Therapeut: So, wie Sie bisher daran gearbeitet haben?
Klient: Ja, ich ich muß einfach weiter dran arbeiten.
Therapeut: Und das wird Ihnen helfen, es beizubehalten?
Klient: Richtig! Allerdings kann ich nicht mal mir selbst gegenüber garantieren, daß es immer so weitergehen wird.
Therapeut: Natürlich. Wenn Sie also sagen, Sie müssen „daran arbeiten", was werden Sie eigentlich tun?
Klient: Also, als erstes muß ich den Alkohol sein lassen!
Therapeut: Hm.
Klient: Und dann muß ich weiterhin diese kleinen Dinge mit dem Kind tun, wissen Sie, wie ich gesagt habe, und mit meiner Frau … und im Haushalt.
Therapeut: Und wie werden Sie das machen?
Klient: Also, wenn ich das Kind und das Glücksgefühl, das ich im Moment habe, nicht vergesse, dann kann ich es vielleicht schaffen. Ich habe es schon einmal geschafft, als ich zwölf Jahre lang nichts trank.
Therapeut: Das ist richtig, und es hört sich so an, als ob Sie das wieder schaffen könnten.
Klient: Ja.

Im letzten Abschnitt umriß der Klient das, was er tun müßte, damit die Veränderungen Bestand haben. Im nächsten Abschnitt benutzt der Therapeut Skalenfragen, um herauszufinden, wie Herr Meeks seine Fortschritte einschätzt. Damit liefert der Therapeut nicht nur eine Methode für die Einschätzung von Herrn Meeks' gegenwärtigen Fortschritten in bezug auf das Behandlungsziel, sondern auch ein nützliches Kriterium, anhand dessen der Fortschritt in künftigen Sitzungen gemessen werden kann. Außerdem kann man dieselbe Skala verwenden, um die nächste kleine Veränderung in Richtung des Gesamtziels der Behandlung festzustellen.

Therapeut: Ich möchte mir noch einmal anschauen, warum Sie hauptsächlich zum *BFTC* gekommen sind.
Klient: Hm.
Therapeut: Sagen wir mal, auf einer Skala von 0 bis 10 bedeutet 0 die Zeit, als sie hier anriefen oder als alles wirklich schlimm war, als Sie Ihre Tochter wegschickten und Ihrer Frau sagten, sie sollte Sie in Ruhe lassen, Sie wollten bloß fernsehen, und 10 bedeutet die Zeit nach Beendigung der Therapie, wenn Sie nicht mehr herkommen müssen, wo sind Sie auf dieser Skala heute?
Klient: Ich würde sagen, bei 5 … ja, ungefähr bei 5, weil ich noch nicht bei 6 bin.
Therapeut: Also etwa bei der Hälfte?
Klient: Ja, ich glaube, ich hab' ungefähr die Hälfte geschafft, weil ich Dinge tue, die ich sonst eigentlich nie tun würde …
Therapeut: Sehr gut!
Klient: (nachdenklich) … ungefähr bei der Hälfte. Aber ich bin noch nicht ganz da … denn manchmal bin ich nicht mit ganzem Herzen bei der Sache, und dann sage ich „Ja", wenn es eigentlich „Nein" heißen müßte. Und wenn ich nicht wirklich dazu stehe, wird es letztendlich nichts taugen.
Therapeut: Okay, können Sie mir denn sagen, was der nächste kleine Schritt sein wird, der Ihnen sagt, Sie sind mit ganzem Herzen bei der Sache … daß Sie auf der Skala von einer 5 auf eine 6 hochklettern?

In dem darauffolgenden Dialog beschrieb Herr Meeks, was er tun müßte, um das Gefühl zu haben, daß er „mit ganzem Herzen" bei den Veränderungen sei und folglich auf der Skala von einer 5 auf eine 6 hochklettern würde. Vorausgesetzt er wüßte, was er zu tun hätte, dann mußte nur noch geklärt werden, ob er bereit sei, darauf hinzuarbeiten, die schon erzielten Fortschritte aufrechtzuerhalten und die zusätzlichen von ihm identifizierten Veränderungen sogar einzuleiten. Um dies einzuschätzen, stellte der Therapeut Herrn Meeks eine weitere Skalenfrage:

Therapeut: Ich stelle Ihnen jetzt eine Frage, die ich Ihnen das letzte Mal schon gestellt habe ... noch eine Zahlenfrage.
Klient: Okay.
Therapeut: Auf einer Skala, auf der 10 bedeutet, daß Sie, Herr Meeks, sehr bereit sind, so hart weiterzuarbeiten, wie Sie es in der letzten Woche getan haben, und 1 bedeutet, Sie sind überhaupt nicht dazu bereit, welche Zahl würden Sie dem geben?
Klient: Oh, ich bin bereit weiterzuarbeiten.
Therapeut: Also, welche Zahl würden Sie dem geben?
Klient: Eine 10!
Therapeut: Eine 10? Großartig! Okay. Ich würde jetzt gern eine Pause machen? ... Aber bevor ich das tue, gibt es noch etwas, was Sie sagen möchten, bevor ich mit dem Team für ein paar Minuten spreche?
Klient: Äh ... nein, ich glaube nicht.

Mit dieser letzten Aussage verließ der Therapeut das Therapiezimmer, um mit dem Team hinter dem Einwegspiegel zu beraten.

Die Teambesprechung

Das Treffen hinter dem Spiegel hatte im großen und ganzen dieselbe Form, wie bei der vorangegangenen Sitzung. Als er ins Teamzimmer kam, wurde der Therapeut mit Komplimenten und voller Unterstützung der Teammitglieder begrüßt. Danach fingen der Therapeut und das Team mit dem „Brainstorming" an, um passende Komplimente für die Interventionsbotschaft zu entwickeln. Folgende Punkte wurden zusammengetragen:

- blieb die Woche über auf seinem Kurs
- machte in der Woche *viele* zusätzlichen Veränderungen
  - Tochter, Frau und im Haushalt
- setzt seine Prioritäten weiterhin richtig
- hat einen guten Sinn für Humor
  - nimmt sich nicht zu ernst

- ist ein Mann der Tat, nicht bloß der Worte
  – lernt aus Erfahrung
- will das Richtige tun
- wird allmählich ein richter Familienvater
  – macht diese Veränderungen allein
  – wird ein richtiger „Selfmademan"
- hat Ideen, wie die Veränderungen aufrechterhalten werden können
  – läßt Alkohol sein
  – denkt an seine Tochter, seine Frau
  – denkt an sein gegenwärtiges Glück
  – arbeitet weiter daran
- realistisch
  – nicht übertrieben selbstsicher
  – ist sich bewußt, daß es auch in Zukunft „auf und ab" geht
  – keine übertriebenen Ziele
- bereit zu arbeiten
  – um die Veränderungen aufrechtzuerhalten
  – um weitere kleine Veränderungen einzuleiten

Anschließend wird eine Liste der spezifischen verbalen Ausdrücke des Klienten erstellt, die nützlich sein könnten, um die Interventionsbotschaft zu individualisieren:

- „Wundertag"
- „weiter dran bleiben"
  – „harte Arbeit"
  – „Kleinigkeiten"
- „mit ganzem Herzen bei der Sache sein"
- „die Hälfte geschafft"

Als nächstes fokussierte die Diskussion auf das Behandlungsziel. Die Teammitglieder waren sich einig, daß Herrn Meeks' Gesamtziel für die Behandlung weiterhin darin bestand, sein Familienleben zu verbessern, insbesondere in Hinsicht darauf, ein „guter" Vater und Ehemann zu sein. Das Team war sich auch einig, daß Herr Meeks unter der Woche daran gearbeitet hatte, dieses Ziel zu erreichen, was durch die vielen von ihm berichteten positiven Veränderungen bestätigt wurde.

Als Antwort auf eine Skalenfrage jedoch hatte Herr Meeks sehr deutlich gemacht, daß zusätzliche Fortschritte gemacht werden müßten. In seinen Worten hatte er es nur „zur Hälfte" geschafft. Auf Nachfrage wies er darauf hin, daß der nächste Schritt zur Erreichung des Behandlungszieles darin bestehe, „mit ganzem Herzen bei der Sache zu sein". Herr Meeks hatte dann beschrieben, was er machen müßte, um sich so zu fühlen. Daher zogen die Teammitglieder den Schluß, daß er nicht nur die eingeleiteten Veränderungen aufrechterhalten müsse, sondern daß das Behandlungsziel auch darin bestand, die Dinge zu tun, die ihm das Gefühl vermittelten, mit ganzem Herzen bei den Veränderungen zu sein.

Anschließend schätzten die Teammitglieder die Komplimente und die Ausdrücke des Klienten angesichts der Behandlungsziele ein. Wie bei der ersten Sitzung wurden nur die Komplimente und Ausdrücke beibehalten, die im Zusammenhang mit diesen Zielen standen.

- blieb die Woche über auf Kurs
- setzt weiterhin seine Prioritäten richtig
- ist ein Mann der Tat, nicht bloß der Worte
  – lernt aus Erfahrung
- will das Richtige tun
- wird allmählich ein richter Familienvater
  – macht diese Veränderungen allein
  – wird ein richtiger „Selfmademan"
- hat Ideen, wie die Veränderungen aufrechterhalten werden können
  – läßt Alkohol sein
  – denkt an seine Tochter, seine Frau
  – denkt an sein gegenwärtiges Glück
  – arbeitet weiter daran
- realistisch
  – ist nicht übertrieben selbstsicher
  – ist sich bewußt, daß es auch in Zukunft „auf und ab" geht
- bereit zu arbeiten
  – um die Veränderungen aufrechtzuerhalten
  – um weitere kleine Veränderungen einzuleiten
- weiß, daß es wichtig ist, mit ganzem Herzen bei der Sache zu sein
  – weiß, wie er das schaffen kann

- Ausdrücke des Klienten
  - „weiter dran bleiben"
  - „harte Arbeit"
  - „Kleinigkeiten"
  - „mit ganzem Herzen bei der Sache sein"
  - „die Hälfte geschafft"

Die Teammitglieder überlegten dann, was für eine Aufgabe angemessen wäre. Es war allen klar, daß Herr Meeks daran arbeiten müßte, das, was er bisher geleistet hatte, aufrechtzuerhalten. Deshalb beschloß das Team, ihn zu bitten, das, was funktionierte, weiterzumachen. Um bei Herrn Meeks das Gefühl zu wecken, mit ganzem Herzen bei den Veränderungen dabei zu sein, beschloß das Team, ihn gezielt darum zu bitten, gerade die Dinge zu tun, von denen er behauptet hatte, sie würden ihm dieses Gefühl vermitteln. Die Begründung der beiden Aufgaben würde sein, daß er wüßte, was er tun müsse, und da sein Verhalten während der letzten Woche offensichtlich bestätigte, daß er ein Mann der Tat sei, müsse er dies einfach tun!

Der Therapeut faßte diese Diskussion in einer kurzen schriftlichen Mitteilung zusammen, die dem Team dann vorgelesen wurde. Die zuletzt behandelte Frage ging um die Vereinbarung der nächsten Sitzung. Da zwischen der ersten und der zweiten Sitzung erhebliche Fortschritte erzielt worden waren, entschloß sich das Team, den nächsten Termin zwei Wochen später zu veranschlagen. Das Treffen des Teams dauerte insgesamt fünf Minuten.

Die Interventionsbotschaft
Therapeut: Das Team ist sehr davon beeindruckt, wie Sie den Kurs gehalten haben und zu einem besseren Vater und hilfreicheren Mann …
Klient: Ja, danke schön, ich arbeite daran!
Therapeut: … und zu einem guten Familienvater geworden sind. Sie haben es wirklich geschafft, ihre Prioritäten richtig zu setzen, Herr Meeks, und sie auch beizubehalten. Sie bauen sich jetzt ein solches Leben und eine solche Familie auf, wie Sie sie schon immer haben wollten. Und es ist besonders beeindruckend, weil Sie diese Veränderungen selbst machen! Das ist wirklich das Zeichen für einen Selfmademan.

Klient: (lächelt breit)
Therapeut: Uns ist klar geworden, daß Sie, Herr Meeks, den Wunsch haben und bereit sind, das zu tun, was nötig ist, um Ihr Leben zu verändern und die Veränderungen, die Sie in Ihrem Leben machen, beizubehalten.
Klient: (nickt zustimmend)
Therapeut: ... und das ist nicht einfach, es bedeutet verdammt harte Arbeit!
Klient: (übereinstimmend) Ja!
Therapeut: Also möchten wir als erstes, daß Sie all die „Kleinigkeiten", die Sie tun müssen, um auf Kurs zu bleiben, weiterhin tun.
Klient: Mhm.
Therapeut: Und dann, da Sie wissen, wie wichtig es ist, daß Sie mit ganzem Herzen bei der Sache sind, sollten Sie diese Woche darauf achten, was Sie alles machen, das Ihnen dieses Gefühl vermittelt und das Sie auf der Skala auf 6 bringt ... oder sogar auf 7!
Klient: Okay, das mache ich. Mensch, toll!
Therapeut: Und dann würden wir Sie in ... zwei Wochen gerne wiedersehen.
Klient: In zwei Wochen. Okay.

Die dritte, vierte und fünfte Sitzung

Herr Meeks kam wie vereinbart zur dritten Sitzung und berichtete über weitere Verbesserungen in seinem Familienleben. Zudem erzählte er stolz, er habe keine Probleme mit Alkohol gehabt. Wie in der vorangehenden Sitzung verbrachten wir viel Zeit damit, die vielen zwischen den Sitzungen stattgefundenen positiven Veränderungen zu diskutieren. Jeder Unterschied, von dem er berichtete, wurde vom Therapeuten und vom Team mit ermutigenden und unterstützenden Worten kommentiert.

Als er schließlich gebeten wurde, seine Fortschritte auf einer Skala von 1 bis 10 zu bewerten, berichtete Herr Meeks von der Aufrechterhaltung der vielen positiven Veränderungen während der letzten zwei Wochen, die darauf schließen ließen, daß er auf der Skala von 5 auf mindestens $6\frac{1}{2}$ oder 7 gestiegen sei. Da er, ähnlich wie in der zweiten Sitzung, zuversichtlich war, die Veränderungen weiterführen zu können, baten ihn der Therapeut und das Team lediglich darum,

„das was funktionierte, weiterzumachen und sogar mehr davon zu tun". In einem Monat sollte der nächste Termin sein.

Nach einem Monat kam Herr Meeks wieder. Die Sitzung ähnelte der dritten Sitzung. Herr Meeks berichtete von neuen Veränderungen, die seit der letzten Sitzung eingetreten waren. Der Therapeut und das Team begrüßten sie mit unterstützenden und ermutigenden Kommentaren. Die einmonatige Erfolgsperiode führte auf der Fortschrittsskala zu einer Bewertung von 8. Als der Therapeut meinte, es wäre schön, „noch einen Termin" zu vereinbaren, bloß um die erzielten Fortschritte zu überprüfen, war Herr Meeks einverstanden. Spontan schlug er dann vor, daß die nächste Sitzung nach zwei oder drei Monaten stattfinden könnte.

Nach drei Monaten kam Herr Meeks zu seiner fünften Sitzung. Vor der Sitzung hatten der Therapeut und das Team die Videobänder der vier vorangegangenen Sitzungen angeschaut. Allein die Veränderungen in Herrn Meeks' Aussehen waren beeindruckend. Doch gab es auch bemerkenswerte Unterschiede in der Art, wie er über seine Familie und über sein „ehemaliges" Trinkproblem sprach.

In dieser fünften Sitzung nahm das „Nachholen" der zwischen den Sitzungen gemachten Fortschritte sowie der Rückblick auf vergangene Sitzungen die meiste Zeit in Anspruch. Herr Meeks drückte seine Freude und Zufriedenheit über die Veränderungen aus, die er während seiner Behandlung im Center gemacht hatte. Darum gebeten, seine Fortschritte auf der Skala zu bewerten, gab sich Herr Meeks eine 8. Er fügte hinzu, er erwarte nicht, daß alles perfekt sei (d. h. eine 10), und brachte seine Überzeugung zum Ausdruck, 8 repräsentiere für ihn ein akzeptables Maß an Fortschritt.

Wie in den vorangegangenen Sitzungen drückte er einen hohen Grad an Zuversicht aus, daß er die eingeführten Veränderungen beibehalten könne. Aus diesem Grund stimmten der Therapeut, das Team und Herr Meeks zu, die Behandlung unter dem Vorbehalt abzuschließen, daß Herr Meeks künftig jeder Zeit wiederkommen könne, um über seine Erfolge zu berichten oder mögliche Schwierigkeiten zu besprechen.

Sechste Sitzung

Etwa ein Jahr nach seiner fünften Sitzung vereinbarte Herr Meeks einen Termin im *BFTC*. Obwohl es keine weiteren Sitzungen im Center gegeben hatte, hatte ein *BFTC*-Mitglied indirekt erfahren – durch Kontakte zu dem für Herrn Meeks als Zahlungsempfänger eingesetzten Sozialarbeiter – daß sich sein Familienleben weiter verbessert und daß es in den zwölf Monaten seit der fünften Sitzung keine Episoden des Problemtrinkens gegeben hatte. Von derselben Quelle hatten wir erfahren, daß Herr Meeks wieder die Kontrolle über seine Finanzen erlangt hatte. Davon abgesehen wußten wir über seine Fortschritte seit Beendigung der Behandlung oder den Grund für den neuen Termin nur wenig.

Herr Meeks kam pünktlich zum vereinbarten Termin, und der Therapeut eröffnete, mit den Teammitgliedern hinter dem Spiegel, die Sitzung.

Therapeut: Schön, Sie zu sehen!
Klient: (leise) Danke.
Therapeut: Wie geht es Ihnen?
Klient: (traurig) Äh, also ... zuerst ... ein Geständnis.
Therapeut: Oh, okay.
Klient: Äh, ich habe letzte Woche einen kleinen Ausflug gemacht ... ich hab' Verwandte, die uns ein paar Wochen besucht haben, zum Flughafen nach Chicago gebracht und ... also, ich hab' etwas getrunken.
Therapeut: Hm.
Klient: Ich hab' sie verabschiedet ... und ich war dann irgendwie ein bißchen angeschlagen ... Sie wissen schon, ich hab' mich selbst bemitleidet, dann hab' ich etwas zu viel getrunken.

Herr Meeks legt ein freimütiges und ehrliches Geständnis über eine Trinkepisode ab. Es ist nicht unüblich, daß Klienten, die im Anschluß an eine erfolgreiche Behandlung Probleme bekommen, schnell Kontakt zum Center aufnehmen, um einen Nachfolgetermin zu vereinbaren. Es ist auch nicht ungewöhnlich, daß diese Klienten ähnlich freimütige und ehrliche Geständnisse ihrer Probleme ablegen. Unserer Meinung nach resultiert das aus der starken Beziehung, die sich aufgrund der insgesamt positiven, schuldzuweisungsfreien Orientierung des Modells zwischen Therapeuten und Klienten entwickelt.

Die Diskussion setzte sich noch einige Minuten fort, in denen Herr Meeks die Einzelheiten der Trinkepisode beschrieb. Nachdem Herr Meeks anscheinend mit seinem „Geständnis" fertig war,

orientierte der Therapeut das Gespräch auf einen Lösungsfokus, indem er fragte:
Therapeut: Ich muß Sie noch etwas fragen. Wie haben Sie gewußt, äh, daß Sie (hier liegt die Betonung) *aufhören* müssen zu trinken, Herr Meeks?
Klient: Ich wußte einfach, daß ich das Falsche mache.
Therapeut: Hm. Und woran erkannten Sie, daß es „das Falsche" war?
Klient: Also, ich erkannte recht bald, daß es schlecht für mich war … und dann konnte ich nicht nach Hause fahren, um bei meiner Familie zu sein, weil ich getrunken hatte … also wußte ich, daß es auch für sie schlecht war.
Therapeut: Ich verstehe. Das klingt anders als sonst …
Klient: (unterbricht) Na ja, das Trinken war eigentlich nicht viel anders. (lacht)
Therapeut: (lacht) Ja, richtig!
Klient: Aber früher war es mir ziemlich egal, ob es Auswirkungen auf mich oder sonst jemanden hatte. Inzwischen weiß ich aber, daß sich mein Trinken auf mich *und* auf andere auswirkt, und das macht mich (angeekelter Ausdruck), Sie wissen ja … also sagte ich mir: „Du hast jetzt genug, also höre auf damit." Dann hab' ich aufgehört.
Therapeut: Toll! Sie dachten also an sich und an Ihre Familie?
Klient: Ja.
Therapeut: … und das hat Ihnen geholfen aufzuhören?
Klient: Ja! Da ich jetzt weiß, daß es sich auf mein Leben und das Leben anderer auswirkt … also … es ist einfach nicht wie früher … und das hat mir geholfen.

In diesem Abschnitt wird das Ereignis, das Herr Meeks am Anfang der Sitzung als Mißerfolg darstellte, als Erfolg besprochen! Das erreicht der Therapeut, indem er darauf fokussiert, wie Herr Meeks es *allein* geschafft hat, die Trinkepisode erfolgreich zu beenden. So manches weitverbreitete Behandlungsmodell hätte wahrscheinlich die problematische Trinkepisode detaillierter untersucht – vielleicht, um die Ursache des Rückfalls festzustellen. Doch nach unserer Erfahrung ist ein solcher Dialog fast immer weniger hilfreich als die Identifizierung und Verstärkung der positiven und gesunden Schritte, die der Klient unternommen hat, um seine fortschrittliche Entwicklung fortzusetzen. In den meisten Fällen scheint es außerdem, daß die aus solchen Diskussionen entwickelten Erklärungen mehr mit den theoretischen Lehrsätzen des Behandlungsmodells zu tun haben als mit dem Verhalten, das sie erklären sollen.

Es ist vielleicht nicht erstaunlich, daß Herr Meeks den Erfolg bei der Wiederaufnahme seiner positiven Entwicklung in Beziehung setzt zu seinem neuen Bewußtsein darüber, wie sich sein Trinken auf seine Familie auswirkt. Damit wird die vom Team in der vorherigen Sitzung geäußerte Annahme bestätigt, daß Herrn Meeks' Behandlungsziel darin bestehe, sein Familienleben zu verbessern, und daß die Änderung seines Problemtrinkens nur das Mittel zu diesem Zweck darstelle. Das Gespräch setzte sich so fort:

Therapeut: Es hört sich ganz so an, als hätten Sie diese Sache in einen Lernschritt verwandelt! Hat es sonst irgendwie geholfen, daß Sie an ihre Familie dachten?
Klient: Also, mir ist klar, daß ohne ihre Freundschaft und Fürsorge ... also, da würde ich wirklich, äh, ich weiß nicht, was ich tun würde ...
Therapeut: Hm.
Klient: ... und ich will das jetzt nicht verlieren.
Therapeut: Ich verstehe. Also, das Wissen, daß Ihre Frau und Ihre Tochter sie gernhaben, hat auch geholfen?
Klient: Ja, und wissen Sie, das haben sie mir in letzter Zeit oft gesagt.
Therapeut: Wirklich?
Klient: Ja, und auch dann, als ich ihr erzählte, was ich getan hatte, hat meine Frau gesagt: „Cal, das ist mir nicht gleichgültig ... und ich liebe Dich."
Therapeut: Hm. War das anders?
Klient: Oh doch! Ich habe Sie nämlich vom Motel aus angerufen und gestanden ... und, also, in der Vergangenheit hätte ich es ihr nie gesagt ... und auch nicht angerufen ... Ich wäre einfach eine Weile fortgeblieben, und wenn ich dann nach Hause gekommen wäre ... (schüttelt den Kopf)
Therapeut: Also war das wirklich anders! Wie haben Sie gewußt, daß es richtig war, sie anzurufen?
Klient: Ich will bloß, daß alles so weiterläuft wie im Moment ... deswegen habe ich angerufen.
Therapeut: Ich verstehe. Also riefen Sie an ... War das eins der Dinge, die geholfen haben, daß Sie so schnell aufhörten?

Klient: Ja, dann bin ich mir nicht so schuldig vorgekommen, wie ich es sonst gewesen wäre, und habe nicht wer weiß wie lange weitergetrunken.

Hier identifizieren der Therapeut und der Klient gemeinsam weitere Möglichkeiten, wie die Tatsache, an seine Familie zu denken, dabei half, die problematische Trinkepisode zu beenden. Dabei verwendet der Therapeut Komplimente und „positive Schuldzuweisung", um das Selbstbewußtsein des Klienten zu stärken. Im nächsten Abschnitt erweitert der Therapeut den Diskussionsrahmen, indem er Herrn Meeks fragt, was er, außer seine Familie im Auge zu behalten, sonst noch getan habe, was zu seinem Erfolg beigetragen hat.

Therapeut: Ich verstehe. Okay, was hat Ihnen noch geholfen, um auf den richtigen Kurs zurückzufinden und seitdem darauf zu bleiben?
Klient: Ich hab' es einfach getan ... hab' mich auf Trab gehalten.
Therapeut: Was hat dabei geholfen, „es zu tun", „sich auf Trab zu halten", wie Sie sagen?
Klient: Also, anstatt einfach in Chicago zu bleiben und zu trinken ... hab' ich angerufen, wie ich sagte, meine Frau angerufen und ihr das erzählt, und dann ... bin ich am nächsten Morgen direkt nach Hause und ... Sie wissen ja, hab' mit meiner Frau gesprochen und gesagt: „Tut mir leid". Und alles ...
Therapeut: Hm.
Klient: ... und dann, also ... (verwirrt) Ich hab' mich einfach so verhalten, wie vorher ... wie das letzte Jahr über.
Therapeut: Verstehe, Sie haben also einfach wieder das gemacht, was Sie sonst auch gemacht haben.
Klient: Ja.
Therapeut: Was für Sachen haben Sie ... denn, wissen Sie, ich habe Sie lange nicht mehr gesehen ... Was haben Sie eigentlich genau gemacht?

In diesem Abschnitt fordert der Therapeut Herrn Meeks auf, zu beschreiben, was er, außer an die Familie zu denken, getan hatte, das ihm half, „wieder auf Kurs zu kommen". Wenn die Antwort vage ausfällt – „Ich hab' es einfach gemacht" – folgt eine Frage, die eine verhaltensexplizitere Antwort erfordert. Herr Meeks wiederholt seinen früheren Bericht über seinen unterschiedlichen Umgang mit der problematischen Trinkepisode und fügt sachlich hinzu, daß er es „einfach getan" hat. Der Therapeut fährt jedoch mit dem Versuch fort, die Beschreibung der zum Erfolg beitragenden Faktoren zu vertiefen. Hinter solchen Fragen steht natürlich die Absicht, verschiedene Strategien zu identifizieren und zu verstärken, die Klienten benutzt haben könnten, um zur vorangegangenen Ebene des Funktionierens zurückzugelangen.

Auf diesen Abschnitt folgte eine lange Diskussion der anderen Methoden, wie Herr Meeks es geschafft hatte, die Trinkepisode zu beenden und seine ehemalige Funktionsebene wiederzuerlangen. An keinem Punkt diskutierten der Therapeut und der Klient, was Herr Meeks vermeiden oder *nicht* tun sollte, um auf Kurs zu bleiben beziehungsweise um künftigen Problemen aus dem Wege zu gehen. In Übereinstimmung mit der Philosophie des lösungsorientierten Modells blieb der Diskussionsfokus vielmehr dem Wesen nach proaktiv. Nach eingehender Diskussion befragte der Therapeut Herrn Meeks darüber, wie alle die von ihm identifizierten Faktoren ihm in Zukunft helfen könnten.

Therapeut: Also, was meinen Sie, wie diese Dinge ihnen ab jetzt helfen werden?
Klient: Diese Dinge werden mir ab jetzt helfen, denn wenn ich fast soweit bin, etwas zu tun ... also etwas „Schlechtes", dann denke ich nach und frage mich: „Wird mir das auch guttun?"
Therapeut: Verstehe ... und wie wird das helfen?
Klient: So, wie bei diesem letzten kleinen äh, Problem ... ich, also ich habe es getan ... aber ich habe aufgehört ...
Therapeut: (während der Klient spricht) Ja!
Klient: ... und ich weiß, daß ich mich besser fühlen werde, wenn ich an diese Dinge denke und sie tue.
Therapeut: (neugierig) Echt?
Klient: (nickt bejahend)
Therapeut: Was noch? Wie werden diese Dinge sonst noch ...
Klient: Ich glaube, ich habe gelernt, daß ich nicht liegenbleiben und jammern darf, wenn ich ins Stolpern gerate und hinfalle, sondern aufstehen muß und noch mal von vorn anfangen.
Therapeut: Richtig!
Klient: (zeigt auf sich selbst) Und ... ich kann es schaffen!
Therapeut: (lacht) Ich glaube, Sie sollten ein Buch schreiben!
Klient: (lächelt breit, lacht)

In diesem letzten Abschnitt wird Herr Meeks gebeten, seine aktuellen Bemühungen mit der Zukunft in Verbindung zu bringen. Herr Meeks identifiziert das, was nützlich sein wird, sollte er in Zukunft ähnliche Probleme erfahren. Die Betonung liegt abermals darauf, welche Handlungen Herr Meeks ausführen muß, um seinen Erfolg abzusichern, und nicht darauf, was er vermeiden muß, um Mißerfolge zu umgehen. Der Abschnitt endet mit Herrn Meeks' spontaner Äußerung, daß er „es schaffen kann". Diese Aussage weist offensichtlich darauf hin, daß Herrn Meeks' Selbstbewußtsein von der bisherigen Diskussion gestärkt worden ist.

Im nächsten Abschnitt befaßt sich der Therapeut noch einmal mit Herrn Meeks' Zuversicht mittels einer Skalenfrage.

Therapeut: Okay, ich stelle Ihnen jetzt noch mal so eine Zahlenfrage.
Klient: Okay.
Therapeut: Auf dieser Skala von 1 bis 10, auf der 10 bedeutet, daß Sie durchaus zuversichtlich sind, daß Sie es schaffen, und 1 bedeutet, ... also, kaum Zuversicht ... wo sind Sie auf dieser Skala, daß Sie es schaffen können, Herr Meeks?
Klient: (lächelt, ohne zu zögern) Auf 10!
Therapeut: Auf 10? Echt?!
Klient: Ja, auf 10. Weil ich weiß, was ich tun muß, ich muß es nur immer wieder tun.
Therapeut: Stimmt! Okay, und Ihre Frau und Ihre Tochter ... würden Sie zustimmen, daß Sie auf 10 sind?
Klient: Doch, glaub' schon ... weil ich doch angerufen habe und ... wissen Sie, seit ich wieder zu Hause bin, ist alles, also, habe ich all die Dinge getan, die ich vorher getan hab'.
Therapeut: Hm, ich verstehe. Und das macht sie so zuversichtlich?
Klient: Ja, (überlegt) ... und weil ich so schnell aufgehört habe.

Im obigen Austausch äußert sich Herr Meeks sehr zuversichtlich über seine Fähigkeit, das zu tun, was er tun muß, um die von ihm gemachten Fortschritte aufrechtzuerhalten und mit künftigen Problemen umzugehen. In dem auf diesen Abschnitt folgenden Dialog weist Herr Meeks darauf hin, daß er auch sehr bereit sei, diese Dinge zu tun, da er überzeugt sei, daß sie zu dem gewünschten Ziel führen, das er in vieler Hinsicht schon erreicht habe – ein enorm verbessertes Familienleben.

Der Therapeut und Herr Meeks sprachen dann über die vielen positiven Veränderungen in seinem Familienleben in den zwölf Monaten zwischen den Sitzungen. Aus dieser Diskussion ging deutlich hervor, warum Herr Meeks durch die Trinkepisode so entmutigt und vielleicht erschreckt war – die Anzahl und der Umfang der berichteten Veränderungen war überwältigend. Als erstes hatte sich sein Familienleben dramatisch verbessert. Er sprach liebevoll über seine Beziehung zu seiner Frau und seiner Tochter. Insbesondere bemerkte er, daß er sich endlich wie ein „richtiger Vater" für seine Tochter fühle. Noch erstaunlicher war allerdings, daß sich Herr Meeks für ein staatlich gefördertes Umschulungsprogramm angemeldet hatte und daran teilnahm.

Nach eingehender Diskussion der vielen positiven Veränderungen, die im Verlauf des letzten Jahres stattgefunden hatten, fragte der Therapeut Herrn Meeks, ob er noch etwas hinzufügen möchte, bevor er sich einen Moment mit dem Team bespreche. Als Herr Meeks verneinte, beendete der Therapeut das Interview und ging zu dem Team hinter dem Einwegspiegel.

Die Teambesprechung
Die Struktur des Treffens hinter dem Spiegel war im großen und ganzen dieselbe, wie bei allen anderen Sitzungen. Daß ein Klient Schwierigkeiten hat, die Behandlungserfolge aufrechtzuerhalten, ist kein besonderer Grund zur Sorge. Wie bei den anderen Sitzungen, liegt der Fokus auf den Lösungen. In diesem Fall allerdings besteht die gesuchte Lösung darin, wie der Klient sein früheres Funktionsniveau wieder erreichen und dann aufrechterhalten kann. Die Fähigkeit dazu liegt darin begründet, daß in der lösungsorientierten Therapie, im Gegensatz zu anderen Modellen, keine Annahmen darüber gemacht werden, warum Klienten es nicht schaffen, die Behandlungsfortschritte aufrechtzuerhalten.

Als der Therapeut ins Teamzimmer trat, gab es folglich keine Diskussion darüber, daß die Behandlung nutzlos gewesen sei. Noch wurde angenommen, daß die Behandlung nicht ausgereicht habe oder noch mal von vorne beginnen müsse. Als er ins Teamzimmer kam, empfingen ihn die Teammitglieder vielmehr mit Komplimenten und voller Unterstützung und begannen sofort mit „Brainstorming", um Komplimente für die Interventionsbotschaft an Herrn Meeks zu entwickeln. Anders zu verfahren – mit anderen Worten, darauf zu fokussieren, was die Episode verursacht hatte – liefe darauf hinaus, eine eingehende Untersuchung des Scheunentores einzuleiten, während dessen das Pferd frei herumläuft.

Der Therapeut und das Team entwickelten gemeinsam die folgende Komplimentenliste:

- rief sofort an, um einen Termin zu vereinbaren
  - ehrlich und freimütig
  - wartete nicht ab
  - unternahm etwas, um sein Problem zu lösen
  - hörte von selbst auf
- wandelte die Episode in eine Erfahrung um
- setzt seine Prioritäten richtig
  - weiß, was ihm wichtig ist
  - guter Ehemann und Vater
- hat mehr als zwölf Monate lang Erfolg gehabt
- Familie hat ihn offensichtlich gern
  - starke Unterstützung durch die Familie
- weiß, was er tun muß
  - hat es bereits getan
- zuversichtlich
- bereit

Wie in den vorhergehenden Sitzungen erstellte das Team außerdem noch eine Liste der spezifischen verbalen Ausdrücke des Klienten, die für die Individualisierung der Interventionsbotschaft nützlich sein könnten. Folgende Ausdrücke wurden notiert:

- „Geständnis"
- will ein „richtiger" Vater sein
- denkt zuerst nach
- fühlt sich besser
- es einfach „tun"

Als die Liste der Komplimente entwickelt war, diskutierten der Therapeut und das Team das Behandlungsziel für die Sitzung. Wie in den vorherigen Sitzungen waren sich alle einig, daß Herr Meeks' Behandlungsziel weiterhin darin bestand, sein Familienleben zu verbessern. Für Herrn Meeks hing die Erreichung dieses Ziels zum Teil davon ab, daß er auch weiterhin das Problemtrinken lassen konnte.

Obwohl die Trinkepisode ihn erschreckt hatte, waren sich Therapeut und Team einig, daß Herr Meeks in dieser Hinsicht zuversichtlich schien. Das war jedoch nur ein Teil von dem, was nötig war, damit Herr Meeks sein Ziel, ein verbessertes Familienleben, erreichen konnte. Herr Meeks müßte, was vielleicht sogar noch wichtiger war, zugleich all die anderen positiven Veränderungen in seinem Verhalten fortsetzen, die die vielen Verbesserungen in seinem Familienleben hervorgerufen hatten.

Im Anschluß an diese Diskussion bewerteten die Teammitglieder die Komplimente und Ausdrücke des Klienten angesichts der Behandlungsziele. Wie in allen vorherigen Sitzungen wurden nur die Komplimente und Ausdrücke beibehalten, von denen man glaubte, daß sie in Beziehung zu diesen Zielen standen.

- rief sofort an, um einen Termin zu vereinbaren
  - ehrlich und freimütig
  - wartete nicht ab
  - unternahm etwas, um sein Problem zu lösen
- setzt seine Prioritäten richtig
  - weiß, was ihm wichtig ist
  - mag die in seinem Familienleben eingetretenen Veränderungen
  - guter Ehemann und Vater
- Familie hat ihn offensichtlich gern
- weiß, was er tun muß
  - hat bereits angefangen, es wieder zu tun
- hat über zwölf Monate lang Erfolg gehabt
- zuversichtlich, das tun zu können, was er tun muß
- bereit zu tun, was er tun muß
- Ausdrücke des Klienten
  - will ein „richtiger" Vater sein
  - denkt zuerst nach
  - fühlt sich besser
  - es einfach „tun"
  - „auf Trab bleiben"

Die Teammitglieder überlegten anschließend, was für eine Aufgabe angemessen wäre. Alle stimmten zu, daß die zwischen dem Therapeuten und Herrn Meeks bestehende Beziehung eine vom Typ des

„Kunden" war, daß es also angemessen wäre, ihn zu bitten, etwas zu „tun". Da Herr Meeks sich darüber im klaren war, was er tun mußte, beschlossen der Therapeut und das Team, ihn einfach aufzufordern, das zu tun, von dem er wußte, daß er es tun mußte. Angesichts der jüngsten Schwierigkeiten, in die Herr Meeks geraten war, schlugen jedoch verschiedene Teammitglieder vor, daß die Begründung für die Ausführung der Aufgabe die „harte Arbeit" erwähnen sollte, die vermutlich erforderlich wäre.

Das letzte Thema, das wir behandelten, war die Frage, ob ein weiterer Termin vereinbart werden sollte oder nicht. In dieser Frage war das Team gespalten. Die Hälfte des Teams war fest davon überzeugt, daß ein weiterer Termin in einigen Wochen vereinbart werden sollte, um die Ergebnisse der Sitzung zu untersuchen. Die andere Hälfte allerdings argumentierte, daß Herr Meeks sehr zuversichtlich schien, so daß die Vereinbarung eines weiteren Termins die falsche Botschaft vermitteln könnte: nämlich, daß das Team kein Vertrauen in Herrn Meeks setze.

Da sich das Team nicht einigen konnte, ob ein Nachfolgetermin vereinbart werden sollte, einigten sie sich darauf, daß der Therapeut Herrn Meeks fragen sollte, was er für das Beste halte. Die Teambesprechung wurde beendet, und der Therapeut kehrte zum Behandlungszimmer zurück, um die Interventionsbotschaft vorzutragen.

Die Interventionsbotschaft

Therapeut: Wir sind alle sehr beeindruckt ...
Klient: (lächelt) Danke.
Therapeut: ... wie schnell Sie in der Lage waren, alles umzukehren und wieder auf den richtigen Kurs zu kommen ... so daß alles in die Richtung läuft, die Sie wünschen ...
Klient: (nickt bejahend)
Therapeut: Wir alle, das Team und ich, wissen Ihre Ehrlichkeit zu schätzen. Sie kamen gleich her und erzählten ... keine Märchen.
Klient: Wenn ich das nicht getan hätte, hätte ich nur meiner Familie und mir selbst geschadet.
Therapeut: Stimmt! Und das ist eins der anderen Dinge, die uns beeindruckt haben ... daß Sie wissen, was Sie wollen, und Ihre Prioritäten richtig setzen!
Klient: (nickt bejahend und lächelt)

Therapeut: Aus dem Grund stimmen wir alle überein, daß Sie aus Ihren Erfahrungen von neulich eine Menge gelernt haben. Sie sind offensichtlich ein sehr rücksichtsvoller Mensch, Herr Meeks, und uns wird erneut klar, warum Ihre Familie Sie so sehr schätzt, sowohl als Ehemann als auch als Vater. Sie haben scheinbar das Richtige für sich gefunden ... und Sie wissen, was Sie tun müssen, um das zu sein, was Sie immer sein wollten, ein „richtiger Vater", und um die Art von Familie zu haben, die sie haben.
Klient: (nickt weiter)
Therapeut: Wir glauben allerdings nicht, daß es einfach sein wird. Wie bisher wird es harte Arbeit bedeuten, und Sie werden sozusagen *auf Trab bleiben* müssen. Aber wir glauben, so wie Sie, daß Sie *es schaffen können*, wie Sie es schon seit über einem Jahr geschafft haben. Also möchten wir, daß Sie das weitermachen, was Sie, wie Sie wissen, tun müssen und was dazu geführt hat, daß Sie im letzten Jahr so erfolgreich waren.
Klient: Also gut.

Nach der Interventionsbotschaft standen der Therapeut und Herr Meeks auf und verließen das Therapiezimmer. Während sie zum Empfangsbereich gingen, fragte der Therapeut Herrn Meeks, ob er noch eine Sitzung für nötig halte. Herr Meeks gab zu erkennen, daß ein weiterer Termin nicht notwendig sei. Schließlich wisse er ja, was er tun müsse und tue es auch schon!

Nachuntersuchung

Inzwischen ist ein Jahr vergangen, seit Herr Meeks zum letzten Mal beim *BFTC* war. In diesem Zeitraum hat es keine weiteren Anfragen wegen einer Behandlung gegeben. Während eines kürzlichen Telefoninterviews, das als Teil der ständigen Untersuchungen über die Ergebnisse des Centers geführt wurde, wies Herr Meeks darauf hin, daß er die während der Behandlung erzielten Fortschritte weiterhin aufrechterhalten habe. Zudem erfuhren wir, daß Herr Meeks wieder arbeitete, nachdem er das staatlich geförderte Umschulungsprogramm erfolgreich abgeschlossen hatte. Er berichtete außerdem, daß er zu seiner Frau und seinem Kind eine innigere Beziehung habe als je zuvor.

9. Die Quadratur des Kreises[1]

> Aus meinen nicht begangenen Fehlern lerne ich nie etwas.
>
> Ehemaliger Klient des *BFTC*
>
> Meine Therapeutin ist wie eine Freundin, die ich nicht loswerden kann!
>
> Ehemaliger Klient des *BFTC*

Janet ist Leiterin eines stationären Behandlungsprogramms in einem Heim der Stadt für suchtmittelabhängige Männer. Sie ist eine sehr fürsorgliche und mitfühlende Person und mit Leib und Seele bei ihrer Arbeit. Wegen ihrer hervorragenden Arbeitseinstellung hat sie eine ausgezeichnete Reputation in der Gemeinde. Im allgemeinen haben das behandelnde Personal und die Klienten von ihr und dem von ihr geleiteten Programm eine hohe Meinung. Der Aufenthalt der stationären Klienten ist in der Regel auf sechs Monate begrenzt. In dieser Zeit wird von allen erwartet, daß sie einen Plan entwickeln für den Schritt in eine unabhängige Lebenssituation oder in die nächste Phase ihrer Rehabilitation (z.B. Berufsausbildung etc.).

Weil wir Notfälle behandeln können und bereit sind, es bei Klienten, an denen die verschiedensten Behandlungsmethoden scheiterten, mit „unkonventionellen" Ansätzen zu versuchen, überweist uns Janet häufig Fälle, die von ihren Mitarbeitern als „schwierig"

---

[1] Insoo Kim Berg war die Therapeutin für diesen Fall, und Steve de Shazer war Teammitglied.

eingestuft werden. Janet überwies Bob zur Behandlung und berichtete, er habe zahlreiche erfolglose Behandlungen hinter sich. Mit der Überweisung hoffte sie, den ständigen Kreislauf gescheiterter Behandlungen zu unterbrechen.

Bob ist ein 22jähriger, weißer, alleinstehender Mann, der sich die letzten fünf Jahre seit Abschluß der Oberschule hat treiben lassen. Kurz nach dem Schulabschluß wurde Bob wegen Suchtmittelmißbrauch aus dem Elternhaus „rausgeworfen". Er kam aus einer stabilen Arbeiterfamilie und war davon überzeugt, sich vom typischen Suchtmittelkonsumenten, die er in verschiedenen Therapieprogrammen kennengelernt hatte, zu unterscheiden. Sein jungenhaftes Aussehen, verbunden mit Humor und Intelligenz, nahm die Menschen anfangs für Bob ein. Es war ganz offensichtlich, daß Bob das Zeug dazu hatte, etwas Besseres zu werden als ein „Penner". Seine Fähigkeit, „einem das Herz zu erweichen", machte ihn bei anderen beliebt. Allerdings nur so lange, bis sie von Bob um Geld angegangen wurden. Wenn sie für dumm verkauft und dazu gebracht wurden, ihm Gefälligkeiten zu erweisen, zeigten sich die meisten Menschen rasch verärgert.

Zur Zeit der Überweisung war Bob auf Bewährung freigelassen, nachdem er das Apartmenthaus eines Drogenhändlers, der ihn bei einem Deal betrogen hatte, angezündet hatte. Eine der vielen Bewährungsauflagen besagte, daß er sich einer Psychotherapie zu unterziehen habe. Er berichtete von zahlreichen Behandlungen wegen psychischer Probleme, bei denen schwerwiegende Diagnosen gestellt worden waren. Er hatte auch einige Selbstmordversuche hinter sich, deretwegen er wiederholt ins Krankenhaus eingewiesen worden war. Er berichtete, daß ihm zahlreiche Medikamente verschrieben worden wären, von denen, wie er meinte, keines geholfen habe.

Sein Suchtmittelmißbrauch hatte in der Oberschule begonnen. Er behauptete, „alles unter der Sonne" genommen zu haben und sowohl stationär als auch ambulant behandelt worden zu sein. Es war klar, daß es Bob wegen seines offensichtlichen Charmes und seiner Fähigkeit, mit anderen Menschen warm zu werden, gelungen war, sich bei den Helfern und auch bei Janet besondere Vergünstigungen zu verschaffen.

Wir hatten drei Sitzungen mit Bob, bei denen er offensichtlich versuchte, seine früheren Beziehungen zu Therapeuten zu wiederholen. Er äußerte den Wunsch, „normal" sein zu wollen wie jeder andere auch, eine stabile Beziehung mit einer Frau zu haben, und war sauer auf seine Eltern, weil sie „mich rausgeworfen haben". Er fühlte sich in dem Therapiesetting sehr wohl und wußte immer das Richtige zu sagen. Er erhob Einwände gegen die starken religiösen Beiklänge der Anonymen Alkoholiker. Das war für ihn der Grund, sich zu weigern, an A.-A.-Treffen teilzunehmen. Er machte deutlich, wie sehr er die „Klapsdoktoren" und ihre Medikamente haßte. Sein Talent, philosophische Einwände gegenüber den helfenden Berufen zu formulieren, war beeindruckend.

Seitdem er von zu Hause weggegangen war, hatte er eine Zeitlang mit einer Freundin zusammengewohnt, eine Weile bei Freunden übernachtet, immer wieder an verschiedenen therapeutischen Programmen teilgenommen und sich bei Kälte im Obdachlosenheim aufgehalten. Er hatte keine Probleme, Arbeit zu finden, aber wenn er genug Geld verdient hatte, um seine unmittelbaren Bedürfnisse zu befriedigen, oder wenn er sich bei seinen niedrigen Arbeiten langweilte, hörte er einfach auf.

Bob durfte bei besonderen Anlässen wie zum Beispiel Feiertagen oder besonderen Familienfeiern seine Eltern besuchen. Er durfte jedoch nicht über Nacht bleiben. Wenngleich es sein aufrichtiger Wunsch war, bei seinen Eltern zu wohnen, um „Geld zu sparen", gestand er ein, daß er „erst seine Angelegenheiten ins reine bringen" müsse, bevor dies geschehen könne.

Unsere Beziehung mit Bob schätzten wir so ein, daß er als „Besucher" zu uns kam und daß er an der Behandlung kaum Interesse hatte. Es schien, daß er immer noch darauf wartete, „alles zu kriegen", ohne dafür hart arbeiten zu müssen. Die Sitzungen dienten vor allem dazu, sein Denken verstehen zu lernen, seine „Sprache" und seine Überzeugungen kennenzulernen. Gleichzeitig kooperierten wir mit ihm, indem wir uns nach seinen Therapiezielen, seiner Programmteilnahme und seiner Ansicht erkundigten, wie eine Lösung seiner Schwierigkeiten herbeigeführt werden könnte.

Eines Tages erhielten wir einen dringenden Telefonanruf von Janet, die für sich und Bob um einen Termin bat. Der Telefonanruf war ausgelöst worden, weil Bob seine jüngste Arbeit als Postangestellter nach nur drei Stunden wieder hingeschmissen hatte. Er erklärte das Janet gegenüber damit, daß es bei der Arbeit attraktive junge Mädchen gäbe und es ihm zu peinlich sei, dort weiterzuarbeiten. Das war für

Janet der „letzte Tropfen, der das Faß zum überlaufen brachte". Sie war der Meinung, daß Bob seine Arbeit „viel zu häufig" mit solchen fadenscheinigen Entschuldigungen aufgab. Das war in den „fünf Monaten, zwei Wochen und drei Tagen" seiner Teilnahme an Janets Programm die kürzeste Periode, die Bob an einer Arbeitsstelle verbracht hatte. Angesichts der knappen Zeit, die noch verblieb, um bei Bob echte Veränderungen herbeizuführen, machte sich Janet Sorgen, daß seine Teilnahme an ihrem Programm sich in die lange Reihe seiner Mißerfolge einreihen könnte.

Wir hatten verschiedene Möglichkeiten, auf Janets Bitte um einen Termin zu reagieren. Ihr Anruf signalisierte uns, daß sie daran interessiert war, eine andere Art von Hilfe von uns zu erhalten. Während sie in der Regel Klienten, sollte dies erforderlich sein, an eine externe Behandlungseinrichtung überwies, erbat sie Hilfe für sich selbst als Programmdirektorin, die sich über einen Klienten Sorgen machte. Wir hatten die Wahl, uns allein mit ihr zu treffen und so ihrer Bitte nachzukommen oder beide, Janet und Bob, zu treffen, um ihre Beziehung direkt einzuschätzen und entsprechend einzugreifen.

Wir entschieden uns für die zweite Möglichkeit. Wir wollten sie gemeinsam sehen, quasi als Familieneinheit. Unser klinisches Gespür gab uns Recht. Wie Sie in der folgenden Fallbeschreibung sehen können, verhielten sich Janet und Bob, als ob sie Mutter und Sohn wären, wobei Janet ihn unterstützte und ermutigte und ihn gelegentlich kritisierte, daß er sich produktiver am Programm beteiligen sollte.

Janet und Bob zeigten uns ihre Beziehungsmuster früh in der Sitzung: Janet bemühte sich sehr, ihn zu besänftigen und zu überzeugen, seine weitere Teilnahme an ihrem Programm *nicht*, wie Bob das ausdrückte, als „Strafe" anzusehen, sondern es vielmehr als eine günstige Gelegenheit für sich zu betrachten. Janet meinte, daß Bob sich beim Einstellungsgespräch hervorragend präsentieren müsse, da er es schaffte, so viele Stellen zu bekommen. Allerdings „muß irgend etwas geschehen, nachdem er angefangen hat zu arbeiten", da er in der Regel nach ein oder zwei Wochen wieder aufhörte.

Beide stimmten darin überein, daß ein Monat die längste Zeit und die drei Stunden als Postangestellter die kürzeste Zeit war, die Bob jemals an einer Arbeitsstelle verbracht hatte. Auch war Janet der Meinung, daß Bob erst eine Arbeit finden sollte, um etwas Disziplin und Arbeitsroutine zu lernen, bevor er, wie Bob das eigentlich beabsichtigte, zur Schule ging. Am Anfang bestand die Aufgabe darin, die unterschiedliche Bereitschaft der beiden einzuschätzen, etwas zur Lösung des Problems zu tun. Die Therapeutin begann die Sitzung mit der Frage an Janet, was sie veranlaßt habe, am Tag vor der Sitzung um einen Termin zu bitten. Die Therapeutin wollte wissen, was dieses Mal anders war, verglichen mit sonst, als Bob seine Arbeit aufgegeben hatte.

Therapeutin: Was ist dieses Mal mit Bob anders?
Bob: Nichts.
Janet: (lacht) Ich denke doch. (An Bob) Vielleicht wirst du gesünder. Selbst wenn du trinkst, gibt es mehr Klarheit. Wenn du dann nüchtern bist, ist dir eher bewußt, was das Problem eigentlich ist. (Zur Therapeutin) Ich setze große Hoffnungen auf Bob.
Therapeutin: Bob, haben Sie so große Hoffnungen für sich selbst wie Janet?
Bob: Für mich?
Therapeutin: Ja, Sie für sich. Haben Sie so große Hoffnungen für sich selbst wie Janet?
Bob: Nein.
Therapeutin: Also hat sie mehr Hoffnung für Sie, als Sie für sich selbst haben? Wie kommt sie darauf, daß Sie all das tun können?
Bob: Vielleicht kennt sie mich noch nicht lange genug.
Therapeutin: Sie meinen, fünf Monate und zwei Wochen sei nicht lange genug?
Bob: Meine Eltern kennen mich 17 Jahre lang, und sie haben keine Hoffnung. Ich erinnere mich, was mir mein Vater gesagt hat, als ich das erste Mal versuchte, mich umzubringen. Er sagte: „Aus dir wird mal nichts werden, und du wirst nie so viel Geld verdienen wie ich. Ich muß mich wohl damit abfinden, daß du ein Pikkolo sein wirst."
Therapeutin: Sie sagen also, daß Ihre Eltern Recht haben und Janet Unrecht? Wer von den beiden hat Recht: Ihre Eltern, die sagen, es bestehe für Sie keine Hoffnung, oder Janet, die sagt, daß es Hoffnung gäbe? Wer hat Recht?
Bob: Ich habe keine Ahnung, Insoo, wahrscheinlich Janet, wahrscheinlich.
Therapeutin: Von wem möchten Sie denn gerne, daß er Recht hat, Janet oder Ihre Eltern?

Bob: Es kommt darauf an. Es hängt davon ab, was für mich dabei herauskommt.
Therapeutin: Was meinen Sie damit?
Bob: Es hängt davon ab, was mich glücklich macht. Vielleicht bin ich glücklich als Pikkolo, und das reicht mir? Vielleicht will ich aber auch weiterkommen und etwas aus mir machen.
Therapeutin: Was glauben Sie denn, was gut für Sie wäre? Janet hat eine Vorstellung davon, was gut für Sie ist. Wie sieht Ihre Vorstellung aus?
Bob: Hm ... Ich, mit meinen 22 Jahren, stelle mir vor, daß das, was Janet sagt, für mich gut sein wird. Aber auf dem Papier! Was sie aufgeschrieben hat, klingt gut auf dem Papier.
Therapeutin: Okay ... was ist mit der Realität? Was ist gut für Sie in der Realität?
Bob: Ja, das wird für mich auch in der Realität gut sein.

Die Therapeutin entschied sich dafür, die Ermutigungshaltung Janets gegenüber Bob zu ignorieren und darauf zu fokussieren, was in der Sitzung geschehen müßte, damit sie produktiv sein würde. Es wurde deutlich, daß Janet dieselben Muster wiederholte, die früher schon viele andere mit Bob ohne Erfolg versucht hatten. Bob hatte nicht nur zu uns eine Beziehung vom Typ eines „Besuchers", es wurde klar, daß er seit mehr als fünf Monaten zu Janets Programm eine ähnliche Beziehung hatte. Bei zahlreichen Behandlungen war er ein passiver Teilnehmer geblieben. Die Therapeutin entschloß sich, den Fokus zu verändern und damit zu beginnen, seine Motivation für eine von allen, einschließlich uns selbst, gewünschte Veränderung einzuschätzen. Die Skalenfragen würden ein genaues Maß für seine Bereitschaft sein, Veränderungsschritte zu unternehmen.

Therapeutin: Bob, sagen wir, 10 bedeutet, daß Sie glauben, Sie hätten die besten Chancen, es zu schaffen, das heißt, Sie tun das, was getan werden muß, um etwas aus sich zu machen, und Sie fühlen sich so, als hätten Sie Erfolg gehabt. 10 bedeutet, daß Sie alle Chancen haben, es zu schaffen, und 1 bedeutet das Gegenteil. Wo würden Sie sich heute zwischen 1 und 10 einordnen?
Bob: Heute?
Therapeutin: Ja, heute.
Bob: Ich würde sagen, ungefähr bei 2.

Therapeutin: Was würden Sie sagen, Janet?
Janet: Ich würde sagen, heute ungefähr bei 4 $^1/_2$ Es besteht die Hoffnung, daß er bei 6 sein könnte, an manchen Tagen sogar bei 7, aber nicht heute.
Therapeutin: Bob, sagen wir, 10 bedeutet, daß Sie alles tun werden, um auf 6 oder 7 zu kommen, wo Sie, wie Janet sagt, ja gelegentlich sind, und 1 bedeutet, äh ... Ich setz mich einfach in 'ne Ecke, und mir ist alles egal.
Bob: Ich denke, wenn ich etwas tue und doch nur bei 6 oder 7 lande, das wäre ja schwach, Mensch.
Janet: Das ist nur heute so, Bob (legt ihren Arm um Bob).
Bob: Heute muß ich sagen, bin ich wischiwaschi. Ich geb' mir 'ne 5.
Therapeutin: Ich weiß es zu schätzen, daß Sie ehrlich sind, Bob. Was meinen Sie dazu, Janet; wie würden Sie seine Bereitschaft, seine Motivation und sein unbedingtes Wollen, heute einschätzen?
Janet: Er steht wohl zwischen 4 und 5. Er will wohl schon. Eine gewisse Bereitschaft ist da.
Therapeutin: Ich rede allerdings über seine Bereitschaft, etwas zu *tun*, die Schwierigkeiten auf sich zu nehmen und durchzuhalten, auch wenn es ihm gelegentlich oben steht.
Janet: Ich glaube, daß die Bereitschaft da ist. Er hat die Bereitschaft, sich eine Arbeit zu suchen, aber er ist nicht bereit, sie auch zu behalten. Deshalb muß ich wohl sagen, daß seine Bereitschaft durchzuhalten ungefähr bei 5 liegt. Er muß Mittel und Wege finden, um eine Arbeit auch zu behalten. Ich glaube, das ist für ihn sehr schwer.

In der weiteren Diskussion führte Janet wiederum aus, wie gut sich Bob in Vorstellungsgesprächen präsentieren könne, um die Stellen so leicht zu bekommen, daß es jedoch nötig sei, die Arbeitsstelle zu behalten, um zu lernen, was es heißt, tagtäglich pünktlich zur Arbeit zu gehen. Janet meinte ferner, daß es für Bob das beste sei, nachdem er bei der Arbeit die notwendige Disziplin gelernt habe, wieder auf die Schule zu gehen, um seine Voraussetzungen für gute Jobs zu verbessern und um mehr Geld zu verdienen als den Mindestlohn, den er zur Zeit verdiene. Bob lehnte es rundweg ab, wieder in die Schule zu gehen. Die Therapeutin entschloß sich, auf den Unterschied zu fokussieren, wie Bob sich selbst sah und wie andere ihn sahen.

Therapeutin: (zu Janet) Sie scheinen Bob viel mehr zuzutrauen als er sich selbst.
Janet: So sieht es aus.
Bob: Ja, das tut sie.
Therapeutin: Neigen andere Menschen dazu, Ihnen mehr zuzutrauen als Sie sich selbst?
Bob: Ja, das ist ständig vorgekommen. In der Schule stand in meinem Zeugnis: Wenn Bob seine Möglichkeiten ausschöpft, dann würde er Cs und Bs bekommen. So'n Scheiß! Die Schulpsychologen meinten auch, ich sei verrückt, weil ich immer Quatsch gemacht habe.
Therapeutin: Also trauten alle Ihnen mehr zu als Sie sich selbst. Wer hat Recht? Sie oder die anderen?
Bob: Ich weiß nicht, Insoo, weil es so viele gegen einen sind, muß ich wohl sagen, daß die anderen Recht haben.
Therapeutin: Die Anzahl tut nichts zur Sache. Haben die anderen Recht? Oder sehen sie Dinge, die nicht da sind? Täuschen sich die anderen selbst, oder täuschen Sie sich selbst? Wer hat hier Recht? Was ist hier real?
Bob: Ich glaube, wir täuschen uns beide, Insoo.
Therapeutin: Was ist hier also real?
Bob: Real ist, daß ich gute Tage habe und schlechte Tage.
Therapeutin: Bescheißen Sie die anderen, damit sie denken sollen, Sie hätten viel mehr Möglichkeiten als Sie wirklich haben, oder bescheißen die anderen Sie, damit Sie glauben, Sie hätten viel mehr Möglichkeiten, als Sie wirklich haben? Wie sieht das aus?
Bob: Ich habe keine Chance, Janet zu bescheißen, weil sie viel mehr Menschenkenntnis besitzt als andere.

Starke Worte wie „bescheißen" werden ganz bewußt benutzt, um sich mit Bobs „Straßenjargon" auf eine Stufe zu stellen und um darauf hinzuweisen, wie Bob versucht hat, andere von seinen Möglichkeiten zu überzeugen – und wie andere versucht haben, Bob davon zu überzeugen. Das immer klarer werdende Muster sah so aus, daß es für Bob um so leichter war, die anderen zu ignorieren, je mehr sie ihn ermutigten, was dazu führte, daß sie von Bob frustriert wurden und aufgaben. Wenn dieses Muster offen gelegt werden könnte, wäre es für Janet und Bob schwierig, es fortzusetzen. Bobs Selbstsicht mußte auf eine für ihn leicht zu akzeptierende Art in Frage gestellt werden.

Seine letzte Bemerkung, daß er wegen Janets Menschenkenntnis unfähig sei, sie zu bescheißen, wird positiv gesehen.

Therapeutin: Bescheißen Sie sich selbst, um sich einzureden, Sie hätten nicht so viele Möglichkeiten, wie Sie eigentlich haben?
Bob: Ich glaub' schon.
Therapeutin: Tun Sie es?
Bob: Ja.

Bob bezieht in dieser Frage eine Position, in der er eingestehen muß, daß andere recht haben mit dem, was sie über ihn sagen, daß er nämlich die vielen Möglichkeiten, die er hat, nicht nutzt.

Therapeutin: Sie meinen also, es wäre genauer, zu sagen, daß Sie versuchen sich selbst anstelle von anderen zu bescheißen, wenn Sie sich einzureden versuchen, Sie hätten nicht so viel Talent, wie Sie eigentlich haben.
Bob: Ja, ich denke schon.
Therapeutin: Sie haben also viel mehr Talent, als Sie selbst glauben.
Bob: Mein Talent liegt doch darin, daß ich intelligent bin, daß ich lustig bin, hm ...
Therapeutin: Wie können Sie das denn wissen?
Bob: Ich bin mir da sicher.

Wie wir angenommen haben, war es für Bob viel leichter zu akzeptieren, daß er sich selbst beschiß, als zuzugeben, daß er andere beschiß. Wenn dieser Punkt wiederholt bestätigt wird, fällt es dem Klienten leichter, es selbst zu glauben. Wir finden, daß die einfache Frage „Wie können Sie das wissen?" sehr viel Gewicht hat und dazu beitragen kann, das Selbstbewußtsein des Klienten zu stärken. Um die Frage zu beantworten, muß der Klient einen äußerlichen Beweis vorweisen können, der ihm sagt, daß er es *weiß*. Nachdem Bob erst einmal zugegeben hatte, daß er Möglichkeiten besaß, die er vor allen anderen verbarg, mußte ihm geholfen werden, sie beweiskräftig zu artikulieren. Für die Therapeutin besteht die nächste Aufgabe darin, Bob dazu zu bringen, diese Möglichkeiten in produktive Bahnen zu lenken.

Therapeutin: Was hält Sie davon ab, diese Möglichkeiten zu nutzen?
Bob: Hm ... Ich glaube, was mich davon abhält, ist das Ziel, was ich damit erreichen soll.

Therapeutin: Sie meinen, daß Sie nicht wissen, was Sie mit Ihren Möglichkeiten anfangen sollen?
Bob: Nein. Ich habe keinen blassen Schimmer, was ich damit machen soll.
Therapeutin: Was meinen Sie, wozu Ihre eigentlichen Möglichkeiten taugen?
Bob: Um als Komiker für Entspannung zu sorgen. (Gelächter)

Diese Fragen zeigten dem Klienten eine Richtung, der er folgen konnte. Als die Therapeutin der Vorstellung des Klienten nachging, was er mit seinen Möglichkeiten anfangen könnte, veränderte sich seine Beziehung zur Therapeutin in die vom Typ eines Klagenden. Das heißt, daß Bob nun eine Beschwerde hat, da er nicht weiß, was er mit seinen Möglichkeiten anfangen soll.

Die weitere Untersuchung seiner Bereitschaft, etwas mit seinen Möglichkeiten anzufangen, ob er Komödiant oder Diskjockey werden, eine eigene Fernsehshow aufziehen oder ein berühmter Musiker werden wolle, führte zu dem Schluß, daß es sich um nichts als „Luftschlösser" handle.

Therapeutin: Wie sehr wollen Sie das? Wie würden Sie Ihren Wunsch einschätzen, dies alles tun zu wollen?
Bob: Wenn ich Ihre Zahlen nehme, würde ich sagen, ich bin bei 3.
Therapeutin: Janet, was würden Sie sagen, wie groß zahlenmäßig Bobs Wunsch ist, sein Talent zu verwerten?
Janet: Ich würde es sehr hoch ansetzen. Er spielt für Freunde, für den Serenity Club, vor ein paar Wochen spielte er bei einer Beerdigung, er versucht, mit der Kirche ins Gespräch zu kommen, um während der Messe zu spielen. Sein Wunsch ist sehr groß.
Therapeutin: Was glauben Sie, was Bob tun muß, um seinen Wunsch Wirklichkeit werden zu lassen; damit er das tut, was getan werden muß?
Janet: Ich meine, daß er auf die Schule gehen muß. Vielleicht nicht. Vielleicht muß er einfach Erfahrung sammeln. Letztendlich muß er aber doch auf die Schule gehen. Er muß es schaffen, eine Krise erfolgreich durchzustehen.
Therapeutin: Was halten Sie davon, Bob? Stimmen Sie da zu?
Bob: Ja, da stimme ich zu.

Therapeutin: Wie dringend wollen Sie denn das tun, was getan werden muß?
Bob: Ziemlich dringend. (Pause) Aber reden wir eigentlich über meinen Wunsch oder darüber, daß ich es tatsächlich tue? Ich mach' nämlich rein gar nichts.
Therapeutin: Sie wollen also etwas tun, um im Leben voranzukommen?
Bob: Ja, das möchte ich. Aber ich meine, daß das alles künstlich ist. Wir reden nicht darüber, weshalb ich es nicht tue.

Es ist ein wenig klarer geworden, was Bob mit seinen Möglichkeiten machen will. Die nächste Aufgabe besteht darin, mit Bob über seine Bereitschaft zu diskutieren, den schwierigen Prozeß durchzustehen, damit die Anstrengungen auch Erfolg haben. Bobs letzte Bemerkung war für die Therapeutin eine Überraschung. Sie erwartete eigentlich eine gehörige Portion Einsicht in das, was Bob davon abhielt, produktiv zu sein, und war bereit, Bobs „wirkliche" Gründe, weshalb er das, was getan werden mußte, nicht tat, zu diskutieren. Was jedoch folgte war nicht nur eine Überraschung, sondern hätte die Therapeutin leicht dazu verleiten können, eine Analyse seiner Vorurteile und seiner Haltung gegenüber afro-amerikanischen Männern im Programm zu machen. Bob signalisierte ein weiteres Mal, daß er Hilfe brauchte, denn er versuchte erneut, zu rechtfertigen, weshalb er nicht das tat, was er eigentlich tun müßte.

Therapeutin: Ich verstehe das nicht.
Bob: Es hat damit zu tun, wo ich wohne. Eine betreute Wohngemeinschaft. Ich gehöre da nicht hin. Mensch, die fahren da alle auf so 'n Zeug ab wie: „Ja, ich bin ein Mordskerl, ich bin ein Mordskerl." Dieses Macho-Zeugs. Alle reden von „dieser verdammten Scheiße" und „jener verdammten Scheiße", dauernd heißt es: „Du kannst mich mal!" und: „Mensch, die Musik ist vielleicht beschissen!" Es ist ein Kulturschock. Ich kann ihre Musik nicht ausstehen. Ich habe versucht, ein Macho zu sein, und habe eine Woche lang nicht geduscht. (Lacht) Ich rede nicht von den Schwarzen, mit denen ich zusammen wohne. Der Kulturschock. Das ständige „Fick deine Mutter", ich kann es nicht mehr hören! (Er schaut angewidert.)
Therapeutin: Was könnte Ihnen helfen? Was wollen Sie tun?
Bob: Ich weiß nicht.

Man hätte sich von Bobs Versuch, Entschuldigungen dafür zu finden, daß er es nicht vermochte, das zu tun, was er tun mußte, leicht ablenken lassen können. Die Therapeutin lenkte den Fokus jedoch wieder auf Bobs Bereitschaft, Schritte zu unternehmen, um sein Ziel zu erreichen. Eine der wirkungsvollsten Methoden, die Initiative des Klienten wieder auf den Fokus auszurichten, besteht darin, die Frage in eine positive und bejahende Form zu kleiden.

Therapeutin: Was wäre gut für Sie?
Bob: Ich könnte ausziehen, einfach so (schnippt mit den Fingern), aber ich würde zur Heilsarmee ziehen und Tische abräumen. Das wäre keine Veränderung.
Therapeutin: Was wäre *gut* für Sie?
Bob: Was für mich *gut* wäre?
Therapeutin: Ja, was wäre *gut* für Sie?
Bob: Ich sollte dort ausziehen. Das wäre gut für mich.
Therapeutin: Was müßten Sie tun, um das zu tun, was gut für Sie wäre?
Bob: Ich müßte schuften, etwas Geld sparen und ausziehen und mit jemandem eine Wohnung teilen; es gehört einiges dazu, um von ganz unten anzufangen, deshalb habe ich auch Probleme, meine Jobs zu behalten.
Therapeutin: Wie, wollen Sie in der Mitte anfangen?
Bob: Ja, das will ich.
Therapeutin: Was müssen Sie tun, um von unten anzufangen und durchzuhalten, bis Sie in der Mitte angekommen sind? Was müssen Sie tun?
Bob: Ich muß das nach der Arbeit tun, worauf ich Bock habe.
Therapeutin: Sie meinen, wenn Sie Feierabend haben. Okay, also wissen Sie, was Sie tun müssen. Was passiert, wenn Sie sich entschließen, das *nicht* zu tun?
Bob: Nichts.
Therapeutin: Was meinen Sie denn mit „nichts"?
Bob: Dann werde ich immer noch in Janets Programm sein. Ich werde dann immer noch dort wohnen.

Bob versucht ein weiteres Mal, Janets Engagement ihm gegenüber auf die Probe zu stellen, um zu sehen, ob sie engagiert genug ist, ihn nicht fallen zu lassen.

Janet: Aber Du weißt, daß Du das nicht tun kannst. Ich kann Dich nicht ewig dabehalten.
Bob: Ich weiß.
Therapeutin: Janet, Sie meinen, daß Bob nicht ewig dort bleiben kann?
Janet: Nein, wir müssen einen Plan haben. Ich würde es bedauern, wenn er einfach in ein anderes Obdachlosenasyl oder zur Heilsarmee ziehen würde. Ich kann nicht sehen, wozu das gut wäre. Er ist schon einmal für eine kurze Zeit ausgezogen. Dabei ist nichts Besonderes herausgekommen.
Therapeutin: Ist es möglich, daß Sie die nächsten 25 oder 30 Jahre auf der Straße zubringen?
Bob: Das ist 'ne Möglichkeit. Es hängt alles davon ab, was für 'n Mist ich baue. Es ist 'ne Möglichkeit.
Therapeutin: Sie haben gesehen, wie es anderen Typen erging. Wollen Sie so enden?
Bob: Nein.
Therapeutin: Sind Sie sich *sicher*?
Bob: Ja, ich bin mir sicher. *Nein. Ich will das nicht.*
Therapeutin: Was wollen Sie statt dessen?
Bob: Ich will so sein wie jeder andere auch … normal sein … 'ne eigene Wohnung haben, 'ne Arbeit, Musik machen, vielleicht 'ne Frau haben.

An diesem Punkt unterbrach die Therapeutin, um sich mit dem Team zu beraten. Wir betrachteten Janets Sorge um Bob als etwas Positives. Sie könnte aber auch möglicherweise das negativ beeinflussen, was Bob *tun* muß, nämlich ganz unten anfangen zu arbeiten und lange genug durchhalten, um ein Kompetenz- und Erfolgsgefühl zu entwickeln und sich dann auf eine mittlere Position hocharbeiten, wie „jeder andere auch". Janet müßte sich „zurückziehen" und Bob die Qual der Wahl überlassen, wie er sein Talent nutzen sollte.

Janet machte den weitverbreiteten Fehler, zu meinen, Bob sei nicht fähig, herauszufinden, was gut für ihn wäre. Ihre Lösung bestand in der Aufstellung eines Programms: Mache eine Weile den Job zum Mindestlohn, um Arbeitsdisziplin zu lernen, dann gehe auf die Schule, finde danach einen richtigen Job, spare Geld, etc. Statt dessen benötigte Bob ihre Hilfe bei der Klärung der Frage, was er eigentlich mit seinem Leben anfangen wollte und wo seine Interessen lagen.

Die Therapeutin fokussierte auf die Fragen: „Was wäre gut für Sie?", „Was müßten Sie dafür tun?" und „Was müssen Sie tun, damit Sie das tun können, was gut für Sie wäre?"

Sein Traum, einen „angenehmen" Job zu finden, ohne hart dafür arbeiten zu müssen, war unrealistisch, und Bob wußte das im Grunde auch. Uns war klar, daß Bob in der Tat ein intelligenter, junger Mann war, der sich gut artikulieren konnte. Wir fingen auch an zu begreifen, wie leicht es passieren konnte, daß Helfer ihn mit aufmunternden Worten ermutigten, was in der Vergangenheit eindeutig gescheitert war. Es wurde auch klar, daß Bob außer den vagen Träumen, es im Showbusineß zu etwas zu bringen, genaugenommen nicht wußte, was er beruflich machen sollte. Das ist ohne Anleitung sicherlich für jeden jungen Menschen eine schwer zu beantwortende Frage.

Unserer Meinung nach werden solche Entscheidungen in der Regel durch Ausprobieren getroffen. Wenn man kleine Erfolge hat, sagt das etwas über die eigenen Interessen und Talente. Bob hatte es in keinem Job lange genug ausgehalten, um herauszufinden, was er an den verschiedenen Jobs mochte und was nicht.

Weil Janet unsere Berufskollegin ist, die wir wegen ihrer Integrität und ihres Engagements sehr schätzen, verdiente sie eine direkte und hilfreiche Empfehlung, die ihre Erfolgsaussichten mit Bob verbessern würden. Gleichzeitig war es notwendig, daß Janet sich „zurückzog" und aufhörte, Bob zu bemuttern. Die folgende Botschaft wurde beiden am Ende der Beratungspause gegeben.

> „Janet, das Team hat den Eindruck, daß Bob davon überzeugt ist, daß Sie auf seiner Seite sind. Wenn Sie auch darauf bestehen müssen, daß er bestimmte Schritte unternimmt, um in dem Programm bleiben zu können, so tun Sie das aus Respekt vor Bobs Fähigkeit, etwas aus seinem Leben machen zu können, und nicht, weil Sie hart mit ihm umspringen wollen. Wenn es Zeit ist, wird er nach Ihrem Programm entweder etwas unternehmen, was ihn weiterbringt, oder aber er endet im Obdachlosenheim. Wenn Sie darauf bestehen, daß er etwas Positives unternehmen soll, so meinen wir, daß das Ihre Art ist, seinen Fähigkeiten Respekt zu zollen, und wir stimmen auch mit Ihrem Wunsch überein, ihn nicht wie einen kleinen Jungen zu behandeln und zu umarmen, wenn Ihnen das auch schwer fällt. Das Team ist von Ihrem Wunsch, zu tun, was gut für ihn ist, beeindruckt.

Bob, das Team meint, daß Sie anscheinend auf Ihren eigenen Schwindel hereinfallen und vergessen, daß Sie sich selbst bescheißen. Manchmal vergessen Sie es, weil Sie es schon so lange gemacht haben, daß Sie inzwischen Ihrem eigenen Schwindel aufsitzen. Etwas anderes ist jedoch weitaus bedenklicher, daß man nämlich seit langer Zeit an Ihnen die Quadratur des Kreises versucht hat. Alle haben das versucht, Sie selbst auch.

Da Sie wissen, was Sie tun müssen, schlagen wir Ihnen vor, entsprechende Schritte zu unternehmen. Wir können nur dann wissen, daß Sie nicht mehr an Ihren eigenen Beschiß glauben, wenn Sie das tun, was Sie tun müssen. Wenn Sie aufhören, an sich selbst die Quadratur des Kreises auszuprobieren, dann tun Sie auch das, was Sie tun müssen. Folglich möchten wir, daß Sie einige Schritte unternehmen. Da Sie wissen, was Sie tun müssen, werden wir uns hüten, Ihre Intelligenz zu beleidigen, indem wir Ihnen sagen, was Sie tun müssen. Sie müssen es einfach *tun*. Bob, ich möchte Sie wieder sehen.

Janet, wir möchten gerne mit Ihnen in Verbindung bleiben, um zu erfahren, wie Bob sich macht. Da Bob weiß und überzeugt ist, daß Sie auf seiner Seite sind, daß Sie ihn unterstützen, daß Sie wollen, daß er es im Leben schafft, ist es wohl am besten, wenn Sie mit ihm über die ganze Angelegenheit nicht mehr reden.

Zum Schluß für Sie, Bob: Das Team meint, daß Sie eine 50:50-Chance haben, die Schritte zu unternehmen, von denen Sie wissen, daß Sie sie unternehmen müssen. Ich bin allerdings nicht sicher, ob ich damit übereinstimme."

An dieser Stelle wollte die Therapeutin die Sitzung beenden, als Bob unterbrach.

Bob: Einen Moment. Weshalb sollte das Team einen solchen Vorschlag machen? Diese Sache mit 50:50. Die denken wohl, daß ich sage: „Euch werd' ich's zeigen?"

Therapeutin: Ich bin mir nicht sicher, Bob. Sie wollten einfach ihre ehrliche Meinung sagen.

An diesem Punkt endete die Sitzung. Die nach der Beratungspause verkündete Botschaft kann man als Zusammenfassung dessen ansehen, was während der Sitzung zutage kam. Das Gespräch begann mit vielen Hinweisen, daß Janet mehr investierte und härter als Bob daran arbeitete, um ihm im Leben zu Erfolg zu verhelfen. Wie zahllose „Helfer" vor ihr hatte Janet viele gute Ideen, wie Bob die Ziele, die sie ihm gesetzt hatte, am besten erreichen könnte. Wenn es noch etwas länger so weiterginge, würde Janets Beziehung zu Bob vermutlich so enden wie viele vorher, wie auch Bobs Beziehung zu seinen Eltern geendet hatte. Alle schienen wütend auf ihn und mit ihrer Geduld am Ende zu sein. Schließlich gaben sie ihm das Etikett „hoffnungslos, feindselig" oder daß er noch nicht „ganz unten" angekommen sei. Viele wie Janet wohlmeinende Menschen werden oft mißverstanden. Man bezeichnet sie als „Mitabhängige" oder als am „Helfersyndrom" Leidende, die eine Behandlung benötigen, um Abstand zu gewinnen.

Wir entschlossen uns, zuerst den einfachsten, leichtesten und am wenigsten aufdringlichen Ansatz zu versuchen. Erst haben wir jeden einzelnen der Dyade für seine guten Absichten, die aber irgendwie in eine falsche Richtung gelenkt worden waren, gelobt.

Janet wurde bestätigt, daß ihre harte Arbeit mit Bob vorzüglich war, da er von ihrer Achtung, ihrer Unterstützung und ihrem bedingungslosen Vertrauen in seine Fähigkeiten, Erfolg haben zu können, überzeugt war. In einem zweiten Schritt mußte die Botschaft die Begründung liefern, weshalb es für sie notwendig sei, Abstand zu gewinnen und sich von ihrem intensiven Engagement für Bobs Erfolg zurückzuziehen. Ihr Abstandhalten wurde als Respekt und Vertrauen in Bobs Fähigkeiten etikettiert. Demnach wäre ihr fortgesetztes Bemuttern als ein Mangel an Vertrauen und Respekt zu interpretieren. Diese Sicht gestattete es Janet, auf eine taktvolle Weise Abstand zu gewinnen.

Bob wurde als verwirrt bezeichnet, weil er auf seinen eigenen Schwindel hereinfalle und an ihm außerdem die Quadratur des Kreises versucht worden war. Das Team weigerte sich auch, die schon früher gescheiterten Versuche, ihm zu zeigen, was er tun müßte, zu wiederholen. Anstatt anzunehmen, Bob wisse nicht, was er tun müsse – was ja für ihn wieder eine Entschuldigung bedeutet hätte –, machte ihn das Team für seine eigenen Fehler verantwortlich, zumal er sich weigerte, das zu tun, von dem er wußte, daß er es tun mußte.

Von Anfang an war klar, daß Janet eine Beziehung vom Typ eines Kunden, Bob dagegen eine vom Typ eines Besuchers eingegangen war. Die Beziehung zu Bob verwandelte sich jedoch in die eines Kunden, und deshalb wurde beiden eine Verhaltensaufgabe gegeben. Es wurde vorgeschlagen, daß Janet Bobs Fähigkeiten respektieren und aufhören sollte, ihn zu ermahnen. Auf der anderen Seite wurde vorgeschlagen, daß Bob *das unternehmen sollte*, was *gut* für ihn ist. Beachten Sie, daß die Formulierung „was *gut* für ihn ist" nur vage definiert ist.

Obwohl Bob für die folgende Woche einen Termin vereinbart hatte, sagte er zweimal mit der Begründung ab, er habe länger arbeiten müssen. Auch beantragte er von der Therapeutin eine Bestätigung über seine Teilnahme an dem Programm gegen Suchtmittelmißbrauch. Angeblich benötigte er diese schriftliche Bestätigung, um sich für ein Ausbildungsprogramm in einer beschützenden Werkstätte zu bewerben.

Die Information für die Nachuntersuchung erhielten wir von Janet, als wir sie auf einer Veranstaltung trafen. Sie berichtete, daß Bob nach Ablauf der sechs Monate ausgezogen sei und daß er seitdem arbeite. Zuerst im Rahmen eines beruflichen Rehabilitationsprogramms und danach in einer beschützenden Werkstätte. Bob kam häufig vorbei, um Janet zu besuchen. Der letzte Besuch Bobs fand ungefähr neun Monate nach unserer Sitzung statt. Er hatte Janet zum Essen eingeladen, was an sich nichts Ungewöhnliches war. Ungewöhnlich war allerdings, daß er, anstatt Janet zu bitten, das Essen zu bezahlen, einen Scheck nahm und darauf bestand, auch für Janet zu zahlen. Sie berichtete, das Angebot habe sie „beinahe umgehauen", denn es stelle für Bob eine drastische Änderung seines Verhaltens dar.

Ansonsten, berichtete sie, gehe es Bob gut, er sehe gesünder aus, er arbeite und teile derzeit mit einem anderen Mann eine Wohnung. Gelegentlich singe er beim Gottesdienst und mache Musik in einer Band. Vor kurzem habe er angefangen, vor Studenten Vorträge über die Gefahren von Drogen und Alkohol zu halten. Es scheint, daß Bob weit über die „ersten Schritte" zu einem sinnvollen Leben und zu seinem Ziel, „normal" zu sein, hinausgegangen ist.

Epilog

Beim Schreiben eines Buches ist man in vieler Hinsicht zu Kompromissen gezwungen. Nachdem wir es nun beendet haben, ist uns bewußt, daß es uns gelungen ist, sehr viel darüber zu sagen, wie das lösungsorientierte Modell bei der Behandlung von Problemtrinkern eingesetzt werden kann. Zugleich ist uns bewußt, daß es uns nicht möglich war, alle relevanten Aspekte anzusprechen.

Am Anfang des Buches haben wir darauf hingewiesen, daß wir ein praktisches Buch schreiben wollten, das Schritt für Schritt das „Wie" des Prozesses einer lösungsorientierten Behandlung von Problemtrinkern beschreibt. Insbesondere wollten wir die Begriffe und Techniken, die wir in der Behandlung dieser herausfordernden Klientel nützlich fanden, detailliert darstellen. Das „Wie", das wir in diesem Buch beschrieben haben, entspringt unserer grundsätzlichen Überzeugung in unserer Arbeit mit Klienten.

Natürlich meinen wir nicht, daß unser Ansatz *das* letzte Wort zur Behandlung von Problemtrinkern ist; noch ist es das letzte Wort, das wir zu dieser Methode und ihrer Anwendung auf das Problemtrinken sagen möchten. Vielmehr hoffen wir, daß die hier vorgestellten Begriffe und Techniken den Therapeuten, die mit Problemtrinkern konfrontiert werden, eine Methode nahebringen mit dem Ziel, das Selbstbewußtsein ihrer Klienten zu stärken.

Der Ansatz der lösungsorientierten Therapie ist entwicklungsfähig. Selbst beim Schreiben und Zusammenstellen dieses Buches haben wir ihn verändert und angepaßt, um den Bedürfnissen der individuellen Klienten, mit denen wir arbeiteten, zu entsprechen. Ursprünglich beabsichtigten wir, diese Veränderungen mit aufzunehmen. Wir mußten diesen Prozeß jedoch an einem bestimmten Punkt abbrechen und einfach über den Ansatz schreiben.

Während wir unseren Klienten zuhören, wird das Modell wachsen, sich verändern und entwickeln. Auf unseren Reisen haben wir viele Berufskollegen kennengelernt, die die Methode verändern, um in verschiedenen Kulturen und in Kombination mit verschiedenen Behandlungsansätzen zu arbeiten. Das bestätigt unsere grundsätzliche Überzeugung, daß es viele Lösungswege gibt und daß das lösungsorientierte Modell nur einer davon ist.

Literatur

Aiken, L. S., L. A. LoSciuto a. M. A. Ausetts (1984): Paraprofessional versus professional drug counselors: The progress of clients in treatment. *International Journal of Addiction* 19: 383–401.
Alcoholics Anonymous (1939): The story of how more than one hundred men have recovered from alcoholism. New York (Works Publishing Company).
Alcoholics Anonymous (1976): The story of how many thousands of men and women have recovered from alcoholism. New York (Alcoholics Anonymous World Services).
Alcoholics Anonymous (1987): Alcoholics Anonymous surveys its membership: A demographic report. New York (Alcoholics Anonymous World Services).
Amatea, E. S. (1989): Brief strategic intervention for school behavior problems. San Francisco (Jossey-Bass).
Andersen, T. (1990): The reflecting team: Dialogue and metadialogue in clinical work. *Family Process* 26 (4): 415–428.
Anderson, D. (1987): If he keeps this up, he'll die soon. *Family Therapy Networker* 11 (4): 38–41.
Anderson, H. a. H. Goolishian (1988): Menschliche Systeme als sprachliche Systeme. *Familiendynamik* 3 (1990): 212–214.
Annis, H. M. (1982): Inventory of Drinking Situations (IDS-100). Toronto (Addiction Research Foundation of Ontario).
Annis, H. M. (1986): A relapse prevention model for treatment of alcoholics. In: W. R. Miller a. N. Heather (eds.): Treating addictive behaviors: Processes of change. New York (Plenum).
Annis, H. M. a. C. S. Davis (1989): Relapse prevention. In: R. K. Hester a. W. R. Miller (eds.): Handbook of alcoholism treatment approaches. New York (Pergamon Press).
Annis, H. M., J. M. Graham a. C. S. Davis (1987): Inventory of Drinking Situations (IDS) user's guide. Toronto (Addiction Research Foundation of Ontario).
Armor, D. J., J. M. Polich a. H. B. Stambul (1978): Alcoholism and treatment. New York (Wiley).

Die Jahreszahl in der Klammer gibt das Erscheinungsjahr der Originalausgabe, die 2. Jahreszahl gilt für die deutsche Übersetzung.

Bailey, M. B. a. J. Stewart (1966): Normal drinking by persons reporting previous problem drinking. *Quarterly Journal of Studies on Alcohol* 27: 30–41.
Barcha, R., M. A. Stewart a. S. B. Guze. (1968): The prevalence of alcoholism among general hospital ward patients. *American Journal of Psychiatry* 125: 681–684.
Beattie, M. (1986): Denial. Center City, MN (Hazelden).
Beattie, M. (1987). Unabhängig sein. München (Heyne), 1990.
Beattie, M. (1989): Beyond codependency and getting better all the time. San Francisco (Harper/Hazelden).
Beers, C. (1908/1940): A mind that found itself: An autobiography. New York (Doubleday).
Berg, I. K. (1988a): Couple therapy with one person or two. In: E. Nunnally a. K. Chilman (eds.): The families in trouble Vol. 3. Newbury Park, CA (Sage Publications). 30–54.
Berg, I. K. (1988b): Alternative treatment of addiction (6 Tapes). Vortrag vor der Milton H. Erickson Foundation of Colorado. Boulder, CO.
Berg, I. K. (1989): Of visitors, complainants, and customers: Is there really such a thing as resistance? *Family Therapy Networker* 13 (1): 21.
Berg, I. K. (1991): Family preservation: A brief therapy workbook. London (BT Press).
Berg, I. K. a. A. Jaya (1993): Different and same: Family therapy with Asian-American families. *Journal of Marital and Family Therapy* 19 (1): 31–38.
Berg, I. K. a. D. Gallagher (1991): Solution focused brief treatment with adolescent substance abusers. In: T. Todd a. M. Selekman (eds.): Family therapy approaches with adolescent substance abusers. Boston (Allyn & Bacon).
Black, C. (1987): Mir kann das nicht passieren. Kinder von Alkoholikern als Kinder, Jugendliche und Erwachsene. Wildberg (Bögner-Kaufmann), 1988.
Bloom, B. L. (1981): Focused single-session therapy: Initial development and evaluation. In: S. H. Budman (eds.): Forms of brief therapy. New York (Guilford).
Boscolo, L., G. Cecchin, L. Hoffman u. P. Penn (1987): Familientherapie – Systemtherapie. Das Mailänder Modell. Theorie, Praxis und Konversationen. Dortmund (Modernes Lernen), 1988.
Bratter, T. E. a. G. G. Forrest (1985). Alcoholism and substance abuse: Strategies for clinical intervention. New York (Free Press).
Budman, S. H. a. A. S. Gurman (1988): Theory and practice of brief therapy. New York (Guilford).
Cartwright, A. (1981): Are different therapeutic perspectives important in the treatment of alcoholism? *British Journal of Addictions* 76: 347–361.
Cox, F. M., C. S. Chilman a. E. W. Nunnally (1989): Mental illness, delinquency, addictions and neglect. Newbury Park, CA (Sage Publications).
Cummings, N. A. (1977): Prolonged (ideal) versus short-term (realistic) psychotherapy. *Professional Psychology* 8, 491–505.
Cummings, N. A. (1986): The dismantling of our health system. *American Psychologist* 41 (4): 426–431.
Cummings, N. A. (1988): Emergence of the mental health complex: Adaptive and maladaptive responses. *Professional Psychology* 19 (3): 308–315.
Cummings, N., H. Dorken, M. Pallack a. C. Henke (1990): The impact of psychological intervention on healthcare utilization and costs. San Francisco (Biodyne Corporation).
Cummings, N. A. a. G. VandenBos (1979): The general practice of psychology. *Professional Psychology* 10: 430–440.

DeAngelis, T. (1987): Short-term therapy is a „magical choice" for many patients. *APA Monitor* 18 (8): 34.
de Shazer, S. (1992): Muster familientherapeutischer Kurzzeit-Therapie. Paderborn (Junfermann).
de Shazer, S. (1985): Wege der erfolgreichen Kurztherapie. Stuttgart (Klett Cotta), 1989.
de Shazer, S. (1986): An indirect approach to brief therapy. In: S. de Shazer a. R. Kral (eds.): Indirect approaches in therapy. New York (W. W. Norton).
de Shazer, S. (1988): Der Dreh. Heidelberg (Carl-Auer-Systeme), 1992.
de Shazer, S. (1991): Das Spiel mit Unterschieden. Heidelberg (Carl-Auer-Systeme), 1992.
de Shazer, S. a. I. K. Berg (1992): Doing therapy: A poststructural revision. *Journal of Marital and Family Therapy* 18: 71–81.
de Shazer, S., I. K. Berg, E. Lipchik, E. Nunnally, A. Molnar, W. Gingerich a. M. Weiner-Davis (1986): Brief therapy: Focused solution development. *Family Process* 25 (2): 201–211.
Dolan, Y. (1991): Resolving sexual abuse. New York (W. W. Norton).
Efran, J. S., M. D. Lukens a. R. J. Lukens (1988): Cultivating simplemindedness: An antidote for complexity. *The Family Therapy Networker* 12 (2): 17–18.
Efran, J. S., M. D. Lukens a. R. J. Lukens (1990): Sprache, Struktur und Wandel. Bedeutungsrahmen der Psychotherapie. Dortmund (Modernes Lernen), 1992.
Erickson, M. H. (1959): Weitere klinische Techniken der Hypnose. In: E. L. Rossi (Hrsg.): Gesammelte Schriften von Milton H. Erickson, Bd. 1. Heidelberg (Carl-Auer-Systeme), 1995.
Erickson, M. H. (1965): The use of symptoms as an integral part of hypnotherapy. *American Journal of Hypnosis* 8: 57–65.
Erickson, M. H. a. E. L. Rossi (1973): Wörtlichnehmen und der Einsatz von Trance in der Psychotherapie. In: E. L. Rossi (Hrsg.): Gesammelte Schriften von Milton H. Erickson, Bd. 4. Heidelberg (Carl-Auer-Systeme), 1997.
Erickson, M. H. a. E. L. Rossi (1979): Hypnotherapie: Aufbau, Beispiele, Forschungen. München (Pfeiffer), 1981.
Fingarette, H. (1988): Heavy drinking: The myth of alcoholism as a disease. Los Angeles (The University of California Press).
Fisch, R., J. H. Weakland u. L. Segal (1982): Strategien der Veränderung. Stuttgart (Klett-Cotta), 1987.
Forman, R. (1987): Circle of care: Confronting the alcoholic's denial. *The Family Therapy Networker* 11 (4): 35–41.
Frank, R. G. a. M. S. Kamlet (1985): Direct costs and expenditures for mental health care in the United States in 1980. *Hospital and Community Psychiatry* 36 (2): 165–168.
Garfield, S. L. (1971): Research on client variables in psychotherapy. In: A. E. Bergin a. S. L. Garfield (ed.): Handbook of psychotherapy and behavior change. New York (Wiley).
Garfield, S. L. (1986): Research on client variables in psychotherapy. In: S. L. Garfield a. A. E. Bergin (eds.): Handbook of psychotherapy and behavior change. New York (Wiley).
Garfield, S. L. (1989): The practice of brief psychotherapy. New York (Pergamon Press).
Garfield, S. L. a. A. E. Bergin (1986): Handbook of psychotherapy and behavior change. New York (Wiley).

Garfield, S. L. a. M. Kurtz (1952): Evaluation of treatment and related procedures in 1216 cases referred to a mental hygiene clinic. *Psychiatric Quarterly* 26: 414–424.
Goodwin, D. W., J. B. Crane a. S. B. Guze (1971): Felons who drink: An eight year follow-up. *Quarterly Journal of Studies on Alcohol* 32: 136–147.
Gordon, D. a. M. Myers-Anderson (1981): Phoenix: Therapeutische Strategien von Milton H. Erickson. Hamburg (Isko-Press), 1986.
Gottheil, E. et al. (1982): Follow-up of abstinent and non-abstinent alcoholics. *American Journal of Psychiatry* 139: 564.
Haley, J. (1967): Advanced techniques of hypnosis and therapy: Selected papers of Milton H. Erickson. Cupertino, CA (Meta Publications).
Haley, J. (1977): Direktive Familientherapie. München (Pfeiffer), 1977.
Heather, N. a. I. Robinson (1985): Controlled drinking. London (Methuen).
Helzer, J. E., L. N. Robins, J. R. Taylor, K. Carey, R. H. Miller, T. Combs-Orme a. A. Farmer (1985): The extent of long-term drinking among alcoholics discharged from medical and psychiatric facilities. *New England Journal of Medicine* 312: 1678–1682.
Hester, R. a. W. Miller (1989): Handbook of alcoholism treatment approaches: Effective alternatives. New York (Pergamon Press).
Holden, C. (1986): Alcohol consumption down, research up [Letter to the Editor]. *Science* 198: 773.
Holden, C. (1987): Is alcoholism treatment effective? *Science* 236: 20–22.
Horney, K. (1937): Der neurotische Mensch in unserer Zeit. Frankfurt (Fischer).
Howard, K. I., S. M. Kopta, M. S. Krause a. D. E. Orlinsky (1986): The dose-effect relationship in psychotherapy. *American Psychologist* 41: 159–164.
Institute of Medicine (1990): Broadening the base of treatment for alcohol problems. Washington, DC (United States Government Printing Office).
Johnson, V. (1973): I'll quit tomorrow. New York (Harper & Row).
Johnson, V. (1986): Intervention: How to help someone who doesn't want help. Minneapolis, MN (Johnson Institute Books).
Joint Commission on Mental Illness and Health (1961): Action for mental health. New York (Basic Books).
Kamerow, D. B., H. A. Pincus a. D. I. Macdonald (1986): Alcohol abuse, other drug abuse and mental disorders in medical practice. *Journal of the American Medical Association* 255 (15): 2054–2057.
Kendall, R. E. & M. D. Stanton (1966): The fate of untreated alcoholics. *Quarterly Journal of Studies on Alcohol* 27: 30–41.
Kiser, D. J. (1988): A follow-up study conducted at the Brief Family Therapy Center of Milwaukee, Wisconsin (unpublished).
Kiser, D. J. (1990): Brief therapy on the couch. [Letter to the Editor] *Family Therapy Networker* 14 (4): 7.
Kiser, D. J. a. E. Nunnally (1988): The relationship between treatment length and goal achievement in solution-focused therapy. (unveröffentlichte Studie).
Kissin, B., S. M. Rosenblatt a. K. Machover (1968): Prognostic factors in alcoholism. *American Psychiatric Association Research Reports* 24: 22–43.
Kogan, L. S. (1957a): The short-term case in a family agency. Part I: The study plan. *Social Casework* 38: 231–238.
Kogan, L. S. (1957b): The short-term case in a family agency. Part II: Results of study. *Social Casework* 38: 296–302.

Kogan, L. S. (1957c): The short-term case in a family agency. Part III: Further results and conclusions. *Social Casework* 38: 366–374.
Koss, M. a. J. N. Butcher (1986): Research on brief psychotherapy. In: S. L. Garfield a. A. E. Bergin (eds.): Handbook of psychotherapy and behavior change. New York (Wiley).
Kral, R. (1986): Indirect therapy in the schools. In: S. de Shazer a. R. Kral (eds.): Indirect approaches in therapy. Rockville, MD (Aspen Publishers).
Kral, R. (1988): Strategies that work. Milwaukee, WI (Author).
Kral, R. a. K. Kowalski (1989): After the miracle: The second stage in solution focused brief therapy. *Journal of Strategic and Systemic Therapies* 8 (2 a. 3): 73–76.
Kral, R. a. J. Schaffer (1989): Creating relationships in adoption. Milwaukee, WI (Milwaukee County Social Services).
Lawson, G. (1982): Relation of counselor traits to evaluation of the counseling relationship by alcoholics. *Journal of Studies on Alcohol* 43: 834–838.
Madanes, C. (1984a): Hinter dem Einwegspiegel. Fortschritte in der strategischen Therapie. Hamburg (iskopress), 1989.
Madanes, C. (1984b): Strategic family therapy. San Francisco (Jossey-Bass).
Marlatt, G. A. (1980): Determinants of relapse and skill training interventions. In: G. A. Marlatt a. J. R. Gordon (eds.): Relapse prevention: Maintenance strategies in the treatment of addictive behaviors. New York (Guilford).
Marlatt, G. A. a. W. H. George (1984): Relapse prevention: Introduction and overview of the model. *British Journal of Addiction*, 79, 261–273.
Marlatt, G. A. a. J. R. Gordon (1980). Determinants of relapse: Implications for the maintenance of behavior change. In: P. O. Davidson a. S. M. Davidson (eds.): Behavioral medicine: Changing health lifestyles. New York (Brunner/Mazel).
Marlatt, G. A. a. J. Gordon (eds.) (1985): Relapse prevention. New York (Guilford).
Maslow, A. (1976): The farther reaches of human nature. New York (Penguin).
Mead, G. H. (1934): Geist, Identität und Gesellschaft. Aus der Sicht des Sozialbehaviorismus. Frankfurt (Suhrkamp), 1973.
Metzger, L. (1988): From denial to recovery. San Francisco (Jossey Bass).
Miller, W. (1985): Motivation for treatment: A review with special emphasis on alcoholism. *Psychological Bulletin* 98 (1): 84–107.
Miller, S. (1992): The symptoms of solution. *The Journal of Strategic and Systemic Therapies* 11: 1–11.
Miller, W. a. R. Hester (1986): Inpatient alcoholism treatment: Who benefits? *American Psychologist* 41 (7): 794–805.
Miller, S. D. a. I. K. Berg (1991): Working with the problem drinker: A solution-focused approach. *Arizona Counseling Journal* 16.
Molnar, A. a. S. de Shazer (1987): Solution-focused therapy: Toward the identification of therapeutic tasks. *Journal of Marital and Family Therapy* 13 (4): 359–363.
Molnar, A. u. B. Lindquist (1990): Verhaltensprobleme in der Schule. Lösungsstrategien für die Praxis. Dortmund (Modernes Lernen), 1991.
Mosher, V., J. Davis, D. Mulligan a. F. Iber (1975): Comparison of outcome in a 9-day and 30-day alcoholism treatment program. *Journal of Studies on Alcohol* 36 (9): 1277–1280.
Noonan, R. J. (1973): A follow-up of psychotherapy dropouts. *Journal of Community Psychology* 1: 43–45.

Norton, R. (1982): Communicator style: Theory, application and measures. Beverley Hills, CA (Sage Publications).
O'Hanlon, W. H. a. A. L. Hexum (1990): Milton H. Ericksons gesammelte Fälle. Stuttgart (Klett-Cotta), 1994.
O'Hanlon, W. a. J. Wilk (1987): Shifting contexts: The generation of effective psychotherapy. New York (Guilford).
Papp, P. (1980): The Greek chorus and other techniques of paradoxical therapy. *Family Process* 19 (1): 45–57.
Peele, S. (1986): The implication and limitations of genetic models of alcoholism and other addictions. *Journal of Studies on Alcohol* 47: 63–73.
Peele, S. (1989): The diseasing of America. Lexington, MA (Lexington Books).
Penn, P. (1986): Vorwärts-Kopplung: Zukunftsfragen, Zukunftspläne. *Familiendynamik* 11: 206–232.
Polich, J. M., D. J. Armor a. H. B. Braiker (1981): The course of alcoholism: Four years after treatment. New York (Wiley).
Rabkin, R. (1983): Strategic psychotherapy. New York (Meridian).
Reps, P. (Hrsg.) (1957): Ohne Worte – ohne Schweigen. 101 Zen-Geschichten aus vier Jahrtausenden. München (O. W. Barth/Scherz).
Rosen, S. (Hrsg.) (1982): Die Lehrgeschichte von Milton H. Erickson. Hamburg (iskopress).
Rossi, E. L. (1973): Psychological shocks and creative moments in psychotherapy. *American Journal of Clinical Hypnosis* 16 (1): 9–22.
Rossi, E. (1980): Gesammelte Schriften von Milton H. Erickson, Bd. 5 u. 6: Innovative Hypnotherapie I & II. Heidelberg (Carl-Auer-Systeme), 1998.
Rush, B. R. a. A. C. Ogborne (1986): Acceptability of non-abstinence treatment goals among alcoholism treatment programs. *Journal of Studies on Alcohol* 4: 146–149.
Sanchez-Craig, M., H. M. Annis, A. R. Bornet a. K. R. McDonald (1984): Random assignment to abstinence and controlled drinking: Evaluation of cognitive-behavioral program to problem drinkers. *Journal of Consulting and Clinical Psychology* 52: 390–403.
Selvini Palazzoli, M., L. Boscolo, G. Cecchin u. G. Prata (1980): Hypothetisieren – Zirkularität – Neutralität: drei Richtlinien für den Leiter der Sitzung. *Familiendynamik* 6: 123–139, 1981. [Auch in: M. Selvini (1992): Mara Selvinis Revolutionen. Die Entstehung des Mailänder Modells. Heidelberg (Carl-Auer-Systeme).]
Shulman, M. E. (1988): Cost containment in clinical psychology: Critique of Biodyne and the HMO's. *Professional Psychology* 19 (3): 298–307.
Smart, R. G. (1975/1976): Spontaneous recovery in alcoholics: A review and analysis of the available research. *Drug and Alcohol Dependence* 1: 277–285.
Smith, M. L., G. V. Glass a. T. I. Miller (1980): The benefits of psychotherapy. Baltimore, MD (Johns Hopkins University Press).
Spiegel, H. a. L. Linn (1969): The "ripple effect" following adjunct hypnosis in analytic psychotherapy. *American Journal of Psychiatry* 126: 53–58.
Sullivan, H. S. (1952): The interpersonal theory of psychiatry. New York (W. W. Norton).
Sullivan, H. S. (1954): The psychiatric interview. New York (W. W. Norton).
Super, D. E. (1980): From vocational guidance to counseling psychology. In: J. M. Whiteley (ed.): The history of counseling psychology. Monterey, CA (Brooks/Cole).

Talmon, M. (1990): Single session therapy: Maximizing the effect of the first (and often only) therapeutic encounter. San Francisco (Jossey-Bass).
Tomm, K. (1987a): Das systemische Interview als Intervention. Teil I: Strategisches Vorgehen als vierte Richtlinie für den Therapeuten. *System Familie* 1: 145–159, 1988. [Auch in: K. Tomm (1993): Die Fragen des Beobachters. Schritte zur Kybernetik zweiter Ordnung in der systemischen Therapie. Heidelberg (Carl-Auer-Systeme).]
Tomm, K. (1987b): Das systemische Interview als Intervention. Teil II: Reflexive Fragen als Mittel zur Selbstheilung. *System Familie* 1: 220–243, 1988. [Auch in: K. Tomm (1993): Die Fragen des Beobachters. Schritte zur Kybernetik zweiter Ordnung in der systemischen Therapie. Heidelberg (Carl-Auer-Systeme).]
Treadway, D. (1987): The ties that bind. *Family Therapy Networker* (July-August): 18.
Tzu, Lao (1963): Tao te ching (D. C. Lau, Trans.). New York (Penguin).
Vaillant, G. E. (1983): The natural history of alcoholism: Causes, patterns and path to recovery. Cambridge, MA (Harvard University Press).
Vaillant, G. E. a. E. S. Milofsky (1982): The etiology of alcoholism: A prospective viewpoint. *American Psychologist* 37: 494–503.
Wallerstein, R. S. (1986): Forty-two lives in treatment: A study of psychoanalysis and psychotherapy. New York (Guilford).
Wallerstein, R. S. (1989): The psychotherapy research project of the Menninger Foundation: An overview. *Journal of Consulting and Clinical Psychology* 57 (2): 195–205.
Watzlawick, P. (1976): Wie wirklich ist die Wirklichkeit? Wahn – Täuschung – Verstehen. München (Piper), 1991.
Watzlawick, P. (Hrsg.) (1981): Die erfundene Wirklichkeit. München (Piper).
Watzlawick, P., J. Weakland u. R. Fisch (1974): Lösungen: Zur Theorie und Praxis menschlichen Wandels. Bern (Huber), 1988.
Weakland, J. (1991, June): MRI brief therapy – conversational and strategic. [Vortrag bei der Konferenz zum Thema „Therapeutische Gespräche", Tulsa, OK.]
Weeks, G. (ed.) (1991): Promoting change through paradoxical therapy. New York (Brunner & Mazel).
Weiner-Davis, M., S. de Shazer a. W. J. Gingerich (1987): Building on pretreatment changes to construct the therapeutic solution: An exploratory study. *Journal of Marital and Family Therapy* 13 (4): 359–363.
Weisner, C. M. a. R. Room (1984): Financing and ideology in alcohol treatment. *Social Problems* 32: 167–184.
Whitely, J. M. (ed.) (1980): The history of counseling psychology. Monterey, CA (Brooks/Cole).
Winnokur, J. (1989): *Zen to go*. New York (New American Library).
Zeig, J. K. (Hrsg.) (1980): Meine Stimme begleitet Sie überall hin. Ein Lehrseminar von Milton H. Erickson. Stuttgart (Klett-Cotta), 1991.
Zeig, J. K. (ed.) (1985): Ericksonian psychotherapy. Volume I: Structures. New York (Brunner & Mazel).
Zweben, A., S. Perlman a. S. Li (1988): A comparison of brief advice and conjoint therapy in the treatment of alcohol abuse: The results of marital systems study. *British Journal of Addiction* (February).

Über die Autoren

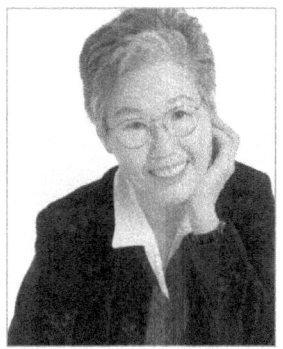

Insoo Kim Berg (1934–2007), M. S. W., hat die lösungsorientierte Kurztherapie gemeinsam mit ihrem Mann Steve de Shazer entwickelt und war bis zu ihrem Tod Leiterin des Brief Family Therapy Center in Milwaukee, Wisconsin. Sie hielt weltweit Vorträge und Workshops und hat zahlreiche Bücher geschrieben, u. a. mit Therese Steiner das *Handbuch lösungsorientiertes Arbeiten mit Kindern* (7. Aufl. 2016).

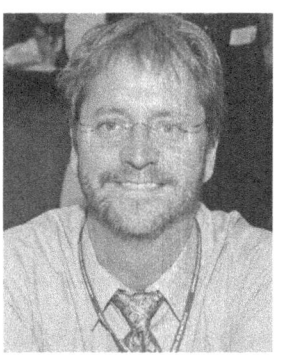

Scott D. Miller ist Therapeut, Ausbilder sowie Kodirektor des Institute for the Study of Therapeutic Change (ISTC) in Chicago, Illinois. Daneben engagiert er sich in Projekten für Obdachlose und arme Familien. Neben zahlreichen Artikeln hat er bisher sieben Bücher veröffentlicht.

Rudolf Klein

Lob des Zauderns

Navigationshilfen für die systemische Therapie
von Alkoholabhängigkeiten

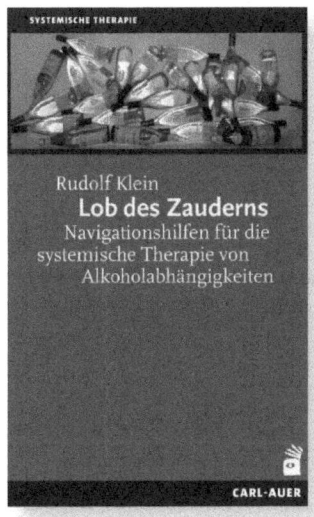

229 Seiten, Kt, 2014
ISBN 978-3-8497-0020-1

„Wer im Labyrinth der Alkoholtherapien Orientierung sucht, kommt um dieses Buch nicht herum. Rudolf Klein bietet Orientierung sowohl für Leser, die sich mit ihrer Beziehung zum Alkohol befassen wollen, als auch für Leser, die sich als Berater oder Therapeuten mit alkoholabhängigen Klienten befassen müssen. Beiden stellt er in den gelegentlich stürmischen Unwägbarkeiten des Lebens mit oder ohne Alkohol Navigationshilfen zur Verfügung. Der Angebote von Rudolf Klein kann man sich ohne Zaudern und mit Gewinn bedienen." PD Dr. med. Arnold Retzer

„Das Buch ist ein großer Genuss: Klarheit und Lesbarkeit in einem Fachbuch. Rudolf Klein gelingt wieder – wie schon in dem Buch ‚Berauschte Sehnsucht' – eine Einfachheit, in der sich alle Komplexität des Themas und der Menschen abbildet. Es führt in die hinter der Praxis stehenden theoretischen Konstrukte – ‚Denkfiguren' – ein, ist gleichzeitig immer für die Praxis geschrieben und mit zahlreichen Fallbeispielen illustriert. Es entwickelt die Arbeitsansätze entlang süchtigem Verhalten, ist aber weit darüber hinaus hilfreich als grundlegendes ‚Lehrbuch'. Was es besonders macht: die Liebe zu den Menschen, die Achtung und Wertschätzung der Klienten ist das wesentliche Element und immer spürbar. So wird der Boden für Heilung bereitet."
Dr. Matthias Lauterbach

Carl-Auer Verlag • www.carl-auer.de

Rudolf Klein | Gunther Schmidt

Alkoholabhängigkeit

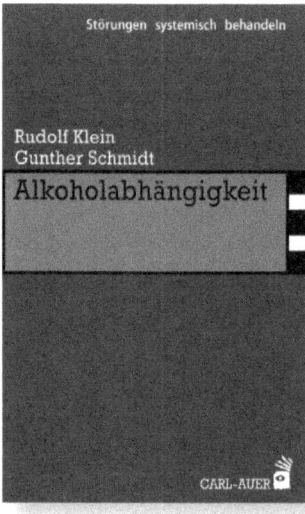

221 Seiten, Kt, 2017
ISBN 978-3-8497-0208-3

Für die Behandlung von Alkoholabhängigkeit setzen Krankenkassen und Rentenversicherer einen Rahmen, der das therapeutische Vorgehen und damit auch die Entwicklungsmöglichkeit von Klienten einschränkt.

Rudolf Klein und Gunther Schmidt beschreiben erprobte Alternativen zu diesen Voraussetzungen, und zwar sowohl im Hinblick auf die mutmaßlichen Gründe für die Entwicklung einer Alkoholabhängigkeit wie auch im Hinblick auf therapeutische Ziele und Behandlungsmethoden. Den herkömmlichen und gängigen psychotherapeutischen Methoden stellen sie moderne systemische und hypnosystemische Ansätze gegenüber. Deren Vorzüge werden an neuralgischen Punkten besonders deutlich, z. B. im Umgang mit Ambivalenzen und „Rückfällen" oder bei der Arbeit in und mit Zwangskontexten.

Vor dem Hintergrund ihrer jahrzehntelangen Praxis beschreiben die Autoren die Herausforderungen der ambulanten wie auch der stationären Behandlung. In zum Teil durchlaufenden Praxisfällen illustrieren sie die theoretischen und praktischen Besonderheiten der systemischen und der hypnosystemischen Therapie.

Aus der erfrischenden Herangehensweise der Autoren ergeben sich zahlreiche Ideen für die Praxis nicht nur von Suchttherapeuten, sondern auch für Therapien mit anderen Störungsbildern und Problemlagen.

Carl-Auer Verlag • www.carl-auer.de